任之堂跟诊日记 4

修订版

审 阅 余 浩

编 著 曾培杰 陈创涛

中国中医药出版社
·北京·

图书在版编目（CIP）数据

任之堂跟诊日记.4/ 曾培杰，陈创涛编著.—修订本.—北京: 中国中医药出版社，2021.10

ISBN 978-7-5132-6458-7

Ⅰ.①任… Ⅱ.①曾… ②陈… Ⅲ.①医案－汇编－中国－现代

Ⅳ.①R249.7

中国版本图书馆CIP数据核字（2020）第196686号

中国中医药出版社出版

北京经济技术开发区科创十三街31号院二区8号楼

邮政编码 100176

传真 010-64405721

河北省武强县画业有限责任公司印刷

各地新华书店经销

开本710×1000 1/16 印张15.75 字数282千字

2021年10月第 1 版 2021年10月第 1 次印刷

书号 ISBN 978-7-5132-6458-7

定价 68.00元

网址 www.cptcm.com

服 务 热 线 010-64405720

购 书 热 线 010-89535836

维 权 打 假 010-64405753

微信服务号 zgzyycbs

微商城网址 https://kdt.im/LIdUGr

官 方 微 博 http://e.weibo.com/cptcm

天猫旗舰店网址 https://zgzyycbs.tmall.com

如有印装质量问题请与本社出版部联系（010-64405510）

版权专有 侵权必究

金秋，天气肃降，落叶飘飘洒洒，铺满大地，各种野果挂满山头……

百草园，是大家认药的天堂，围栏上结满了一排排红色的瓜蒌，任之堂十多个学生正在那里欢快地采收。张琳叫王蒋托起一个最漂亮的大瓜蒌，按下她的快门。另一边，唐老师挥起锄头，学生们有的把蚤休放入土中，有的施肥，有的填土。

在大川深处，丁老师拄着他的竹杖，笑着对我们说，看，这就是豨莶草！余老师在竹林中惊喜地叫道，哈哈，你们快过来啊，我发现灵芝了！桃子沟的小溪旁，金荞麦长得正欢。黄龙林场里，木瓜随处都是，路旁的女贞子挂满枝头。牛头山中，何亮爬上数米高的树木，采着甜如蜜的拐枣。

中秋之夜，大家尝着张琳亲手做的月饼；重阳佳节，老师带领大家登塔赋诗。

晚上，老师翻开《内经》，开始读第一篇"上古天真论"，"昔在黄帝，生而神灵，弱而能言，幼而徇齐，长而敦敏，成而登天……"

同时老师教我们要画好"人体脏腑阴阳气血脉药图"，然后用取象的思维，回归到传统中医体系思考人体，回归到《内经》阴阳应象思维，重新解读中医，实践于临床。

我们问老师，将来任之堂的中医之路怎么走？我们又该如何做呢？

老师说，我们任之堂走传统中医路线，要走出中医的核心优势来。企业经常谈到核心优势、核心竞争力。而我们搞中医的，就要想到我们中医是要集中力量搞经营开分店，还是要搞人才培养续绝学。不同的定位，会有不同的导向。开分店只是中医的形式，续绝学才是中医的实质。

中医看病看的是老和尚，西医看病看的是庙。所以对于任之堂将来要建成国医馆或者开分店，这些都不是主要的。我们主要是要搞好"和尚"这块，这也是我们现在最需要做的。至于把任之堂扩大或开分店，这些只是"庙"的问题。等机缘一成熟，都会有的。

我们问老师，搞好"和尚"这块的关键在哪里？老师说，你们知道人的核心竞争力是什么吗？精气神！精气神才是人的核心竞争力！

人以外在财宝为宝，我以内在精气神为宝。你们一定要记住，中医人的精神头一定要足，要为世人所赞叹羡慕，要使自己成为中医的活招牌，要能代言中医，这样才能使中医深入人心，广而告之。

所以和尚僧人才是寺庙千年香火不断的关键，而中医能传千秋万代的关键是什么？是人！

中医人要有中医人的风采，站在那里就是传奇，就能令人叹为稀有，信受乐行！

同时任之堂也一直在思考如何振兴中医，振兴中医不是任之堂一方力量在做，而是天下中医人齐心协力在做。所有的中医人都是同志，是战友，不是对手。中医的发展要的是百花齐放，而不是一枝独秀。

中医非一人一堂之中医，乃天下人之中医。中医振兴非一家一派之力，乃天下中医共举之力！

曾培杰　陈创涛

2021 年 6 月

目录

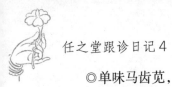

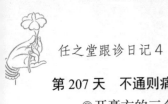

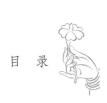

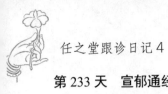

引子 人体脏腑阴阳气血脉药图

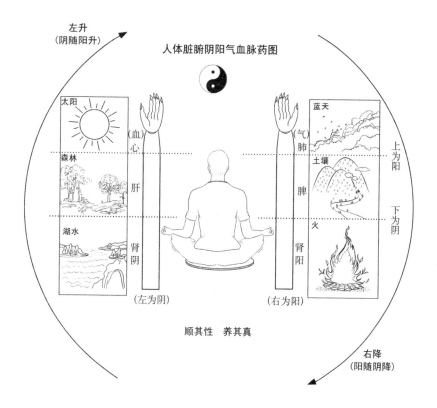

老师常对我们说，航海的船要到达目的地，船长要有世界地图。一座大厦要建成，首先建筑师要把设计图绘制好。用药如用兵，治病如作战。要打好仗，首先要有战略地形图。我们学医入门要快速把思路理顺，胸中最需要的是一幅"人体脏腑阴阳气血脉药图"。围绕这张图可以谈病因病机、治法方药，可以谈医理悟性、临床疗效，这张图是我们学习中医的指南针。

我们问老师，这张图的灵魂在哪里？老师说，精髓在于阴阳升降而已。阴阳升降为体，脏腑气血变化为用，故而构成人体丰富多彩的生命运动。

我们又问，治病要从哪里切入？老师说，中医的优势不在于疾病的表面名目，而在于五脏的实质，凡治一病，如同观山，当你觉得病症复杂，毫无头绪时，不要钻牛角尖。要从烦琐的病症退一步，就像观山，退到山外来，从大处着眼，从阴阳入手，从升降去调。运用中医取象比类的思维，那么你就会有源源不断的新思路。

那么如何从阴阳入手，在脉法上体现出脏腑气机的变化呢？老师说，你们要好好看《内经》的"阴阳应象大论"，人与天地相参，古人讲阴阳，不是死板地讲阴阳，而是跟天地万物结合起来，以最常见的象来展示阴阳升降之道。

这"应象"两个字，可圈可点，就是教我们学医学阴阳，要善于跟自然万象联系起来，人与天地万象是相应的。传统中医取象比类思维，就是"应象思维"，如同禅宗所说的顿悟法门，这应象思维是学医提高、进步最直接、快速的悟性思维。所以老师治病、育人都非常重视这种思维。

那么如何在人体这个小周天，甚至寸口脉里体现出整个天地阴阳万象的变化呢？老师教我们把最常见的天地万象纳进双手脉中，这样用悟性的思维去取象用药，学起医来，更容易得心应手。"得心"是天地万象纳入心中，"应手"是摸脉时把病人脉象和天地万象相应。

比如，我们从左手脉开始说，左尺为肾阴肾水，它就像大地之中的江河湖泊、潺潺溪流、泉眼井口。这个地方是肾水的发源地，它向上能生肝木，肝木得到这水分的滋养，就能长得茂盛强壮，而不会枯萎。所以水分充足之处，草木总是会长得更加旺盛，富有生机，这叫草木逐水泽而生。故经常熬夜上网、房劳过度、耗伤肾水的人，毛发总是容易花白枯槁脱落。

左关就像天地间各类绿色植物，这植物的根不断往旁边土壤中扎，疏通土壤，枝条树叶往天空中条达舒展，所以肝喜条达而恶抑郁。肝木往上生发，不断向太阳、向空中生长，这是植物喜阳向阳的个性，有阳光它们才能产生光合作用。我们知道，干旱没水时，草木会枯槁，但天气寒冷，没有太阳，冬天处处冰冷，水蒸腾不起来，都结冰了，树木一样会枯萎。这个叫作木缺水而干，木亦受寒而枯。所以那些经常待在办公室里、卧室里，很少到外面晒太阳、运动的人，即使饮食滋养得再好，指甲也会偏于干枯，筋骨柔韧性也不好。人也容易发脾气，抑郁。

左寸代表的是心脏，它就像人身的太阳，人的生命从始至终，心脏从未停止过跳动，从未停止过散播气血能量，而天上的太阳万古以来，也从未停止过辐射热量。万物生长靠太阳，心脏的阳气至关重要。太阳照射能够温暖大地草木，人体心阳振奋能够温暖周身，推动血脉。心者，君主之官，神明出焉。一切的神机变化都出自心脏。心脏功能强大对于人的身心健康至关重要。所以那些不喜欢晒太阳，不喜欢运动，又偏爱喝冷饮、吃雪糕、吹空调的人，气色总是不够红润，手脚在冬天容易怕冷，因为血脉受寒而周身痹痛，容易得各种莫名其妙的疾病。

右寸属肺，肺主气，司呼吸，居于上焦，它和天空中的云彩是相应的，属于整个蓝天白云大气层。"千江有水千江月，万里无云万里天"，晴空万里无云则身心舒畅，肺为娇脏，这上焦肺气要清朗，受不得半点污染，而黑云压城城欲摧或山雨欲来风满楼时，整个人胸肺都是郁闷的，易为痰浊蒙蔽住。所以，当天气突然变化，寒流来了，忽暖忽热，小孩子最容易感冒、咳嗽咳痰，而老年人不注意保暖，心脏、肺部就有可能被痰浊蒙蔽而窒闷。故而古人常说，交节气前后疾病最多。所以节气变化，要注意保护心脏、肺部，注意防寒保暖。

再比如，一个地方日久不下雨，天气阳亢，在人体则表现为肺脉亢盛，这干旱的田地，你再打水浇灌，都不够它往上蒸发。所以长期肺脉亢盛的病人，相当于把五脏的精水都往上蒸发，头脑静不下来。这时你给它补水，不如给它下一场雨，降肺气，肺气一降，肺金就能直接生肾水。这种上下对角是把脉的一个技巧。老师称之为间接补法。就是你通过肃降肺气，不用补肾水，但病人肾水却自动充足。这叫不补之中有大补存焉，也是补法之中的法外之法，最容易为寻常医家所忽视。

右关属脾胃，属土，能生发万物，承载万物。土地本身肥厚，人就会壮，土地若贫瘠，人就病弱。但土具坤德，主静，它要靠天空中所降雨露来滋润（肺与之相应），要靠太阳照射给予热量（心脏与之相应），使土地变得温和，适合万物生长。所以，脾胃阳气不足，要靠心来温壮；脾胃阴液不够，要靠肃降肺气来滋润。这样脾胃得到温暖、雨露，就能够运化腐熟水谷。所以，当人们不节制饮食，总是肥甘厚腻、饮食过度时，脾胃得不到足够阳气的运化，便会壅堵消化道，导致中焦郁滞，容易长胖。相反，有些人吃伤脾胃，导致水土流失，又会朝另一方面发展，不长肉，变得消瘦。

右尺部属肾、命门，相当于大地的核心，即地底岩浆。这岩浆的动力便来源于天上的太阳，通过不断封藏潜到大地的深处去。这岩浆向上可以暖脾胃土壤，使土得温能运，向旁边可以暖地下水，使河流湖泊泉井之水，得到温暖之气，缓缓上升，滋润草木，升腾到天空而为云彩。这样循环又转回圈子的原地去了。

所以我们看那些养成手淫习惯或者房劳过度的病人，容易阳痿，腰酸腿痛，走路没劲，这都是封藏的地火被大量消耗的原因。还有那些爱吃冷饮雪糕、爱穿裙子短裤、爱吹空调风扇的人，由于下焦阳气受到损害，封藏不好，都暴露出来了，导致水液不能气化，就容易出现脚肿、尿频尿急、静脉曲张、卵巢囊肿、盆腔积液，甚至不孕症等各类妇科疾患。故曰：

人体气血分阴阳，五脏六腑论升降。心中要有一张图，大开悟性去应象。

好比肾水居左尺，犹如江湖河水塘。水能养肝滋润木，木得滋润喜洋洋。

肝如草木在左关，不得条达为病殃。滋水涵木顺其性，如此调肝便登堂。

木上左寸为太阳，对应人体是心脏。照耀草木以光亮，草木得阳猛生长。

热量下传到土壤，温暖周身亦此阳。土壤往下再封藏，地核以下真温暖。

再看右寸之肺脏，如同华盖能肃降。雨水皆从天上来，入地化归肾精藏。

你若寸脉往上亢，五脏六腑得天旱。心脑意识止不住，如同奔马无缰绊。

乌云蒙盖气不顺，老人小孩易咳喘。赶紧将心阳光制，阴霾得散身安然。

脾胃为土主右关，万物赖此方生长。上得雨露与阳光，下得地核去温暖。

运化腐熟不间断，糟糠亦可放光芒。持此中州灌四旁，周身上下得健康。

右尺乃为命门火，先天坎中一点阳。此火最忌纵欲伤，一伤百脉不通畅。

亦怕无知近寒凉，贪图口快饮冰爽。伤身败体无忌惮，待病到来悔时晚。

周身一气自循环，升降往复永无端。气血贵通不贵滞，医间大道永流传。

第174天　传世名方——五积散

9月5日

◎时代不同，用方思路有异

在《任之堂跟诊日记3》里，我们介绍了《医林改错》的少腹逐瘀汤。这首方用好了可以治疗多种腹部积块，还有妇人月经不调以及不孕。在我们这个物质丰富的时代，人们容易有寒积郁热，积在腹部，我们会用少腹逐瘀汤，这也是这首方在任之堂用得广泛的道理。

老师说，二十世纪五六十年代，一个补中益气汤可以横行天下，因为那个时候粮食歉收，饭都吃不饱，稍微补益一下，身体立即壮实，诸病多由虚作怪。所以李可老中医那时用一个补中益气汤可以治疗数十种疾病，李老说，不是补中益气汤神通广大，能愈众病，而是这些疾病大都是中气亏虚导致的，补中益气汤把中气亏虚的状态解除了，病症也就随之而去。

现在生活水平普遍提高，饮食过度的多，吃不饱的人少，而且人们普遍劳心动脑多，劳身动手少，所以现在人们的体质普遍偏于郁滞，身体容易有积聚，血脉经络容易被各类痰湿瘀血壅堵，身上就容易长各种包块肿瘤。

现在的时代背景不同，我们临床上用药思路就有所不同，平时真正开补药的时候少，大部分时候是开疏通气血、化痰消积、活血化瘀、通肠导浊的药物。这也是我们五积散用得比较多的原因，所以在这篇日记里特别介绍一下五积散。

◎ 一首五积散，房上不喊房下喊

上面提到女子积在腹部可用少腹逐瘀汤，可如果这些积滞不局限于腹部，在脏、在经络、在血脉，甚至在四肢、头脑有各种积滞。该怎么办？

《病因赋》里说："五积六聚，总是气凝其痰血。"所谓的积聚病，现代最常见，从小儿饮食过度引起的疳积，到妇人的子宫肌瘤，甚至肿瘤，以及各类包块，中医把有形之物称为积，无形之物称为聚，所以积聚经常并称。

今天，我们就重点介绍传世名方——五积散。五积散出自《太平惠民和剂局方》，由多个方子组合而成，堪称是大方，用治各类积滞实证，运用非常广泛。浙江的亮哥博学多闻，交友甚广，他说，蒲辅周老先生善用此方，刘力红老师也喜用。为何五积散能够为医者赏识喜用呢？

五积散既能散表寒，也能消里积，为"解表温中除湿之剂，祛痰消痞调经之方"。能散寒积、食积、气积、血积、痰积，故名五积。甚至古人有"一首五积散，房上不喊房下喊"之说，可见此方极受欢迎。五积散有十五味药，苍术、厚朴、陈皮、甘草、半夏、茯苓、枳壳、桔梗、当归、川芎、白芍、麻黄、桂枝、干姜、白芷。方歌为：五积散治五般积，二陈平胃痰食驱。三物枳桔调血气，麻桂姜芷散寒郁。

这方歌很好记，有二陈汤化痰积，平胃散化食积，三物（即四物汤去熟地黄滋腻）化血积，枳壳、桔梗消气积，麻黄、桂枝、干姜、白芷四味药散寒积。

可见此方治疗思路之广阔，治疗疾病用方之灵活，治疗疾病范围之广泛。常在此方的基础上再加入一味鸡矢藤或扣子七，增加其消积化食之力。如果病人有外感，可以用葱姜汤送服五积散，效果更佳。

◎ 积之所生，因寒而生

现在很多病人只是关注疾病的结果，所有的检查都是为结果服务，很少有病人真正去关注疾病的原因。老师常跟我们说，医生就是要有这个思维，见病之源，透过表面看本质。履霜，坚冰至，这是《易经》教我们见微知著的道理。

当你看到病人养成各类喜寒好凉的习惯后，比如夏天不喜爱运动出汗、晒太阳，喜好吹空调、喝冷饮、穿短裙，尽干这些"履霜"的行为，那么这些人到冬天就容易手脚冰凉，女的月经容易有瘀血块，像冰疙瘩那样，也容易有卵巢囊肿、盆腔积液、子宫肌瘤。这些有形之物，就像一块坚冰，是一个阴成形的过程。

所以我们做医生的，一方面要用话疗逆转这些喜寒好凉的不健康行为，这是根本；另一方面是用药物，把这阴成形的状态转变为阳化气，使冰疙瘩包块化为水气，消弭于无形，这样积就不会再有。

可现在的病人，普遍怕检查结果，怕这些积聚疾病，但对自己各种不良的行为习惯、不健康的生活方式熟视无睹。老师常跟她们说，你本来就痛经，月经带血块，腿上静脉曲张，绝对不要喝冷饮、穿短裙了。而病人却迷茫地说，难道冰冻饮料不可以喝吗？为什么不能穿短裙呢？我一直都这样穿的啊。

老师便耐心跟她们解释，《内经》里说，积之所生，因寒而生。你月经有瘀血块，这只是小积，等长了子宫肌瘤那便是大积，大积总是从小积开始。来了月经要知道保暖穿长裤，你这裙子一点都不挡风。中医认为风为百病之长，这风从你脚下进来，空调一吹，立马收缩你的毛孔，闭塞你的子宫，你月经就排不干净了，一两次排不干净，等下一次来月经，就有瘀血块、痛经；多次排不干净，就容易长各类包块肌瘤，明白了吗？

每天我们都多次听老师做这些话疗，搞得众学生们对老师这一套说辞都能脱口而出了，这便是长期跟师耳濡目染的结果。中医的师承不单是承其用药心法，还要学会如何跟病人沟通，去端正病人的错误认识，帮他们走出养生误区。

因为很多病人根本不知道病根在哪里，只知道病了去找医生开药，从没有想过这些慢性疑难杂病大部分是要靠自己来修正不良习惯，才能够获得根本性的改善。

◎晨勃无力五积散案

今天有个病人来复诊，30 岁，阳痿，晨勃无力，伴胃纳差一年余。老师把脉后说，你们看一下，两边关尺以下脉郁滑。这种阳痿不是虚证，不能补，越补人越疲倦，脾肾不能把积滞化开，补药进去都郁在那里。一问病人，果然之前吃了不少壮阳滋补的药。然后大家都去摸他的关尺脉，明显比寸脉要大。

老师说，这种脉象一般容易误以为肾气充足。这是邪浊盘踞于下焦，并不是真的肾气充旺。你们再看他的舌苔，苔白，厚腻，舌根部舌苔特别明显。舌根部主中下焦，舌尖部主上焦。这病人关尺部脉郁，舌根部舌苔厚腻，是中下焦有痰湿瘀堵无疑。老师又问他，平时怕冷吗？他说，有点，喜欢晒太阳。

老师接着说，里有积，表有寒，中焦有郁滞，就用五积散。然后我们就把五积散写出来：陈皮 6 克，半夏 15 克，茯苓 20 克，炙甘草 8 克，苍术 10 克，厚朴 10 克，枳壳 10 克，桔梗 10 克，川芎 10 克，当归 15 克，白芍 15 克，白芷 10 克，生麻黄 6 克，肉桂 5 克，干姜 10 克。3 付。老师在五积散中又加了 8 克的扣子七粉。

老师说，所有的郁脉都有热在里面出不来，热为什么出不来？外面有寒包住了，身体的阳气不够，不能把这些郁热推出来。所以在五积散中加入一味扣子七。扣子七不仅透郁热，还能透顽固的伏热，以及各种癌性发热。这味药产量少，很珍贵，价值比三七还要高。这药透伏热的效果比风药还要好。

3 付药后病人来复诊，反馈两点，第一点就是以前稍微吃点饭就容易饱胀，但吃了药就没有这种感觉了，有明显饥饿感；第二点就是现在晨勃比较明显。老师又教他握固功，教他要知道养精蓄锐，不要把中药好不容易调出来的生机肆意挥霍掉。

前贤说，勿犯虚虚实实，就是告诉我们，不要把虚证当实证治，不要把实证当虚证治。可现在很多病人和不少医生很容易被表面现象迷惑，听到阳痿这个病名，就一下子想到肾亏肾虚。这种误导式的病名很容易误导治疗。

《内经》曰："因于湿，首如裹，湿热不攘，大筋软短，小筋弛长。软短为拘，弛长为痿。"湿热留恋下焦，痰湿壅堵也会导致各类痿软乏力。这时就要把阳痿当成实证来治疗，去其痰浊瘀血，浊去则清生，邪去则正安。湿热去，则精神振。

◎ 洗菜池的故事——思考为何阳痿

如果我们用对病治疗的思路，这时肯定会用到壮阳药。但老师却说，我们中医治的是人，调的是整体状态。如果本身五脏不协调，去壮他的阳，不是帮他，是害他。很多阳痿是病人身体长期透支过度，精神压力大的一种自救反应，这病是为了保护身子，而不是什么大事。如果不知道，反而去继续透支，就会加速身体的衰老，导致各种疾病蜂起。

为何这个病人只是用五积散把肠道积滞通开，散散表邪，缓解一下精神压力，他那久违的晨勃现象很快就有了。原来这年轻人不是真的阳虚而痿，而是阳郁而痿。阳气被各种积滞阻挠，升发不出来而已。好比洗菜池，上面被一些菜叶渣滓堵住了，结果浊水下不去，清水也卡在那里。下面不通水，一种精不足的虚证就表现出来，腰腿容易酸软无力；上面盆满了，排不下去，一种积滞满盈的实证就表现出来，人就容易长胖。而沟通上下的便是中间那个塞子，这塞子都被烂菜叶、剩米粒堵住了，现在把它们疏通开，上面的水就能够往下流，这样上面压力减缓，下面干枯虚少的状态就得到改善。这五积散就是让积滞化开，使上面积聚往下通，上下气血对流，虚实互补，不单痿症消除，胃口也变好，精神更焕发了。

◎五积散的脉药图

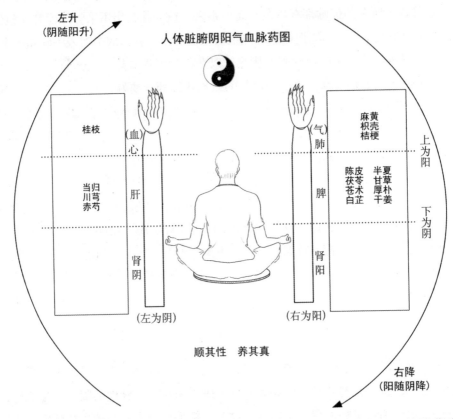

人体脏腑阴阳气血脉药图

顺其性　养其真

老师便跟大家讲五积散关键点在于左右关部，左关郁，病人舌下静脉曲张，此气滞血瘀也，气为血之帅，气滞日久，容易造成瘀血，故久病多瘀。我们这里用当归、赤芍、川芎，疏通瘀血，条达肝气。这是第一组药物。

第二组药物是桂枝。病人阳痿，没有欲望，心是主欲望的，左寸不足的病人，背部容易怕冷，容易得颈椎病，我们常会选择桂枝，温通心阳，这样心脏功能强大，就不会淡漠，配合干姜，守而不走，也是帮助制阳光，消除阴翳积滞。中医认为阳化气，阴成形，病人长期吹空调、喝冷饮，导致肠道、肌表都为寒邪所困。肠道有积，故食欲不振；肌表因寒而收引，故而精神郁闭。桂枝和干姜，一表外寒，一暖里阳，使这些寒积能够气化，被空调长期闭郁的毛窍可以透发。这股阳气一动，那些类似于冰疙瘩的积块就会开始消融，如同冬雪碰上春阳即当融化。

第三组药物，是麻黄、枳壳、桔梗，调理胸肺气机，开发肌表。因为肺主皮毛，肺为华盖，五脏之内寒都由饮食过度、损伤脾胃所致，五脏之外寒都由肺之皮毛受寒而起。它们通常是互为因果的，里伤寒容易诱发外伤寒，外伤寒容易加重里伤寒，故《内经》曰"形寒饮冷则伤肺"。人体皮毛和肠道是相应的，皮毛收引，肠道容易郁滞，肠道郁滞，肌表开发也会不利，所以《金匮要略》把"五脏风寒积聚病脉证并治"放在一起，五积之意，昭然若揭。治疗之法，除了化散外寒，同时要消化里积，表里同治，乃为治积之大法也。

第四组药物就是陈皮、半夏、茯苓、甘草、苍术、厚朴、白芷、干姜。这不正是二陈汤和平胃散的合方吗？此二方最善降阳明胃气，消化肠道里积寒湿。所谓阳明胃经乃周身上下最大降机，此处一降，周身气机莫不随之而降。故而南方的时方家、崇尚《脾胃论》的医者莫不喜用二陈汤或平胃散，以调胃气，使化源有本。

孙思邈在《摄养枕中方》中说："万病横生，年命横夭，多由饮食之患。"《内经》又说："饮食自倍，肠胃乃伤。"俗谚又说，病从口入。这是指饮食不当、大饥大饱会导致各种疾病，甚至短命夭折。当今生活水平变好，普遍饮食过度，导致脾胃超负荷受纳运化，久之便容易劳伤脾胃，因虚而致积，从而虚实夹杂，百病丛生。故朱丹溪在《格致余论》中说："五味之过，疾病蜂起。"此诚不我欺之论也。

当今人们饮食都普遍过度，对美味佳肴毫无节制。这样平胃散、二陈汤便有了最大的用武之地。不是医家喜用此二方，而是很多疾病就是由吃伤脾胃而来的。

所以我们从这个脉药图里看到，这四组药物，两组是疏理肝胆脾胃，把中焦的郁滞打开；两组是宣通心肺气机，把上焦打开。这样上焦开发，中焦宣通，下焦自然精水就充足了。积滞化开后，就像冰块被春阳消融后化成水，从雪山上往下游流去。所以病人积滞化开后，胃口大开，晨勃就明显了。就像我们取象的洗菜池一样，把上面的渣滓消融掉，水自然就漏下来了。

◎ 阳痿不能随便壮阳

有个五六十岁的老爷子，他拿着大补命门的壮阳方，里面含有鹿茸、红参、巴戟天、淫羊藿、海狗肾等数十味贵重的温补之药。他把单子递给老师，想在老师这里抓药，因为任之堂的中药很干净，相对道地，价格也不贵。

老师一看这方子，便问这药是你用的吗？这人眼光闪烁着说，是我用的。老师说，人上了五十岁后，不要想着如何去消耗生命，要想着如何去保命。这药你不适合喝。他说，你给我算算多少钱吧。老师说，这药用好了可以救人，用不好了可以伤人，我这里不卖这个药。然后这老爷子便走了。

随后老师跟我们说，他以前见过六七十岁的老爷子，还吃这些壮阳药纵欲，这些人就倒在不能节制欲望上。我们医生不能助长病人不健康的欲望，有些药可卖，有些药不可卖。如果病人真是为了怀孕，是不孕不育来治疗的，我们用药又不同。

这老爷子应该怎么也想不明白，为何有些诊所即便有钱赚也不去赚。因为他们永远也想不明白，一个传统的中医，应该有一种什么样的宗旨，那便是卖药虽无人见，存心自有天知。君子爱财，取之有道。

为何现代人普遍比以前容易衰老、中风呢？现在的物质生活可比以前好多了。《内经》说，今时之人不然也，以酒为浆，以妄为常，醉以入房，以欲竭其精，以耗散其真。不知持满，不时御神，务快其心，逆于生乐，起居无节，故半百而衰也。《内经》开篇就提到纵欲之危害，假药酒以壮阳，便是在透支生命，加速衰老。现在很多温阳药酒风靡于世，蜈蚣、硫黄、鹿鞭、狗肾，无所不用其极。

纪晓岚在《阅微草堂笔记》中说："盖郁热蒸于下，则精华涌于上，涌尽则立槁耳。"这其实是养花人都知道的养花诀窍。纪晓岚又说："观艺花者，培以硫黄，则冒寒吐蕊，然盛开之后，其树必枯。"他们想要花儿冒着严寒开放，便想到一个好办法，就是将一些硫黄埋在花盆里，用它们来催花早开，等花儿提前开了，就能上市卖出好价钱。这花儿虽然开得灿烂，但随后整棵花树便会枯死掉。因为这些温热壮阳之物催使花树把精华往上涌，使花儿呈一个上越之势，降不下来，这样花尽则树枯，如精尽人亡一样。

我们在任之堂发现，爱吃速成肉食鸡的孩子，女的有九岁来月经的，男的十一二岁就长到一米七，如同竹竿一样瘦，他们的体质都很差。俗话说，花早开者必早谢，早发育意味着生命长度不够。这些激素食品也容易使人们气脉上越，烦躁易怒，所以老师总是给他们开黄连温胆汤这个时代方，给他们一股清凉。

老师不主张给纵欲阳痿的病人随便壮阳，更不主张给小孩子随便进补，宁愿他们吃粗茶淡饭、五谷杂粮，不希望他们早熟。早熟的花容易凋谢，纵欲的人容易早衰。小孩子吃得太好，能量太足，太早发育，在少年时就把个子长完了，等身体真正要拔高时却长不壮。

那么纵欲阳痿的病人应该怎么办呢？当然要通过中医来调和五脏，不能用壮阳药来透支生命。阳痿只是身体的自救反应，它是为了救自己的命而表现出来的症状。它是给纵欲的人刹刹车，如果这些人都意识不到，还拼命地踩油门，那身心健康的危机就越来越重了。

第175天　妇人疾病多由经期或产后受寒

9月6日

◎百病良方——小柴胡汤

妇人疾病，经、带、胎、产占了绝大部分。为什么妇人杂病特别多？仲景在《伤寒论》中花了不少条文论述这个话题。仲景称妇人经期或者坐月子的时候，正逢腠理大开体虚状态。如不注重调护，吹了凉风，喝了冷饮，或者洗了凉水，这时容易引起外感，表现为寒热往来，甚至出现各种神志变化。仲景称之为"热入血室"，而热入血室最常用的一个专方就是小柴胡汤。

老人常说"肝胃打架"，即肝胃不和，肝不升、胃不降也经常用到。这是从脏腑角度来看小柴胡汤。人们一方面有情志的波动，或发脾气、抑郁；另一方面又有饮食过度，伤了肠胃，导致胃不和降，这都是适合小柴胡汤的病机。

小孩子是少阳体质，在人生之中属于嫩阳，那股生机最为重要，不管是护理还是治病，都应该保护好这股生机。对于很多小孩子感冒发热、纳食不香，老师常建议用小柴胡颗粒冲服午时茶冲剂，这样肝胆脾胃同调，顺小孩升发之性，用药平和而有效。如果把小柴胡汤称为百病良方，那也不为过。但不是执死方，而是用里面的活法。弈棋的大国手，不废旧谱，不执旧谱。大国医，不离古方，不执古方。

以前我们上大学期间，广州中医药大学每年都举办一次全国经方学习班，中医经方高手熊继柏老先生，还有湖北的梅国强老先生，专讲小柴胡汤，非常受欢迎，一个方子讲几天都讲不完，里面的东西实在太多。

今天有个妇女，三十来岁，生完小孩后，一直手心发热，烦躁，腰酸，失眠多梦，奶水也少。她问老师，大夫，我是不是上火了？老师把完脉后说，脉这么沉，关脉郁，气机不通，一派寒象，怎么是上火呢？生孩子的时候，是不是受凉了？

她想了一下说，我也不知道，当时生小孩，医院都开着空调，也没有注意。老师接着又说，你这个脉象，将来容易得风湿。她惊讶地说，对呀，大夫，早上起床的时候，我的手指僵硬得很，好长时间都缓不过来，这是不是风湿啊？

老师说，是阳气郁在里面，出不来，发展下去，就是风湿了。平时是不是经常吃水果啊？她说，吃啊，天天都吃，怕营养不够。

中医都知道，妇人疾病大都是经期间感触寒邪，或者生小孩、坐月子期间没有保护好，或者喜欢吃生冷之物，阳气闭在里面出不来。

以前古人生小孩，即使我们不知道，也看过电视里的场面。灶上不断地烧开水，烧得满屋里都是水蒸气，屋里很温暖，妇人、接生婆都满头大汗，这样小孩一生出来，就笼罩在温暖的空间里，妇人不容易受寒，小孩也不容易受寒。

◎ 月经期间忌什么

这妇人又问老师，为何我这么强壮，还经常奶水不够？老师说，你的强壮是假象，身体受了寒是真象。你双关脉郁而沉，肝不升，胃不降，体有寒。乳汁虽然是阴血所化，但要靠阳气把它蒸发上来。如果肌表为寒邪所闭，乳汁便蒸发不上来，然后身体就很容易变得肥胖。

她点点头说，是啊！以前都没这么胖过。大夫，你还要给我减减肥啊，听说中药减肥不错。老师说，你再减肥就没奶水了。奶水够不够，跟你身体壮不壮没什么关系，跟你吃凉的东西大有关系。你看那些小姑娘，月经来的时候，吃几个雪糕，月经立马就不来了。以后月经的时候，就经常痛得寻死觅活。这个奶水来不来，来得够不够，道理和月经都是一样。所以你身体要远离寒凉的东西，产后宜温。越吃凉的，你身体越臃肿，奶水越发不出来。

她似乎听明白了些。其实农村里的老阿婆们都知道，来月经时，如果不小心洗了冷水，很容易把月经闭住，排不干净，形成子宫瘀血。这些瘀血化热就会扰神，很烦躁，心神不安。严重的，月经期间用冷水洗头就可能会导致闭经。因为用冷水洗头，在古代民间是一种治法，就是专治月经太多止不住的。头为诸阳之会，一遇冷水毛孔就收缩，子宫自然就收缩了。而你如果不知道这个道理，在月经期间用冷水洗了头，月经量从此越来越少，都不知道问题出在哪里。

老师又说，现在的青春期女性没有保健常识。我们经常会碰到一些女孩子来月经时，还吃雪糕、冰激凌，吃了这些冰冷之物，月经就不来了。长此以往，身体就很差。月经期间忌什么呢？这是女孩子终身健康的根本啊。这些常识本来不应该是我们医生教的，应该是她们长辈父母、老师去教。但我们发现很多得这些病的女孩子对这方面是一无所知。

然后老师就给她调方，升肝降胃，小柴胡汤；和解少阳，透热外出，也是小柴胡汤。病人脉沉，寒邪隐伏得比较深，郁在里面化热，所以用淫羊藿、透骨草、扣子七，把筋骨里面的伏热透出来。方药为：柴胡 10 克，黄芩 15 克，半夏 15克，生姜 15 克，红参 20 克，大枣 5 枚，炙甘草 8 克，淫羊藿 20 克，透骨草 15

克，扣子七 10 克，枇杷叶 20 克。3 付。

病人再来复诊的时候，手心发热就不明显了，晚上睡觉也好多了，腰也没那么酸了。她问我们，是不是放了安神的药？人吃了没那么烦躁了，也能睡好觉了。

中医叫作邪去则神安，只要外邪和正气不打架，手心就不会滚烫发热，自然就不会感到烦躁。这种外邪束表引起的烦躁不是用安神药能够解决问题的。必须要透邪外出，降浊下行，神志才能恢复清明。

◎ 枇杷叶降逆气如天布雨之象

在这个方子里，老师加入一味枇杷叶。这枇杷叶难道是止咳化痰吗？枇杷糖浆是尽人皆知的治咳嗽的中成药，可这个病人并没有咳嗽啊。老师说，这枇杷叶非独为化痰止咳所用，《药性赋》称它能降逆气，它降的可不仅是肺的逆气，它有一个常人所不知道的妙处，能够降十二经脉之逆气。它能够化开十二经脉那股郁热炼化津液而成的痰浊，这样逆气降，痰浊除，周身从上至下，气机理顺，诸症自愈。

病人有一股躁烦之象，手心发热，失眠，难于安卧，心浮气躁，降不下来。这时我们就要找一味药，能够从至高点上，从上至下理顺。而在人体脏腑里，肺是清高之地，肺为水之上源，它能朝百脉。百脉浮躁了，都要从肺理顺。肺代表着至高清肃之气，好像天空。再干旱的气候，再怎么燥热，只要天空下一场雨，地面上立得清凉安宁。而周身下雨、通调水道的功能，便全归于肺。所以《医门法律》里说，"肺气清肃，则周身之气莫不服从而顺行。"这才是老师真正喜用枇杷叶的道理。如同行军打仗，占据制高点。如同寻找水源，站在源头。这样你碰到那些病人，凡左寸关脉上逆不降，属于气夹痰火，使得肺气不降，如同胸腔大气受到污染，这时一味枇杷叶两方面都管到了。它本身能清肺化痰，又可以肃降气机，如天布雨，使金能生水。老师把这种情况下用枇杷叶比喻成天空下一场凉雨，一场秋雨一场凉，这肺就是秋金，所以肺心有热，不能只靠清，要靠肃降，就像秋天下几场雨，炎炎的暑热立即消失无踪，变得无比清凉。故而这枇杷叶如果要取象的话，它便是一味肃降逆气，如天布雨之象的药。

有了这个象后，我们就知道为何人体肺气一降，百脉都清爽，为何肺气一降，五脏之气都会服从而顺行。因为天地间，秋天大气一降，下几场雨，人就很清新舒畅。所以南方人总喜欢在天热的时候来一场清凉雨，或者实在没办法，就在家里每天多洗几次澡，这样烦躁之气就会消解很多。对于这些亢盛烦躁的人来说，下一场雨，晚上睡觉都好多了。

◎金生水的奥秘——把脉的对角疗法

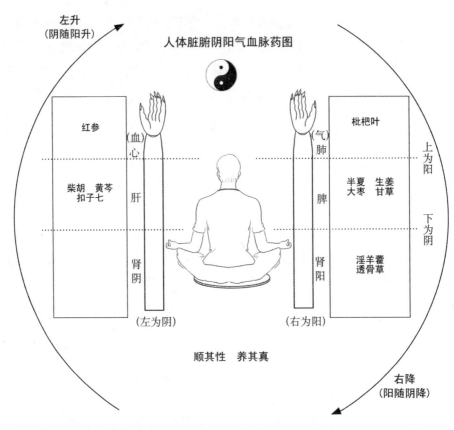

人体脏腑阴阳气血脉药图

左升
(阴随阳升)

红参

(血)
心

柴胡　黄芩
扣子七

肝

肾
阴

(左为阴)

枇杷叶

(气)
肺

半夏　生姜
大枣　甘草

脾

肾
阳

淫羊藿
透骨草

(右为阳)

上为阳

下为阴

右降
(阳随阴降)

顺其性　养其真

　　我们看这个脉药对应图，六部脉象里头，寸尺部肾阴这里，老师为何没放药？病人生完小孩，有肾虚腰酸之象啊，按常规应该放些熟地黄、何首乌、女贞子、墨旱莲之类滋养肾阴的药啊，为什么没有用这些滋养肾阴的药，却能够收到肾阴得养、腰酸减轻的效果呢？原来这就是老师常说的气机贵流通不贵滞，病人有郁热，我们的目的是要把它透出来，而不是郁在里面，所以才选小柴胡汤。但小柴胡汤里又没有补肾的药啊，这里头的奥妙就在枇杷叶一味。

　　枇杷叶肃降肺气，令金能生水。我们想想，田地里干旱水不足，是提着桶到河边打水来浇田地快，还是天上下一场雨来得快呢？毫无疑问，天上一下雨，地上就湿润。人体也一样，心烦气躁，肺气上扰，就如同干旱的沙漠，杯水不能救车薪，几味养肾阴的药，如同扬汤止沸，而让天行云布雨，下一场大雨，地面上立即清凉，而且土壤得到滋润，湖泊河池得到充盈。

湖泊河池就相当于人的肾水，肾水要靠天来补。所以降右寸能够生左尺，右寸亢逆之势一潜下来，左尺消耗的肾水就能得到补给。李白诗曰：君不见黄河之水天上来，奔流到海不复回。这个地面上的水的来源就是天上啊。所以老师把这个叫作把脉的对角疗法。右寸肺的对角是左尺肾阴。这时我们就应该可以理解什么叫作借力打力，什么叫作四两拨千斤，什么叫作间接补法了。老师这样调脉用药，是中医的整体观，不通过补肾，却能够达到补肾的效果，这是充分利用了脏腑之间相生相克的关系，这叫不补之中有真补存焉。烦躁亢逆之气降下来，心肺火急火燎的症状减轻了，消耗少了，拔肾水也少了，口中能生津清凉，气往下走了，这时腰肾精水自然会慢慢充盈起来。毕竟气为津液之帅，气能够随枇杷叶下降，津液亦随之下降。降到肾中，就如同《清静经》所说的，"降本流末，而生万物。"

同理可推，左寸心的对角不就是右尺肾阳命门吗？所以老师说，右尺之火属于地核之火，来源于心阳之火，天君之火，离阳之火。就像地球之所以有地热，便源于太阳辐射的能量。所以对于一些命门火弱的病人，出现腰冷或阳痿，脉无神，老师常会用心三药（红参、银杏叶、红景天），把左寸心阳的能量制造出来，使心阳这太阳能普照大地，则地底自暖。这比你单纯在地面上烧煤炉扶阳要快得多。

第176天　集腋成裘本

9月7日

◎学医如牛反刍

《名老中医之路》中一位老中医说："偶有所得，必有所录，不因事小而不为。"有满屋的笔记，才有等身的著作。学者做学问，医者临床看病，跟农人种庄稼都有类同之处，都讲究但问耕耘，不问收获。所以说，农人手中的锄头，就如同我们医者的笔头。如果说有什么秘诀，那就是勤动笔。老师有得必言，我们有闻必录。刚开始我们记得很慢，但慢慢习惯后，发现越记越快，最后才真正发现勤动笔的好处。那就是你资料信息量一大，单用脑子记很容易就忘了，如果能迅速用笔记录下来，一点都漏不了，回去再温习时，就不会有疏漏遗憾之感。所以古人说，好记性不如烂笔头。学医首先要把笔头练好，这也是我们跟诊最重要的心得之一。

这勤动笔做记录，就好像放牛先让牛吃够草一样，那些吃进去的草根本还来不及消化，但前提是草得先吃足，然后牛回去，才慢慢反刍，重新消化。

老师说，这个反刍的过程很重要，但反刍的前提就是你首先得有草。你如果平时白天没有很好地做记录，那么晚上怎么能够很好地反刍呢？就像牛没吃足草，它就没办法在那里享受反刍。反刍就相当于我们学医的反思。人在不断反思之中才会不断进步，医术也是在不断反思之中才会升华。

◎ 一张处方背后的理法

现在白癜风的病人越来越多。老师治好了一些，也有一些效果不明显。

今天一个白癜风的女病人，在全国各地求医，原来很严重，皮肤白斑一大片一大片的，现在好了一大半。她拿出病历本来，浙江、北京、上海、西安……我们都看呆了。听说哪里有善治白癜风的，她都去求访。

老师给这个病人调好方后，她对老师说，有两个方子，她用了有明显改善。老师马上叫我们拿出他的《集腋成裘本》，叫我们把这有效方子记录下来。

一个是华山一家医院皮肤科的方子，方药为：白芷 10 克，白蒺藜 10 克，红景天 5 克，鸡血藤 15 克，黄芪 30 克，党参 30 克。就这六味药变化内服，老师看后说，这个思路跟我们用的有相似之处。

首先，白癜风是皮肤肌表汗出不畅，或有瘀血流连。所以治起来少不了透邪外出的药，即风药。这个方子里白蒺藜、白芷能疏肝，透风邪出于肌表。

第二，治皮肤病离不开治心。心主血脉，皮肤表面血脉不通，容易瘀积。古人云，心能布气于表。治疗皮肤肌表顽固性疾病，最终收尾都少不了强心、通血脉。这里面的红景天、鸡血藤就是强心、通血脉的思路。

第三，肺主皮毛，肺虚皮毛容易发病，肺虚应该虚则补其母，肺经之母为脾土，脾能主肌肉，四肢肌肉健旺，则皮肤不受邪。黄芪和党参是建中气、助脾的。

老师说，这个方子是个慢性调理方，白癜风就是一个慢性病。治急性病要有胆有识，治慢性病要有方有守。这个方子偏重于培补心脾气血，然后再托邪外出，所以病人服了有效。但这既考验医生的耐性，也考验病人的耐性。许多病人在医院住院，一个月两个月都不嫌时间长，因为没办法，可喝了十付八付中药，就嫌时间太长。所以对于病人治病，认准了医生方药，还是要有充足的耐性。

◎ 如何跟诊——勤于动笔，收集资料

病人又拿出另外一本病历本，她说她在杭州看病时，医生给的外洗方子，效果不错。鸡血藤 50 克，桂枝 12 克，川芎 20 克，白蒺藜 30 克，沙苑子 30 克。

老师就跟我们说，你们看到了没有？两个方子都用了鸡血藤和白蒺藜，这两味药不仅治白癜风有效，治疗很多皮肤病都有效。中医治皮肤病，一要治风，二要治血，白蒺藜治风，鸡血藤治血。治风要先治血，血行风自灭，所以重用鸡血藤。

老师现在藏书很多，但对病人推荐的一些验方，一样引起极大的关注，觉得有效果，必录于《集腋成裘本》。古人叫积少成多，集腋成裘。

至今为止，老师还在学医的进行时状态。老师说，学医常要有归零心态，保持着谦虚若谷的心态，这样时时刻刻都可以学到很多新东西。

很多学生来任之堂学习，第一个问题就是怎么跟诊？其实善于观察的人，不用问，从老师、学生的言行举止之中，就可以深刻体会到。无他，勤于动笔，收集资料而已。即便有小得，亦不轻易放过。正所谓：积德若为山，九仞头休亏一篑。为学若归海，十分满尚纳百川。

其实勤动笔不仅是明智的做法，更是勤能补拙的做学问方式。医家容易因为勤动笔而成就，文学家同样容易因为勤动笔而成就。

晋朝的时候，有个文人叫左思，小时候很愚钝，琴棋书画样样不好，但他这个人有个特点，就是不服输。发愤苦读，平时书不离手，笔不离身，即便是在庭院中散步，也是手揣着纸笔，偶有文思，立即记录。由于他记忆力不好，他便特别重视记录、收集资料。他花了一年的时间，写了一篇《齐都赋》，描写齐国都城的风光。

后来更花了十年的时间，反复收集资料，修改文章，写成历史上有名的《三都赋》，描述了三国时魏、蜀、吴三个地方的秀丽风光。此文一出，便洛阳纸贵，奠定了他在文坛的非凡地位。可见一个人的成功最关键的不是小时候的聪明才智，而是他的心，他能够花数十年时间做一件事，这番毅力和精进，便是成功的原因。

所以老师也常对我们说，文章不厌百回改，你越用心地去修改，它流传的时间就越久。一篇文章，不看它写出来的速度，而看它流传的年代。

◎下乳方

有时老师自己组方用药用得得心应手，临床上很有效验时，会把这方子记入《集腋成裘本》，不让这宝贵的临床经验流失。下面我们就来看一个下乳方。老师用这个下乳方的思路，治愈了不少产后乳汁缺少或不通的妇人。

我们来看看这个下乳方的思路理法：柴胡、枳实、枳壳、香附、玄参、当归、白芍、黄芪、王不留行、路路通、穿山甲（或用鳖甲、皂角刺）、通草。若生完小孩，因家事、孩子哭闹等导致夜间难眠者，必会影响乳汁的分泌。此时不单看到乳汁，还要看到睡眠，食补不如睡补，睡觉是长阴血的大好时机，此时可加神三药（酸枣仁、合欢皮、首乌藤），让病人精神舒畅，心神安宁，好好睡个觉，乳汁生化就有源了。

第一个思路是最常规的通乳思路。古人云，穿山甲，王不留，妇人服了乳常流。这是针对乳房经络不通，通经下乳最出名的一组药对。穿山甲凡气血凝滞之处皆可冲开，王不留这个名字就够气势，连大王都留不住它，配上通草、路路通，有时还加丝瓜络，就这几味药就有很好的通经下乳之功，能够使乳汁成一个下行的趋势。

第二个思路是针对产妇的体质而设的。产后妇人乳汁不通往往和气血不足分不开。生完小孩后，气血俱虚。仲景认为生完小孩的妇人最容易患三大病症，一是郁冒，二是大便难，三是抽筋。这三个病症都是起源于一个病机，就是阴液亏损。若是源头上气血不足，要有足够的乳汁是比较困难的，所以要注意从源头上把气血补足，如当归、黄芪、玄参（增液汤的君药）、白芍，这四味药气血阴液并补，以达到增液行舟通乳的效果。乳汁属于阴液，所以用这四味药滋阴养血，使乳汁有足够的气血来源。这是下乳方的第二个理法思路，相当于养其真。

第三个思路。都市之人心烦气躁、肝气郁结的居多。乳汁的生化要靠胃来供养，但乳汁的流通却要靠肝来疏泄。临床上经常见到不少新产妇很烦躁，脾气大，晚上睡不好，加以婆媳纠纷，拟定治疗方案时这些因素都要考虑到。所以在治疗上采用一些疏肝降胃、理顺气机的药，如柴胡、香附疏肝气，枳实、枳壳顺降胃气，使肝胃调和，气郁乃解。这相当于顺其性的思路。

最后还要注意一点，妇人乳汁不来或乳少，必须要问睡眠。产妇睡眠不好，再怎么补气血也没用，要能够睡个好觉。像眠三药（即神三药，有安神助眠之意的药物）都可以用，这些看似不是通乳的药却能间接地通乳。人体乳汁是阴液物质，阴液物质是晚上长养的，《内经》说春夏养阳，秋冬养阴。在一日而言，白天就是春夏，晚上就是秋冬，所以需要阳气足，就要白天到户外运动；要阴血够，晚上就不能熬夜，要好好睡觉。

俗话说，药补不如食补，食补不如睡补。所以农村人都知道吃催乳的药还不如煲个猪蹄和花生通乳快，通过食疗角度来调补，既快又稳当，对需要哺乳的小孩也比较好。而猪蹄加花生食补方又不如好好睡一觉，睡眠好了，吃进去的白米饭都能源源不断地化生乳汁。

我们可以看出这个下乳方一共有三大理法，一个是以穿山甲、王不留行为首的下顺乳汁通乳的理法，一个是当归、黄芪为首的上补气血以助化源的理法，一个是以柴胡、枳壳为首的升降肝胃气机使中焦心胸抑郁得以舒畅的理法。

第 177 天　中医靠的是疗效，是口碑

9 月 8 日

◎柴胡桂枝汤加味治小儿咳嗽

8 月 26 日，当地有个母亲带着 5 岁的小孩，来老师这里看病。这小孩以前很少吃中药，一感冒就输液，用上激素，发热就退。可退热后，经常咳嗽吐浓痰。这次也是这样。感冒咳嗽后一直输液，效果不好，在某医院里治了半个多月，好转后又反复。用上激素，当天就不咳，可晚上却咳得更厉害。小孩的母亲经别人介绍到老师这里，想用中药调。

老师把脉后说，一派寒象，舌苔水滑，根白腻，体表有风寒，体内有疳积。小孩母亲说，是啊，每次生完病后，都不爱吃饭，瘦了很多。到现在还咳嗽。

老师就叫我们开柴胡桂枝汤加味，加的是几味消食化积的药。用的理法是外祛风邪，内消食积。这是治小孩病最常用的理法。方药为：桂枝 6 克，白芍 10 克，生姜 10 克，大枣 3 枚，炙甘草 5 克，柴胡 5 克，黄芩 6 克，黄芪 10 克，木香 6 克，山楂 10 克，鸡矢藤 20 克，小茴香 5 克，细辛 1 克。3 付。

我们看这个脉药对应图。整个左脉是一个阳化气的过程，用柴胡、黄芩合桂枝汤，调枢机，畅表里。由于小孩子输液多，舌头水滑，这是身体的津液停滞住了，不能气化，就如同经常下雨的地面，满是泥泞。这些湿浊长期停留在体内，就是反复咳嗽的根源。湿不化，咳不止。

湿浊最怕什么？最怕太阳。太阳一出来，地面上的水就纷纷气化升腾。津液在人体一流通气化，发为汗水，整个肺部就通透了。所以碰到一些反复输液，舌苔水滑，或者喜欢水果冷饮，吃得津液内停，伤了阳气，水液不能运化，变生诸疾，或者咳嗽，或者头痛，或者背凉。老师都是用这阳化气的思路，加强心脏的动力，条达肝木。水湿一化开，疾病很快就减轻了。

我们再看，右寸脉肺部有两味药，一味是细辛，它能散肺部阴寒风冷，不管是外寒束表，还是输液的寒饮内停，细辛这味药很管用。

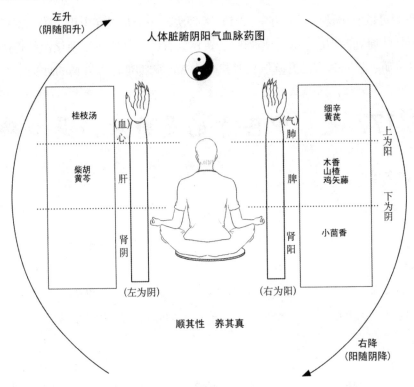

人体脏腑阴阳气血脉药图

左升
（阴随阳升）

上为阳

下为阴

桂枝汤

柴胡
黄芩

（血）
心

肝

肾
阴

（左为阴）

（气）
肺

脾

肾
阳

（右为阳）

细辛
黄芪

木香
山楂
鸡矢藤

小茴香

顺其性　养其真

右降
（阳随阴降）

再看黄芪，这可是小孩扶正气的第一药，虚人感冒的玉屏风散以黄芪为君，黄芪益卫固表，它能够在肌表布一层"金钟罩"之气，这就是人体的卫气。

一个 6 岁的小女孩，经常感冒咳嗽，每个月都有一两次，老是去医院里输液，也不是个办法，家长问该怎么办？便建议她吃几盒黄芪口服液试试。这可是相当平和的中成药，平和药力轻，并不意味着不能治病。因为小孩子本身体质柔嫩，用药只须轻轻一拨，她就强壮起来。后来她父母打电话来说，喝完这口服液后，一个多月都没有感冒，而且胃口也开了。以前晚上睡觉出汗多，现在也好了。

这正是黄芪益卫固表止虚汗之功！《神农本草经》说，黄芪能主小儿百病。这可不是随便说的，小儿脏腑柔嫩，只要正气一足，邪气自然退却。黄芪对于小孩诸病而言，大有《内经》所说的"正气存内，邪不可干"之意。

我们再看右关部脉象，老师给出的是开胃三药（木香、山楂、鸡矢藤）。凡是疾病迁延日久，总会影响到人的胃口，而相反，小孩长期胃口不好，也容易生病。所以老师说，这开胃三药，不单是为厌食食积而设，它们把胃口打开后，食物消化彻底，自然就多了些正气。所以我们治病不仅不能伤到病人胃口，相反时时都要注意保护好病人的胃气。胃气足病就好治，胃气弱病就难调。

我们再看这右尺部，老师放了一味小茴香。病人舌根部白腻，这小茴香是助下焦气化的。现在很多经常输液或吃冷饮水果的孩子，舌苔水滑，三焦都有津液内停，变为水患。所以我们要化水患为水利，就要助阳气化，桂枝汤能助上焦气化，柴胡汤助中焦气化，而加了小茴香，就能直入少腹，助下焦气化。这样整个方子，上、中、下三焦同时气化，气血津液处于温通状态，正气复，疾病就容易消除。

吃完药后，这 5 岁的小孩就不咳了，小孩的母亲后来还介绍了很多病人过来。

◎ 不挂招牌的传统中医

我们在这里看到老师行医不搞宣传推广的秘密了，原来民间中医靠的是疗效，是口碑。治好一个病人，他们就会口口相传，所以一个病人背后通常有一大群的病人。把这个小孩看好后，孩子家长又介绍一大批孩子来。行医就是这样，真能把一个病人治好，这病人把他的亲朋好友、同学、同事都会介绍过来。

所以老师常跟大家说，开一个中医诊所，永远不要担心没有病人，要多往医道医技上琢磨，当你真正弄通医理、提高疗效后，自然病人就多了。

郭博信老先生写的《中医是无形的科学》一书，提到他的老师梁秀清，自学中医，住在山西一偏僻农村里，门前连任何中医招牌都没挂，但找他看病的人，不仅来自全国各地，还有海外日本、东南亚及其他国家地区的。整日门前车水马龙，极一时之盛。后来当地县里的人想弄清楚是怎么回事，便特地对他治愈的几十例肿瘤病人进行落实调查，发现确有其事。后来居然专门为他成立了肿瘤医院，任命他为院长。一个连招牌都不挂的传统中医，凭什么病人踏破门槛，门庭若市，凭的就是过硬的临床疗效，凭的就是病人的口碑相传。

从梁老先生的经历来看，你只要真有本事，医德够高，疗效够好，不单病人会来支持你，国家也会为你打开方便之门。

第178天　谁能改劣习，谁就能摆脱疾苦

9月9日

◎ 给自己身体算算账

第 20 个病人，男，二十来岁，IT 人士，经常熬夜，头晕，失眠，腰酸，伴

皮肤瘙痒半个多月。据他说，浑身上下都不舒服，皮肤也痒，不敢去西医院，一去每个科有每个科的说法，都不知道该听哪个科的。还是找中医好。

老师把脉后说，这还是个中焦不通。病人说，大夫，我上火了，烦得很，给我开点下火药吧。老师笑着说，你是病人，不要随便给自己下诊断，更不要帮医生下诊断，这是在误导医生。你要跟医生反映症状，而不是反映诊断。

病人疑惑地问，我这不是上火了吗？老师笑着说，你看是火，我看是寒，你看是热，我看是不通。现在真上火的还真没有几个。寒包住了阳气，阳气发不出来，加上肝郁气滞，占了大多数。

病人又问，我这病要怎么调理，身体才能快点好起来？老师说，你这也太急了，只盯着工作，从来不知道好好呵护自己的身体，你只要不把挣钱放在第一位，身体自然就好得快。仁者以财发身，不仁者以身发财。这是古人的教诲！年轻人，你这样熬夜拼命，不值得啊！人要学会算算人生。

然后我们也把了一下这病人的脉，中焦关部堵得像老年人动脉硬化一样，尺脉也弱，寸脉也不足，精血两亏啊！哪有什么上火的证候，都是一派虚象。

老师曾经和几位民间道友游武当山，老师也这样跟他们分析当今世人的弊病，就是前半生拼命地赚钱，后半生拼命地拿钱来治病，这样财去身病两俱空。那些道友都说老师这种说法非常生动，行医就有责任劝化世人。他们说老师的这种说法可以救很多人。然后老师就用这种说法劝了不少人，让他们看淡名利，看重身体，这样病就好得快，不然的话就很难治。

古代中医一直都流传着六不治的说法，其中有一条就是"轻身重财者不治"，说白了，就是你如果把钱财名利这些身外之物，看得比自己身体还重要的话，这样的病就不容易治了。

最后，老师才给他开方子，老师说，治病开方子是最简单的，脉一摸方子就出来了，难的就是劝化人心啊！人只要良言能听得进去，病就好治了，就怕听不进去。良药苦口，忠言逆耳。谁能逆改劣习，谁就能摆脱疾苦。

方药为逍遥散，重用白术40克，首乌藤50克，酸枣仁30克，杜仲30克，桑椹子20克。3付。复诊的时候，病人反映吃药后睡眠特别好，也不那么爱发脾气了，以前老腰酸，现在也好些了，皮肤也没那么瘙痒了，问还需不需要再调调？

老师笑着说，年轻人一般没什么大毛病，就像开车一样，开太快了，要懂得歇一歇。长期熬夜，透支了精血，要懂得调整调整作息。你的很多病都不算是什么病，要把生活规律调整好，你能睡好就是养阴，阴养足了，就能导龙入海，阴液精神充足，自然龙雷之火不会亢奋，哪有脾气可发？

我们问老师，为何子盗母气，有时补肾用桑椹子，有时用女贞子？老师说，用逍遥散疏肝解郁时，发现子盗母气、肝盗肾水的，病人出现腰酸腿软，要注意加入桑椹子、女贞子、杜仲这些养肾的药。

男用桑椹子，女用女贞子。桑椹子色黑，偏补肾精，女贞子还能养肝血。男以肾为先天，女以肝为先天。

现在这种病很常见，熬夜伤了肾阴，郁闷久了，伤了肝气，所以我们要用滋水疏肝法，再适当加点安神宁心的药，如酸枣仁、首乌藤或合欢皮，让病人放松神经，能够轻松入睡，就是在调病。

如果右路关脉板结得厉害，非重用白术不可。白术乃补脾圣药，人体脾土板结郁滞，就如同很久没有耕耘的田地一样，这时需要疏通，非重用白术不可。

现在很多人生活条件好了，又缺乏运动，饮食过度堆积，造成腹部板结，大便不通，或通而不畅，同时又缺乏运动，没有充分把肌肉筋骨拉开，久而久之，就造成这种关脉板结的现象。这时重用白术，如同以锄头挖土，松开板结，还能够通大便，道理便在这里。

◎肝郁化火与子盗母气

我们来看这个逍遥散加味的脉药对应图。我们分三方面来看，第一方面是逍遥散主治的肝郁脾虚；第二方面是肝郁化火伤了肾水，会导致腰酸，所以加了桑椹子、杜仲；第三方面肝郁日久，其脉弦紧，郁热化火，导致母病及子，使得心不安宁，所以加了酸枣仁、夜交藤（首乌藤），以治疗失眠、头晕。

第一点，肝郁脾虚。肝脾同居中焦，一左一右，凡郁脉多见于左关部，关部的郁脉又会影响到脾土，因为木克土，所以经常肝郁，脾气不好的人，脾胃一般也不太好，肝郁、脾虚总是同时出现。

这逍遥散八味药里，四味药归左关，四味药归右关。归左关的是柴胡、薄荷、当归、白芍。这四味药又可分为两组，柴胡、薄荷能疏肝解郁，助肝条达，属于顺其性的药物，能够把郁脉疏达开来；而当归、白芍这两味药能养血柔肝，属于养其真的药对，它们能够把弦紧的肝脉变得柔缓，能养肝体，配上柴胡、薄荷，可疏达肝用，就是逍遥散里最关键的两组药对，一个补肝体，一个助肝用，使得这个肝体阴而用阳的生理特性能得到调节。所以病人吃后，明显觉得脾气没那么大了。

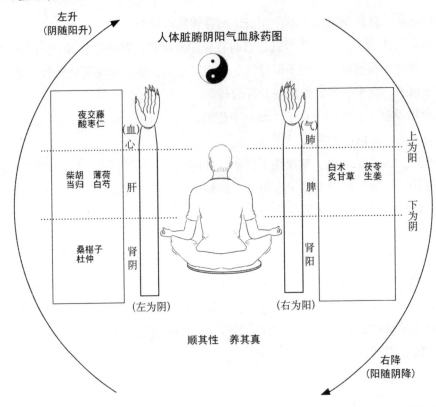

人体脏腑阴阳气血脉药图

左升
（阴随阳升）

夜交藤
酸枣仁

柴胡　薄荷
当归　白芍

桑椹子
杜仲

（血）心
肝
肾阴

（左为阴）

（气）肺
脾
肾阳

（右为阳）

白术　茯苓
炙甘草　生姜

上为阳

下为阴

右降
（阳随阴降）

顺其性　养其真

我们再看有关脾胃的四味药，白术、茯苓、甘草、生姜，它们不正是四君子汤，把党参换成生姜了吗？减少了补气的作用，却加强了生姜通神明、降逆气的功效，正符合逍遥散以疏达气血的特性，而避免了壅补呆补。这四味药能把脾胃照顾好，使病人胃纳、吸收变强。

谈完了逍遥散对应的左右关脉，我们再来看这个方子加味的道理。

首先，加了桑椹子、杜仲这两味药入左肾尺部，这是补肾阴肾精。因为长期肝郁的人，易于化火，其脉弦硬，除了消耗肝脏本身的阴血外，它还会通过脏腑相生的关系，而采取子盗母气的方式，向肾中要精血。因为肝为木，木之母为水，左尺肾阴正是肾水所居之处。当肾水被其肝子盗用后，一虚腰就酸。

那么有哪些方式会导致肝木盗用肾水呢？第一个就是病人长期用电脑。肝开窍于目，眼睛长期透支，暗耗的是肝血，肝血暗耗完后，便直接去盗用肾精。

第二种方式，就是长期熬夜。本来晚上应该血归于肝、精藏于肾的，长期熬夜，不能充分睡眠，精血就得不到很好地生发。懂得一些农耕常识的人都知道庄稼是在晚上长枝叶的。所以你晚上到田地里时，可以听到禾苗拔节的声音。第一天下午，你没发现什么，可第二天早上你去看，居然发现禾苗长高了一节。所以一个人如果长期晚上熬夜，不单精血得不到很好地再造，还拼命地消耗，这个人的体质就会越来越差。其根源便是精血透支亏耗，直接表现为腰酸，易发脾气。所以，我们在治疗上就会采取滋水涵木的方式，把肾水补足，肝木就调柔了。

我们再看左寸部加的酸枣仁、首乌藤。当我们看这个脉药对应图时，你会发现病人五脏是相关的，牵一发而动全身。很多时候，一个脏腑生病了，会旁及其他脏腑，引起功能失调。比如这个肝郁化火，伤了肾水，一个肝郁就同时引起上、下和旁边三个脉点的症状。这是什么道理呢？肝郁克土，便会脾虚，所以治疗上肝郁、脾虚总放在一起调，这是影响到旁边的脏腑。第二，肝郁盗用肾水，会导致肾虚，这是影响到下面的脏腑。第三，肝郁化火，上扰心神，会引起心烦不安、失眠难卧，这是影响到上面的脏腑。老师在这里用酸枣仁、首乌藤，安其心神，还能养血。病人吃完药后，头晕、失眠都改善了，心脏和脑部供血不足的现象也都改善了。

这样一分析，我们的思路很快就理顺了。所以当你临床上把脉把到左关郁时，你就可以推出病人脾虚消化不好的症状，以及盗用肾水，腰酸、腿沉重的病症，甚至上扰心神，而导致失眠、头晕、烦躁的病症。这时就看这个肝郁的脉象郁得有多厉害，郁得越厉害的，这些症状就表现得越明显。所以我们治疗上就有个先后次第，用药还是主要针对把这个肝郁的脉点解开，通过养其真、顺其性的办法选择药物，来补肝体，助肝用，恢复肝脏疏其血气、令其条达、乃至和平的效果。

第179天　百草园中采药去

9月10日

◎ 海米冬瓜汤可助阳除湿

今天我们介绍两个有效的食疗方。第一个是睾丸痛的病人，吃了 3 付药就不痛了。来复诊时，我们看药单是荔枝核、橘核为主的五核汤。

老师说，中医治疗睾丸痛，虚则治肾，实则治肝。冷痛则暖肾阳，胀痛则疏肝气。不管怎么样，治疗睾丸都离不开调理肝经，因为肝经是下络阴器的。肝经在人体生殖器周围的经络走向是很丰富的。

这个病人还有阳痿不育，问老师有没有合适的中成药。因为他是个司机，经常到外地去，吃汤药不方便。老师说，那你就去买五子衍宗丸吧。五子衍宗丸是种子类的中药，种子象征着人的精子，植物的种子是传宗接代的。

治疗睾丸痛，为何要用五核汤这些核类的药物呢？这也是中医特殊的取象比类之法。比如，连翘似心而入心，荔枝核、橘核似睾丸而入肾，红花、苏木、血竭汁似血而入血……

老师给他把完脉后说，你这阳痿不单是阳虚，还有湿浊，回去后你可以用一个食疗方，海（虾）米冬瓜汤。海米性阳动，能助阳，冬瓜乃解暑除湿之品，能把下焦湿浊淡渗化开。两味药，一扶正一祛邪，在南方是一道名菜。这里头就是升降之法的体现，升的是阳气，降的是湿浊，阳气从肾、命门往上升，海米就有这股阳动之象，它是躁动的；但冬瓜却正好从肺部往下降，它色白，能降肺气，通利水道，降的是水湿，所以它们是一个升阳除湿汤。

◎ 大病体虚可用五红汤

第二个病人，六十多岁，血小板减少性紫癜，皮肤出血点一片一片的。老师说，皮肤出血点还不是最严重的，最怕大便出血、内脏出血。这次他来复诊，对上次老师开的方药赞不绝口，吃后睡眠也好了，整个身体觉得比以前舒服了。老师说，你这病吃一周的药后，就可以去做个血液检查，和吃药前做个对比。他说，好！

老师没有因为皮下出血而用收涩的药，而是根据他脉象用药。脉滑缓，舌苔白，用参苓白术散。最重要的是给他用了一个食疗方，就是五红汤，红衣花生、红枣、红豆、枸杞子，再加上红糖。至于剂量也没有什么特别严格的，以等份为主，各抓一点，熬成一大碗就可以了。至于红糖，调到适口就可以了，不可过甜。

这个方子对于放化疗后血亏元气大伤效果挺好。血液病，在中医看来，治血不局限于治血，要治脾，脾为气血生化之源。这五红汤就是养脾肾、助气血的。这个方子是来任之堂学习的贝贝提供的，她自己体虚力弱时用这个方子来调理，效果很好。补而不腻，又能养血安神。现在任之堂把这个方子介绍给不少体虚力弱者，他们服后普遍反映都不错。

老人吃了后说，这汤不单好吃，而且人吃了后有精神，他现在三餐都吃。老师说，不用吃那么多，虽然是食疗方，你这大病体虚，宁可少吃些，也不要吃得过多，以免伤脾，一日吃一两次就够了。

后来我们也建议一些贫血、痛经的妇人服用，她们在月经前一周就每天服用，服用后月经来时就不痛经了。可见这五红汤是"养其真"的妙方。《内经》里有八个字是解释为何痛的，分为两方面，一是不通则痛（治以顺其性），二是不荣则痛（治以养其真）。这五红汤对治的便是不荣则痛。凡是病人唇淡、眼睑发白，多伴有气血两虚。这时用上五红汤，养其气血，就是养其真，口感好，又能够治病保健。这么好吃又有效的食疗方，到哪里找呢？

◎ 一花一世界

今天下午我们去百草园采射干。从任之堂到百草园，徒步只需要十五分钟。川仔背着小药篓，在前面踏着欢快的脚步，向辉和我们步履稳健，跟在老师、郑姐后面。一个人走路的背影、步伐都可以反映出他的心态与气质。老师让大家要养成善观察的习惯，从别人的形态步伐里都可以看出不少东西，不是说望诊就一定要坐在诊台前看，你可以在街边、在桥上、在学校，这都可以练你的望诊技巧。

大家进了湖北医药学院，就特别惬意。在一个城市里，一般公园、学校都是绿化比较好的地方，所以人进去了精神都特别愉悦。据国外的一个报道说，绿化搞得好的地区，犯罪率都相对降低。是啊，在草木、药草园中穿行，人们身上都少了份戾气，多了份祥和。

还没到达百草园，路旁就有牵牛花，还有紫红的凌霄花。除了凌霄花外，还有其他四种花，分别为玫瑰花、月季花、鸡冠花、红花，这五花是较常用的。它们能疏通中焦气机，下调经水，上养容颜。所以熬养颜调经膏方的时候都会用上几味。

老师对我们说，一花一世界，一叶一菩提。这些花类药你们要好好去研究。比如，开白花的偏于走气分，理气和胃的功效强一些；开红花的偏于走血分，活血调经的功效强一些。我们再来给花取个象，所有的花类药大部分都适合含苞待放时采摘，那时药气充足，它含苞待放的状态就像将要开放，将要把闭郁之气打开一样。所以花类药善于疏肝解郁，宽胸散气。

再者，花类药又各自有各自的特点，比如治疗闭经，我们选用花类药时，用脱落的月季花，就比含苞待放的效果要好，因为这月季花含苞待放，它就偏于往上走，但一凋谢败落，那活血之力转而下行，变成破血通经，正好对治闭经。

老师常用玫瑰花来疏肝解郁，活血调经，因为玫瑰花枝叶带刺，具有一股刚烈行破之力，它那种疏肝破气活血的力量要强于一般的花朵。

老师又问大家，诸花皆升，有哪些花类药性偏偏不升而往下降呢？学生们脱口而出，诸花皆升，惟旋覆花独降，善治疗嗳气、呃逆。而诸子皆降，惟苍耳、蔓荆子独升，善治疗督脉、头部阳气不足，为风寒所闭，而流清鼻涕或头痛。

那么多花类药，它们功效各有不同，我们该如何区别运用呢？我们在《中医原来这么有趣》中看到了这首诗，有助于我们去理解各类花药的特点。

梅花首居花中魁，解郁疏肝和胃好。淋巴结核用了它，一周之内见疗效。

牡丹号称花中王，味属辛苦其性凉。清热活血又镇痛，妇女痛经它帮忙。

高风亮节属菊花，它的故乡是中华。疏风解表又明目，清热解毒疗效佳。

天下兰花第一香，性平味辛凉血强。肺部感染咳不愈，用水煎服肺舒畅。

月季花开四季红，性温味甘化瘀佳。活血通经敷外疡，肿消伤愈百姓夸。

花中西施是杜鹃，其性温顺味酸甘。祛风利湿气血和，化痰止咳胜仙丹。

山茶吐蕊花中珍，朵朵能开二十天。补肝润肺又止血，散瘀消肿不简单。

水中芙蓉为荷花，与米煮粥益气佳。解暑热毒自消失，活血清心效不差。

秋风送爽赞桂花，蝶恋花词传佳话。吴刚捧出桂花酒，牙痛咳嗽最怕它。

凌波仙子水仙花，性寒味苦微辛辣。祛风除热调经血，消肿止痛顶呱呱。

◎中药名里有药性

唐师傅是百草园的园主，是传统的药工、药农出身。现在而言，真正传统的老药工和老中医一样都是宝贝。他们往往有最传统、最原始的制药绝活，还有最犀利的认药眼光。进入园子里，唐师傅正在打盹，老师给他提了一瓶好酒——竹叶青，他那蒙眬的睡眼立马亮了起来。随后，唐师傅就抛了一句话，锄子带了没有？到上面去，那片射干随便采吧。我们举起自己的小锄子，唐师傅笑着说，那么小！我们说，人多不怕锄子小。大家哈哈大笑，随着唐师傅一同往上面走去。

还没走到射干药田，路上就看到了几十种常见的草药。整个百草园严格来说，有将近两百种草药，都是秦巴山脉比较有代表性的草药。路旁的就是凤仙花，也就是我们常说的指甲花。它结的种子又叫急性子。

中药取名字也很有意思，很多时候，一味药名就把它最独特的药性显露出来了。古人喜欢名正言顺，言顺则事从，他们对名字是比较讲究的。一般药名都不轻易叫，叫这个名字就有这个名字的道理。我们来看看这些有趣的药名背后的意义。

比如说透骨草，筋骨有风湿痹痛，这透骨草和小伸筋草联用就有效，既可以熬成水熏洗，也可以煎汤药内服。我们从它伸筋、透骨的名字里，就可以想象到它治疗风湿痹痛、膝关节痛、颈背酸痛等病症的地位了。我们任之堂常用的背三药里有小伸筋草、防风、姜黄。膝关节痹痛三药里有鹿衔草、小伸筋草、透骨草，这三味药可是民间草医老曹的宝贵经验。可见用不同的引药，可以把伸筋、透骨二草的功效在不同部位发挥出来。在颈部的可以加葛根来引，在膝部的可以加牛膝来引，使得它们能够有针对性地伸筋、透骨。

补骨脂，能够补骨髓里的油脂。所以肾虚腰痛、精髓亏虚常会用到补骨脂。还有贫血的病人，按西医的说法，一般是骨髓造血功能降低，按我们中医，肾主骨生髓，精血都从骨髓里面出来，所以在补心肝之血的时候，还要注重加一些补肾的药。肾为血液发源之根，根本得补充，枝叶自繁茂。

骨碎补，一听这名字，大家都知道它是伤科骨科常用药，骨折断碎了，它都能补上。所以治疗一些肾虚牙痛、耳鸣，常有它的影子。因为肾主骨，开窍于耳，牙齿为骨之余，这些地方因为亏虚而疼痛，就用骨碎补。

川续断，折断的筋脉它可以帮忙接续上，所以跌打损伤、腰痛经常会用到它。古书里称"大抵折伤之脉，非此物不能续"。可见这续断之功非同凡响。老师常把续断配杜仲、桑寄生，三味药平补腰肾，治疗腰肾精血不足。我们称之为腰三药。

覆盆子，经常遗尿、夜尿多的小孩或老人，用后可以把尿盆丢掉了。这怎么说呢？原来古代尿频的老人在床底下都会放一个尿盆。当服用覆盆子后，尿频就改善了，这个尿盆就可以不用了，就把它倒置过来，放到一边去。

防风，为诸风之润剂。容易感受风邪体虚之人，这防风也是必加的。虚人感冒最常用的就是玉屏风散，玉屏风散就三味药，黄芪、白术、防风，能够补生肺气，助肺布气于皮毛，好像一个灯笼外边加了层纸，不会受外风所扰，燃烧得很亮。这人体也一样，服用玉屏风散后，病人体质增强，肌肤外表就像布上了一层金钟罩，风邪不能扰。防风这味药，连虚人都可以用。防风晒干后放到嘴里嚼是滋润的，甘甜，一点都不霸道。可见它的平和连小孩也都可以用，道理便在这里。

又比如王不留行，这名字一听，多有气势。李时珍说，此物性走而不留，虽有王命，不能留其行，故名王不留行。而历代医家便用它通畅不流行的个性，用于三通：一曰通乳，多配合穿山甲，即俗语说的"穿山甲，王不留，妇人服了乳常流"，此二药实乃催乳下奶第一药对也，所以古方下乳涌泉散里就有它们的身影。二曰通经，多配合路路通、桃仁、红花。老师治疗输卵管不通或闭经的病人，只要是管道郁滞，不能顺其性，便常用这组药物。路路通，一听它的名字，也能够想象到它的个性，条条大路通长安，对于属于管道不通的，我们一下子就会想到它。三曰通淋利尿，多配合车前子、泽泻。至于泽泻，大家就更熟悉了，听它的名字就能知道它是比较有气派的，连湖泽之水都可以一泻而下，所以常用于前列腺炎、前列腺肥大、膀胱不通畅引起的小便不利，它能利水通淋而补阴不足。

合欢皮、夜交藤（首乌藤），一听这两味药的名字，就知道它们代表着阴阳和合。合欢皮，晚上叶子就合在一起，而夜交藤，本来白天开放的藤，晚上就相互缠绕在一起，这是阳入于阴的一个象。而失眠病人的病机不正是阳不入阴吗？取这二味药，有助阳入阴、沟通阴阳之义，可以放松神经，安神定志，所以我们称之为眠二药，加上酸枣仁，又称为眠三药，它们常用于失眠烦躁、心静不下来的病人。

决明子，一听名字，就知道是治眼科的专用药。《神农本草经》说决明子治青盲目淫、眼赤泪出，久服益精光。古代医家称赞决明子是治目收泪要药，大有服用后眼目明亮之气势。古代有一老翁，用决明子炒香泡茶，经常服用，既能通肠道便秘，也能明目养眼，所以老翁八十多岁时还有一副好视力，并且肠道通畅，身轻体健。别人问老翁，云何得长寿？云何眼目明？云何身体健？老爷子便作诗赞曰：

愚翁八十目不瞑，日书蝇头夜点星。

并非生得好眼力，只缘长年食决明。

这里特别再提到一个保健小方，这是名医叶橘泉老先生常用的。他说，老人便秘眼花，常饮决明茶，可防治高血压和血管硬化。

名医蒲辅周老先生也善于治疗老年人虚秘眼花，很多老年人眼花和大肠不通、浊气不降是相关的，整个肠浊不降，浊阴在上则眼花。蒲老说，这样的老人体虚，虽大便秘结不可强通之。大便虽闭，而腹无所苦，应当用润济，切勿攻也，所以蒲老用决明子打成粉，每次服 3~6 克，或者把决明子加到辨证方里，疗效甚好。

美容师小丽说她有个美容减肥又能明目的方子，介绍给不少病人服用，效果不错，就两味药，决明子和菊花。老师说，你这个小方是很符合升降之道的。花升子降，菊花散风热于目，决明子明目降肠浊。对于那些经常用电脑，久坐不动，饮食肥甘厚腻，导致身体脂肪偏多、大便不畅的病人，由于浊不降，用眼过度，则眼花近视，这些时代病便酝酿出这个时代方。如果仅仅只是用眼过度导致肝肾精血亏虚、风热扰眼的，我们就用枸杞子配菊花。但病人如果伴随有便秘、脂肪偏多、眼花，这时我们就得用决明子配菊花，取它更强大的降浊之力。

◎药食两用话姜葱

老师指着透骨草旁边，一丛一丛的，长得像小竹子的植物，问学生，这是什么？有几个学生还真回答不上来，因为他们都不是农村长大的。老师就说，你们摘叶子闻闻看，这东西你们经常吃。大家一闻，都知道了，是生姜，连叶子都跟姜的味道一模一样。谈到生姜，这里要介绍三个外用小偏方。

第一个就是前面介绍过的，凡水火烫伤，用生姜捣汁，涂之立效，既方便又简验。第二个，治疗脱发，用生姜汁涂抹头发，是民间的一个外用单方，部分脱发病人用了有效。第三个，用生姜皮敷青春痘，对初起的青春痘效果非常好。有学生亲自试验过，晚上睡前就用指甲片大小的薄生姜皮，敷在痘痘上固定，第二天就消了一半，再敷一天就彻底消了。

谈完了姜，当然少不了葱，它们可是厨房的好搭档。懂中医的人，家里的厨房就是一个小药房。一般外感风寒或内伤饮食，往往在厨房里就可以找到治疗的药物。

我们看葱，色青中空，中空善通表里气，所以《药性赋》说，葱为通中发汗所需。加以葱本身气轻，容易走表、走头窍，一吃进胃里，就隐隐有头面鼻窍开通之感，这种感觉就告诉我们，此药乃清阳出上窍也。所以它有以下几大功用。

第一，治疗瘀血头痛，清阳不升，浊阴不降，在通窍活血汤里必加葱。它能够扩开血管，引清阳上至头面，使气血循环，瘀血自去。

第二，治疗各种感冒初起，随手抓点葱、姜，加几个大枣，用水煎服，趁着辛辣热腾腾的那股劲，一喝下去，肌表气机一宣通，头颈肩背的酸重之感立即减轻。

第三，可以利用它来通肠腑之气。有个小孩子便秘三五日，又不爱吃药，我们让他母亲把葱白捣碎，蜂蜜调和，敷在肚脐上。三五个小时后，腹中便转气，大便即排出。小孩子脏器清灵，随拨随应。简单的食疗小方，外用居然也有如此疗效。

可见不要因为方小、药物平常而忽视之。俗话说，天下无神奇之法，只有平淡之法，平淡之极，乃为神奇。你把这平淡的发汗通里之法运用于日常生活中，那就非常神奇了。随手拈花取叶，皆可以治病救人。

◎ 从生长环境看药性

然后我们往台阶方向走，这百草园里的土地利用率很高，就连台阶两旁都种植了草药。台阶中间还有水池子，水池子由下而上，依次是泽兰、水菖蒲、蒲黄、浮萍等。它们都是生长在水里的，特别茂盛。

泽兰，顾名思义，就是长在沼泽湿地里的兰花，可以利水活血。老师常把泽兰和泽泻、益母草联用，取它们活血调经、利水消肿的功效。

菖蒲，可以化湿浊、辟恶气，它的气味非常芳香。时行感冒，人体有水湿秽浊之气，老师常把苍术和菖蒲联用，治疗这些湿浊恶气。这也是古人的经验。在辨证论治的基础上，加入此二味药，方中功力便大增。

古人把菖蒲和苍术打粉制成香囊，可以辟邪气，醒头目。它们俩比较，苍术气味雄烈厚重一点，善于走中下二焦腹部。单味苍术就能治疗湿盛腹泻，常常只需用 8 克或 10 克泡水饮即愈。菖蒲气味芳香轻巧，更能往外透，善于走中上二焦、头面七窍。湿蒙清窍的耳鸣耳闭，头痛如裹，常用菖蒲 30 克，煎水服用，开通上焦，宣通七窍，随即见效。它们两个合用，通利三焦湿浊。

蒲黄，对于痛经血瘀水停，那也是一味妙药，能利水活血。蒲黄的最佳拍档是谁？当然是五灵脂了，它们配在一起就是专治瘀血腹痛的失笑散。老师治疗各类妇女血瘀痛经，常在少腹逐瘀汤里，独取蒲黄、五灵脂与小茴香三味药，既能散寒行气，又能活血逐瘀，利水下行，所以我们称之为少腹三药，治疗女性腹部受凉痛经。

百草园的池中还有浮萍，对这味长在水中又能漂移的药物，大家很是感兴趣。我们观其象，便可以推测出它的一些药性。它长在水湿环境里，根部不会腐烂，说明这味药除湿利水之功挺好的。凭这一点，老师治疗荨麻疹、湿疹、皮肤瘙痒的病人，常用浮萍，能够导水湿下行。浮萍，浮在水面上而不会沉入水底。我们把它拿起来，使劲地丢到水里，它立即又浮上来。这一个"浮"字就说明它药性是偏走表的，走表干什么？当然是宣肺、发汗、开腠理啊！所以对一些感冒初起，伴有小便不利的病人，我们也会用浮萍。《中药学》便把浮萍这味药放在解表药里介绍。一个浮在水面上的象，就把它这个解表发汗的功效尽显出来。

水池旁边还长满了苔藓，你可别小看这苔藓，它也是一味药。它具有凉利之性，长于阴湿之地，对于一些热毒疮疡，那可是天生的一物克一物。古人说，疗热以寒药。这水边湿地的清凉之药正是为热毒炽盛之病而设。

还有鱼腥草、火炭母，也喜爱长在低洼潮湿的地方，长得油嫩油嫩的。古人说凉利之药生湿地，这些药大都有清热解毒利尿的功效。就因为它长期在这种凉湿的环境中存活，就具有这种凉湿的特性。这也是时势造英雄，环境造良药啊！

这百草园水边的三味药，泽兰、菖蒲、蒲黄都能治水治湿，水面上的浮萍可以发汗利尿，墙角边的苔藓能解热毒，阴湿处的鱼腥草、火炭母可以清热解毒利尿。

看了药草的生长环境，再跟它们的性味功效一联系，这记忆就深刻多了。而且这种记忆还能够转化为悟性，因为古人很多妙理都是从自然界里悟出来的。《易经·系辞》云："伏羲氏之王天下也，仰则观象于天，俯则观法于地，观鸟兽之文与地之宜，近取诸身，远取诸物，于是始作八卦，以通神明之德，以类万物之情。"

所以我们学习中药，要到自然万物中去学习，不单有助于记忆，还能加深悟性。看到它们生长在水里，就联想到治疗水肿、水湿、脚气，以及各类积液、囊肿……

上了台阶后，迎面就是一大盆国家二级保护植物——金弹子，唐师傅指着这盆树说，金弹子有抗癌作用。然后唐师傅又指着金弹子后面一株大树说，瞧！这就是红豆杉，在这百草园里最珍贵的就是它了，活化石啊！现在要卖几十万。

◎ 经方里的射干、瓜蒌

随后我们就往射干园里走。川仔和向辉第一次来百草园，看着一切都新鲜。看着有点像扇子的射干，鹅卵大的瓜蒌，大家都很喜欢。由于刚下过雨，泥土松润，空气也非常纯净，在柔和的阳光普照下，整个百草园都弥漫在药草香气里。

几个学生把采挖的射干扔到老师那里，老师就用剪刀把地上的茎叶剪掉，独留根部，这就是射干的入药部位。我们负责把根须的泥土剔掉。就这三个工序，一边采挖，一边剪，一边剔去泥土。不到半个小时，药篓子就装满了，也采得差不多了。

谈谈射干这味药吧。《药性赋》说："射干疗咽痹而消痈毒。"射干苦寒，能清热解毒，清痰利咽，最善治咽痛喉痹。痰涎壅盛在咽喉部，属于气机不降，浊阴不下行，故而温病咽喉肿痛少不了它。既是一味喉科主药，也是治疗咽喉病的引经药。有个治疗湿温咽喉痹痛的甘露消毒饮，就用了射干，取它治喉痹之功。

有个病人咽喉痹痛十余天，难以进食，吞口水都痛得皱眉。老师就给他用了射干，吃完药后，吃饭喝水都不痛了。射干这味药是名副其实的咽喉部引经药，因为你把它嚼着吃了，那股药味能持续在咽喉部，久久不去。

当然经方也用射干，老师治疗老年人痰喘，喉中如有水鸡声的，便会用到射干麻黄汤。仲景把射干这味药放在首位，可见它在治疗咽喉疾患的药物里的地位是很高的。它既是引经药，也是治疗咽喉痹阻的主药。

射干和麻黄是化痰止咳平喘的最佳拍档。射干作用在咽部，能直接清降痰热，排出痰垢，按西医的说法是清除呼吸道分泌物。病人有痰浊阻喉的，常有咳咳清嗓子的动作，射干就可清其嗓子。而麻黄能宣肺，扩张支气管。一个开宣气机，一个速下痰浊，升清降浊，呼吸道就通畅了。

采挖完射干，老师就请唐师傅带我们到园子周围开开眼界。唐师傅谦虚地说，我老了，很多药都讲不好，以后带学生来，你多讲一点，我辅助就行了。说完，唐师傅随手一指，那缠在红豆杉上的藤，结着一个个的圆球，那就是瓜蒌，瓜蒌的根就是天花粉，这个你们书里见过。山里的真瓜蒌，可能你们就没有见过。《药性赋》说："瓜蒌子下气润肺喘兮，又且宽中。"没错，这个大家都背得滚瓜烂熟，但真正见到如此多的瓜蒌还是第一次。

老师说，这瓜蒌能宽胸下气，能润肺排痰，所以那些咳痰，咳不干净，很难咳出来的，用上瓜蒌，就像点润滑油一样，咳得利索了，胸中郁闷也能疏散。所以当病人咳痰咳吐不爽时，我们常会给他加入瓜蒌。

胸三药（枳壳、桔梗、木香）再加上瓜蒌、薤白，就是胸五药。把胸中心肺气机升降都管住了。仲景为什么治胸痹要选用瓜蒌薤白桂枝汤？这是很有讲究的。瓜蒌把蒙蔽在胸肺的痰浊降下去，薤白、桂枝具有通阳之性，能把胸中的阳光制造出来。为何胸痹心痛的病人容易在阴天乌云密布时感到胸闷，甚至心脏病发作？这便是天地阴气重，阳气弱，阴浊不降，阳气不升的结果。这时我们用瓜蒌薤白桂枝汤，便是取象用药，瓜蒌把停留在心肺的阴云密布的乌云通通赶走，薤白、桂枝就把阳光制造出来，这样胸中痰浊降下，清阳流通升发，升降有序，其病自愈。

当地有个老阿婆，冠心病，胸闷，咳嗽痰多，舌苔白腻。老师便给她用瓜蒌薤白桂枝汤，加上胸三药与通肠的药，引胸中痰浊从六腑排出，这样阴霾散尽，阳光重出。原本她老心慌胸闷、咳痰不止，吃完药后，大便畅快，诸症大减。

对老年人肺气上逆，习惯性便秘，老师也常会配这些降肺气又能润通肠道的仁类药，比如瓜蒌仁、杏仁、火麻仁、郁李仁，使得肺气下行，肠道蠕动就加强。瓜蒌仁和杏仁就像打气筒一样，从上往下打，肺气一肃降，诸经之气莫不服从而顺行。这就是降肺而肠道动力增强的道理。加上本身它们又是仁类药，凡仁皆润，具有润肠通便之功。这样气降肠润，燥便自通。

◎一家三口板蓝根

接着走到左边的药田里，看到的是一片片的大青叶，大青叶的根就是板蓝根。百草园种植草药，真像种菜一样，一陇一陇的，井然有序。从高处往下看，百草园的排布就是一个八卦阵，每个阵角都有不同的草药，既美观大方，又意味无穷。

板蓝根，西医研究说是抗病毒，善治病毒性感冒、咽痛，民间用得比较多。所以每逢流感，板蓝根的大名无人不识。

大青叶，能消除皮肤热性瘀斑，还能治胃中酸热上泛。温热病，热入营血，气血两燔，这种病人心胃热毒壅盛，容易发斑发疹，高热神昏。治法宜两清气血，常选用《医学心悟》的犀角大青汤，以犀角退高热神昏，以大青叶凉血消斑。为何大青叶更偏重于消斑呢？原来它是叶子，叶子偏于走肌表。而板蓝根偏重于治咽喉、肝肺脏腑热毒，因为它是根，根偏于走里。

青黛也是大青叶家族中的一员，它既是染料，也是中药。原来青黛就是从大青叶里提炼出来的。所以荀子在《劝学》开篇就讲到："青，取之于蓝，而青于蓝；

冰，水为之，而寒于水。"这青黛虽是从大青叶里面提炼出来的，色更加青纯，肝者，其色青也。所以青黛泻肝火的力量更强，对于肝火犯肺、木火刑金导致的咳嗽带血，老师便会用一个小验方，那便是黛蛤散，就是青黛和海蛤壳两味药。这种病人左关部弦实有力，右寸部亢盛不降，所以需要降肝肺，平金木。

青黛还有一个功效，是人们容易忽略的，它还能祛暑定惊、息风止痉。对于暑热惊痫，小儿高热不退，影响到神志的，这时青黛便可和甘草、滑石同用，名为"碧玉散"，小儿高热惊风皆可用之。这个功效确实是板蓝根和大青叶所不及的。它们两个只能在气血的层面上清热，而青黛由于反复提炼过，都是浓缩的精华，它能在神志的层面上去清热。所以《小儿药证直诀》里有个治疗小儿惊风抽搐的凉惊丸，就是青黛和钩藤、牛黄同用，可见这青黛退热息风定惊的地位是相当高的。在这三味药物里，它是后辈，却后浪推前浪，一代更比一代强。

这样一总结，我们就知道板蓝根解毒利咽功能独胜；大青叶凉血消斑功能独强；青黛是浓缩的精华，清肝泻火定惊之功独著。三者异中有同，皆能清热解毒。

◎金银花与制露法

再往前走就是金银花了，金银花的花已经凋谢了，但叶子还长得油绿绿的，叶子下面的藤缠绕得紧紧的，迎着风，叶动而藤不动。这藤又名忍冬，之所以称之为忍冬，陶弘景说它有凌冬不凋之性。回想起年初，我们第一次跟老师上牛头山认药，当时春寒料峭，经过一个冬天的寒冷，山上的忍冬藤依然绿意盎然，用手轻轻地刮忍冬藤，里面新鲜油嫩。整个冬天的凌寒之性，都让它吸纳进藤里去了。

从中我们就可以知道为何这藤开出来的金银花乃疮疡妙药，它和连翘配合，就是天生的外科圣品。国人基本没有不知道维 C 银翘片的，大凡风热感冒、咽喉肿痛、淋巴结核、疮疡肿毒或脉管炎，只要呈化热成毒者，往往离不开金银花和连翘。

我们可以看出，这热毒炽盛，就如同炎炎夏日。在治疗取象上，老师说，无非就是让它们进入秋冬状态，而金银花和忍冬藤就有经历严冬，依然翠绿的本领，它能够将自己的阳气收敛住，极耐霜雪，故而能够清解热毒邪气。这也是从季节里看出的一些药性，大凡凌冬不凋之物，禀受水寒之气，能够清热降火。

广东人慢性咽炎上火，很多人都知道到药房买一把金银花来泡茶，因为它能够清咽爽喉。常有一些小孩发疹热，咽喉红肿，又不喜欢喝汤药，老师就叫家长去买金银花露，气味芳香，甘凉润口，正符合小孩脏气轻灵、随拨随应的特点。

《金氏药贴》中就有金银花露的制法，用金银花、叶、藤，蒸馏取露，称之为金银花露。这蒸馏就是一种炼药的过程，可别小看，里面有升降的大道。老师常说，你们去观察天上的云，半空中的雾，以及地上的灰，皆有神妙之用。这里头就有升降气化之力。我们看金银花露，这经过蒸馏之品，它在人体走了一圈，怎么说呢？它由水液变成气体，就是一个阳化气，白云朝顶上，地气上而为云的过程，然后它又由水气重新凝结为露水，就是一个阴成形，甘露洒须弥，天气下而为雨的过程。

金银花本身具清凉之性，以及这种蒸馏取露的制药之法，就可以看出金银花露进入人体是升降出入、布散周身的。它具有灵动循环之性，而不会因为过于寒凉郁滞住，所以服用后就有一股清凉之气，灌达百脉，升降上下有序进行。这正如古人所说，水中最具有天人合一之性的便是蒸腾气化水，说白了就是这种经气化又结成露的水，即《医碥》"煎药用水歌"中所说的，"更有轻灵气化水，其功千古少人知。堪调升降充津液，滋水清金更益脾。"

水蒸腾气化，它就是一种津液上腾的过程，可以泽润上燥，治肺胃上消，口渴多饮；而它重新气化为水，变为露珠，就是一种膏泽下布，可以泽润下涸，可以治肝肾下消，津水干涸。这水蒸而为气，气化而为水，就富含升降妙理，循环玄机，本身就是一种调和上下的药物治法。

有位江西的医生过来交流，他治疗了一个风湿痹证，是一位姜、桂、附热药用得太过的病人。病人呕吐、烦热剧烈，他就用大量金银花露去解这热毒，服完后就好了。我们问他，为何想到用金银花露来解附子之毒？他说，中药之毒，其实就是偏性，疗寒以热药，疗热以寒药，病人热毒上扰，金银花露便是解毒良药。

后来我们又发现，有些报道说，因为食物中毒或误食毒蘑菇，用金银花泡茶或者服用金银花露，一样有解毒之功，可见它不局限于暑热之毒。所以张山雷称赞金银花"真所谓简、便、贱三字毕备之良药也"，故而广为老百姓所喜好。

关于金银花，还有个外用的小方。一位九江的中医师过来交流时说，他善于治疗小儿病，每年碰上不少小孩湿疹、疮疡。他说，以前他在农村，就用两种药，金银花带藤，加上花椒树枝，熬水外洗，专治农村所谓的漆树中毒及各类湿热疮疡，效果非常好。很多小孩子当天洗，当天晚上睡觉就舒服，第二天痒疹就退了。

◎苏门三才子

接下来是成片的紫苏，这紫苏药如其名，满眼的紫色，加上它那黏在手上久久不去的芳香，闻在鼻孔，则令人神苏气轻，作为凉拌菜服用，则令人胃气苏展，食欲大增，故有其名。唐师傅说，这是药用紫苏，跟寻常的食用紫苏不同。

我们试着摘几片叶子来闻一闻，那叫一个心旷神怡啊！诊所里的干品紫苏，怎么能跟这鲜品比呢，浓郁的香味，立马让人联想到一碗热烫的紫苏饮就在眼前，喝下去，那种浑身毛孔舒张的感觉。

老师说，这紫苏身上有几种药啊？有学生说，三种，苏叶、苏梗、苏子呗。没错，紫苏身上有三宝，苏叶、苏梗、苏子，它们同是一母所生，功能却各异，但都是临床上常用的药物，是治疗气机升降出入的好帮手，所以称它们为药中三才子。

以前学古文的时候，有个典故叫苏门三学士，就是指苏门出了三大才子，苏洵、苏轼、苏辙。三人文学造诣很深，光耀门楣，同入唐宋八大家，传为千古佳话。

紫苏这味药，前面也提到过，它的叶子叫苏叶，梗叫苏梗，种子叫苏子。为何说它们是调理气机升降出入的好帮手？原来药性理论中有种观点，凡叶多发散，就是植物的叶子大多具有向四周发散的这一态势。人们利用这一规律，发现苏叶、薄荷叶、藿香叶、荆芥叶、荷叶等，归于上焦心肺，善于宣发风邪，这也是它们质轻容易走上焦的道理。治上焦如羽，这些略带辛味的植物叶子，更容易走上焦肌表，以发汗祛风。所以苏叶能够让气机往头面肌表宣发，它的药性是升浮往外的。有个名方香苏散，香附、紫苏、陈皮、甘草，就这四味药，《汤头歌诀》说：香苏散内草陈皮，外感风寒气滞宜，寒热头痛胸脘闷，解表又能畅气机。这个方子太重要了，在南方暑湿之季用得非常多，而且这几味药正是最常见的。

病人内有饮食积滞，或者生气不舒，加上外面又感触了风寒湿，导致胸脘不舒，头身困重，这时就要凉解表里，苏叶解表散寒，陈皮和香附调理肝脾气机、行气宽中。这样风寒得外散，情志积滞得内消，人体自然舒畅矣。

苏梗就是紫苏的茎部，茎部也有它的特点，凡茎中空疏松者，必善于通风理气，就像苏梗、荷梗、通草、竹茹、芦根等。如果这些梗茎中空像水道一样，更善于循环疏通水道，比如芦根、葱管、木贼草，这些梗茎纹理就有水道之象。苏梗偏于宽胸降气，顺气安胎，所以痰气梗阻咽、食管、胃，就用苏梗。我们临床上常用的半夏厚朴汤里常用苏梗，治疗梅核气，即病人胸闷气滞，咽喉觉得有异物感，好像有个东西在那里，吞又吞不下，吐又吐不出，这半夏厚朴汤就是对证的良方。

接下来是苏子，《药性赋》说："紫苏子兮下气涎。"古人对种子类药物的功能有个高度概括，诸子皆降，惟蔓荆子、苍耳子独升。这是说种子类药物，它是从植物枝头上将要往下面掉，质重是精华的凝练。所以它们进入人体，善于降气达下焦。

我们常用到的三子养亲汤，有苏子、白芥子、莱菔子，这三味药善治老年人胸中痰喘咳逆，它们能降气消痰、止咳平喘、润肠通便，把胸肺部的痰浊往肠道排。为何有养亲之义？古人认为大多数高年父母容易有老痰顽痰梗堵在胸中，故创造此方来顺气化痰，以尽孝道。这个方子也透露出一个信息，就是我们治疗老年病，要多从痰入手。

从这一味药里，我们就学到了三味药，从这三味药里，发现药物不同部位的药性特点，叶多发散，子多降下，梗多通气。我们再发散出来，就学到了三个方，就可以掌握三种不同的病因病机、治病特点。这样学药学方，一下子就活了。

◎ 通草通三焦

看，那拐角边上两三米高，长着巴掌一样，像斗笠那么大的叶子是什么？唐师傅说，那是通草。我们一震，通草，在大家的想象中，应该类似小草一样，可眼前的景象看起来完完全全不像草，应该叫"通树"，比姚明还要高。

老师跟唐师傅说，能砍一截回去做标本吗？唐师傅说，随便砍吧！老师拿着砍刀，钻进通草林里，几刀下去，一截三米多长的通草就被砍下来了。

通草的药用部位是里面的茎髓，古人又叫白通草，它质轻，色白，归肺金，味甘淡，善于利水通淋，上可以通乳，通鼻窍，下可以利小便，通淋，药性平和，可升可降。听了它的名字，就可以想象这味草药，就像人体运行水湿的管道。所以我们治疗鼻窍不通气，常用鼻三药，即苍耳子、辛夷花、通草。治疗产后乳汁不通，在通乳方中也常加入通草。治疗各种水湿内停，小便不通，尿痛，也会在利水方中加用通草。这通草通达三焦，所以上、中、下它都能通行。

老师常把通草和丝瓜络两味药连用，这两味药都色白质轻，味甘淡，善于通行三焦水道，通草管径大些，丝瓜络络脉细小些，它们两个大小合并，对于各类三焦管道水湿不利的，皆可通导之。

◎ 桔梗的药性回归

老师看到台阶下面有一排排开着紫色花朵的桔梗。老师立马想起了张琳，张琳多次提到需要新鲜的桔梗，要做《大长今》里的桔梗拌菜，这道菜可用于养生保健，口感一流。老师说，我们下去采几株桔梗给张琳。

大家就沿着台阶，下到桔梗地里，采挖起桔梗来。《神农本草经》说：桔梗"味辛，微温，主胸胁痛如刀刺，腹满肠鸣幽幽，惊恐悸气，生山谷。"我们只要联想一下桔梗在不同方中发挥的功效，就知道好多名方里都有桔梗。而且这桔梗的真正用途还要回归到《神农本草经》里去参悟。比如瘀血、胸胁痛，像刀刺一般，血府逐瘀汤中有桔梗。桔梗能开利胸中郁气，治瘀血刺痛。桔梗能提壶揭盖，能把肺盖打开，人尽皆知。气和血常连在一起，气滞则血瘀，胸中有瘀血刺痛，是因为气机郁滞在局部，日久得不到宣畅流通，所以瘀血久积不去。

我们看滴水之器有个特点，就是你把上窍捏住，下窍水就下不来，你把上窍一开启，下窍水就往下滴。这桔梗就是专门开启上窍肺盖的，肺盖一开提，气血就流通下行，一升一降，清浊立分。这样清气就能达上焦，瘀血就能排下窍。所以血府逐瘀汤的方歌说，血化下行不作劳。瘀血能够化开往下走，不梗于胸肺，便得益于桔梗、柴胡这些升提气机的药，把肺盖毛窍打开，达到欲降先升的效果。

腹满有湿邪，肠鸣泄泻，参苓白术散中有桔梗，既能载药上行，也能升提清气，使大便不溏泻。在我们还很少用风药来治疗腹泻的时候，对逆流挽舟法了解不深，但自从老师用风药治疗腹泻便溏后，大家对风药上行能逆流挽舟，很快使大便成形的效果，领悟日深。以前我们看参苓白术散，以为它就是健脾除湿止泻，那和一般的四君、平胃又有什么区别呢？现在再看时，发现这里头有了一味很独到的药，那便是桔梗，桔梗在古医籍中被称作舟楫之药。这是惟一一味能够被称为舟楫的药。舟有什么特点呢？它能够承载重物往上浮。腹部溏泻，这就是一个脾虚沉堕之象。我们就用一个相反的力，助脾升清，往肺这五脏华盖上游提拉，桔梗就起到这个功用。它有如风药上行之功，能逆流挽舟，载药载气上行，善治湿浊气机下堕之病。故而张锡纯治大气下陷的升陷汤里也有它。我们再从另一个角度来看，《内经》说，清气在下，则生飧泄。长期清浊不分，搅在肠道，大便就不能成形，而桔梗在这里也能起到一个清阳开肺窍、升上焦的作用。这样清浊一分，腹泻便止。

治疗惊惧失眠，天王补心丹里有桔梗。桔梗，按《神农本草经》里说的，它还有安神、治惊恐之用，这点《中药学》教材往往都忽视了。为何桔梗能够治疗"惊恐悸气"呢？恐惧这可是属于情志范畴的。一个药物能够对情志进行作用，这味药一般都不简单。因为无情之草木，要治有情之神志，特别不容易。

我们来看这里的机理何在？这同样离不开桔梗的特点。《内经》说，恐则气下，这四个字把恐惧的病态特征全都表现出来了。我们看那些恐惧的人，被吓到的，古人用一句成语，叫屁滚尿流。就是说一个人处于惊恐的状态下，小便是收不住的，气也提不起来。而这时我们在用药上便得到一个启发，不就是调升降吗？气往下掉才惊恐不安，通过用药，把气往上一提，这惊恐气下的状态不就解除了吗？这就是升降学说里"降者升之"的道理。我们经常看到老师用补中益气汤治疗老年人脾肾亏虚，气怯气陷导致的尿频、尿不尽，通常用几付药一升提，不单尿频止住了，整个人的精神状态都没那么惊恐了。我们从中领悟到恐则气下，提气便是治恐的治法。而最妙的一味提拔气机之药应该是桔梗了。因为桔梗能直接把气提到五脏的华盖——肺，好像一个人一下子有了勇气一样。所以老师让我们学完《药性赋》《中药学》教材后，下一步就是去参悟《神农本草经》。

◎ 单味马齿苋，功效何其多

采完桔梗，再往下面的药田走，是一片又一片的薄荷，我们每人都采了一片来嚼，川仔跳起来说，从来没吃过这么香的薄荷，满嘴清凉啊！一片就胜"绿箭"（一口香糖品牌）啊！唐师傅说，这是药用薄荷，比平常的食用薄荷药力要强上好几倍。

接着，还有山药、玄参、天南星、拐枣树、石榴树、西河柳等。凡青青绿草，皆是妙药，郁郁黄花，没有俗品啊！天生百草皆是药，这句话放进药草世界里，再合适不过了。所以说，世间没有无用之草药，只是你还没发现它的用处而已。

我们接着往下边走，是一片黄芩。采药，我们都有个习惯，观其形，还要尝其味。我们摘了一片黄芩叶嚼，越嚼越甜，按说黄芩不是苦寒泻肺火的吗？怎么叶子这么甜。当我们把这一感觉告诉唐师傅的时候，唐师傅也采了一片放在嘴里嚼，他也一愣说，我搞了几十年药，还真没尝过黄芩叶，以为这黄芩根是苦的，这叶子当然也是苦的了。想不到今天你们这群小伙子反倒让我长见识了，哈哈！

后面还有苍术、川芎、当归、白芷、玉米须、柴胡、前胡、地肤子、白花蛇舌草……这里就不再一一介绍了。

接下来是麦冬，我们想采挖看看。唐师傅说，这麦冬要三年才成材，不到三年下面还没有长成。倒是麦冬旁边的马齿苋也是一味大药。马齿苋很肥嫩，在我们家乡叫老鼠耳，跟蒲公英一样，都是非常可口的野菜，口感是一等一的好，柔嫩多汁，不苦不涩，还带有一点酸甘味，嚼在嘴里黏糊糊的，味道也非常鲜美。

马齿苋是一味清热解毒药，归大肠经，但它又不苦寒，擅长治疗急性肠炎、细菌性痢疾。单用一把新鲜的马齿苋，绞出汁来，一次 30 毫升左右，一日服个两三次，治疗夏秋季节腹泻发热，效果挺好的。

以前我们在农村就知道老人在田边随手采马齿苋熬水给腹泻发热的小孩喝，屡试屡验，但并不知道其中的道理，知其然而不知其所以然啊。后来我们看了《中医是无形的科学》这本书后，发现书里把这个道理说透了。

有个老中医善于用酸寒退热法治疗高热病人，他曾治疗一例因外感高热半月的病人，不恶寒反恶热，前面的医生用白虎汤高热仍然不退，这位老中医也看了方子，觉得并没有不妥，在百思不解中，突然想起一句话，叫治热不用酸寒，犹救火不用水。于是就在前方中加入酸寒的马齿苋、乌梅，病人服药后，热退身爽，从此这老中医便领悟到治疗高热实热，除了疗热以寒外，用辛寒、苦寒之余，常需加入酸寒，收效倍增。从此用这个思路在临床上验证了大半辈子，用马齿苋、乌梅加进一般的退热方中，得心应手。所以我们以后对一些高热的病人，就可以想到这个理法。这正是中医理法思路指导方药的妙处啊。

以前我们在学校，跟一位家传中医谈论起带状疱疹这个病，我们说了好几种治疗方案，他说这些都不是最快捷的，他家只用一味药，用鲜马齿苋捣汁外敷。带状疱疹长满水疱，痛得心急火燎，越痛效果越快。这单味马齿苋可是对治带状疱疹的单方啊！老师又说了一个马齿苋的功用，那便是治疗肛瘘。老师说，这个经验是一个民间草医传给他的。就是用马齿苋捣烂如泥，外敷肛周，也可以先用热水熬了熏洗，这样好得快。后来我们验证有效。

◎ 冬瓜也是药，你都猜不到

百草园里还有一大片冬瓜，冬瓜也是一味良药啊。唐师傅笑着跟我们说，这些大冬瓜你们想吃吗？采一个回去吧。老师说，那怎么好意思呢。

唐师傅说，没什么，我这里有好几十个，吃都吃不完。我们挑了一个超大的，回诊所一称，五十多斤。我们足足吃了三天，炒冬瓜、焖冬瓜、冬瓜汤，还有生姜冬瓜、花生冬瓜、豆腐冬瓜，一桌都是冬瓜。

这冬瓜可是天然无污染的，甘甜得很，真是百吃不厌啊！老师说，冬瓜是一味利水消肿的食疗妙药。郑姐怀孕时，脚微肿，老师就买了冬瓜给她熬汤喝，喝完第二天脚就不肿了。这食疗里头有大学问啊！

老师说冬瓜平和之极，利水不伤，对于夏暑水湿重，冬瓜汤是一道保健养生的好汤啊！这也是大自然的恩赐，我们看大自然夏天水湿重，它就盛产冬瓜，真是吃其时令之蔬菜瓜果，便是治其时令之疾病啊。

九江的周医师过来交流时，也谈到一个食疗方，是他老师家传的，验证过无数病人。凡肝硬化腹水，要治标消腹水，有个管用的招，就是冬瓜鲤鱼汤。单用冬瓜切丁，鲤鱼去内脏，一起熬 2～3 小时，熬到稀烂如泥，滤去骨头，连汤带渣服用，消退腹水效果好。这种药食两用的民间良方，真是两全其美啊。既治病，攻其邪，又能扶正养其真，所以说食疗里头有大学问。

第180天　一包胃炎散治好五年胃病

9月11日

◎ 西医信服了中医

当地西医院的一名女医生，第二次过来找老师了。她一来，老师就问她是哪个医院的？她说，是十堰西苑医院的。老师说，西苑是个山清水秀的地方，近来我想带学生去参观。她说，山里头有什么好参观的。

现在很多人都认为穷山僻野不如城市繁华热闹，他们挖空心思都想跑到大都市。但我们却相反，更向往山林的平静与安详。而且我们发现一个现象，那些乡村百姓的疾病普遍比城市居民的疾病要好治。很多长寿的老人都是山野村夫，可见健康长寿和物质生活不成正比。这是为什么呢？清代养生家李庆远有一段精辟的论述，"故山野之人，恒较城市之人为长寿。盖山野之人作息有时，起居有常，无名利之系其心，无机械之乱其神，浑然天真，如葛天之民，故可以延年也。若城市之人，饮食无节，起居无时，名利生于内，机械扰于外，而犬马声色之事乱其神，富贵荣辱之念系其心，心无片刻宁，神无片刻安，搅扰不休，故足以促夭也。"

这段话把不同的饮食生活方式对健康长寿的影响，讲得非常透彻，完全是《内经》里讲到的上古之人和今时之人的对比。为何以前的人百岁而动作不衰，现在的人半百动作衰矣？长寿和个人规律的饮食起居、平衡的心态是正相关的。

老师说，你是西医，怎么要到这里看病？她无奈地说，我自己是西医，觉得吃西药副作用大，吃了西药，我身体抵抗力就差，中药苦是苦了些，可吃了后觉得舒服啊！老师说，也不能全这样说。

她说，我这胃病五年了，治胃病的西药我都吃了，但你上次给我的胃炎散，是我这五年吃的效果最好的药。没想到二十几块钱就治好了我这几年的胃病，我要给您送锦旗。前两次我来了，人太多，这次我特地赶早过来，才挂上号。

确实，胃炎散对有反酸嗳气、胃逆不降的胃病，效果还是相当不错的。

老师把脉后说，你这个胃病还没有彻底好，虽然症状消除了，但是气机还有些不顺，再者你的胆也不是很好，双关郁，粗大，脾胃肝胆郁滞，两寸脉稍微亢一点，睡觉也不好。她说，是啊！我得胆汁反流性胃炎好多年了，还有胆结石，近来确实工作压力大，经常睡不着觉。老师说，医生首先要调好自己的身体，对自己的健康有把握，才能有把握去治好病人。你这身子一半靠药，另一半还要靠养啊！

她问，怎么养呢？老师说，三餐准时吃饭，不要熬夜。她笑着说，熬不熬夜，不是我们说了算的，在医院里上夜班是经常的事啊！

老师说，不管怎么样，我是把健康的生活方式告诉你了，做不做得到就要靠你自己了。还有，你不能吃饱，一吃饱中焦气不通，容易头晕，脚发凉。

她惊讶地说，是啊！我经常有这种感觉，为什么呢？老师说，就做个浅显的比喻，你家里只有五十平方，你把最大的彩电，最大的衣柜，最大的书桌，最大的洗衣机，最大的床，都搬进家里来。最后，家里没空地了，人都没法转身了，郁滞住了。人体中焦郁滞住了，气上不来头晕，气下不去脚凉，小病都会加重，浑身没劲。

她听后恍然大悟，是啊，以前确实暴饮暴食过。

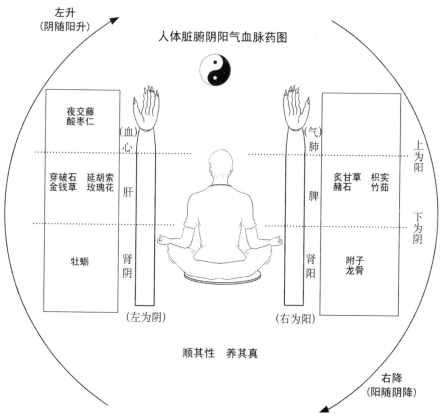

老师然后帮她调方子。方子为：附子 15 克，龙骨 20 克，牡蛎 20 克，赭石 15 克，枳实 10 克，竹茹 20 克，穿破石 40 克，金钱草 15 克，酸枣仁 20 克，首乌藤 40 克，玫瑰花 15 克，延胡索 20 克，炙甘草 8 克。5 付。

我们看这个方子的特点就是双关脉的药物多一点，说明这个病人还是以关部脉粗大郁滞为主症，所以用药思路还是以降胆胃、疏肝气为主，目的是调畅双关，同时养心安神、暖肾阳。老师还让她平时用玫瑰花泡茶喝，因为病人左关部脉郁。

治疗胃肠消化道的疾病，须遵循这样一句医嘱：忍得三分饥，胜服调脾之剂。

病人服药后，失眠、脚凉等症状都改善了。

◎ 开一股跟诊风气

老师今天把《任之堂跟诊日记 3》看完了，然后老师跟我们说，昨天看完了"后记"，写得非常好，提升了一个高度，你们把整个跟诊日记放到"传承医道"高度上来写，那是进步。写跟诊日记，不单是提升自己，还帮更多人理顺中医思路。《任之堂跟诊日记》写作的最终目的，是让大家不用来任之堂，在千里之外也可以看书实践，理顺思路。坚持下去，还能开一股跟诊风气，再把它提升到传承这个高度来看，做这件事就非常有意义了。中医不只是在治一个又一个的病人，中医它更需要酝酿一种文化，普及一种正确的养生观，这样就能够让更多的病人不得病。

你们所做的最终都要上一个高度，就是对整个中医发展都有利的话，那坚持做下去准没错。你们在任之堂做好后，还可以再上一个台阶，那就是如何把更多人、更多老中医的经验都总结出来，希望借助这个跟诊日记的形式，公之于世。你们自己去做也可以，带动其他人去做也可以。

有时间的时候我帮你们找一下，寻找民间其他一些中医高手或老中医，真正按传统中医思路治病，到时你们可以去把他们的经验记录下来。就用这种通俗易懂的文笔，让人能够一看即懂。中医本来就是很接近民众的，绝不是像常人所说的那样晦涩难懂，你们有这种文笔，可以把它们写得非常浅显易懂，非常吸引人。

现在真正用传统中医思路来开方的医生非常少，你们能把他们的一些治病思路传承下来，那比简单的收集民间偏方秘方，不知道意义大了多少倍。现在收集单方验方已经不是最迫切的了，我们连全国献方运动的几百本方书都有，不愁单方验方。

每个人都有自己的经验。你可以通过看一本书，就可以把他很多经验学到手，但是这些经验能不能用好，还是要有一条"串珠"的主线，这条主线理顺了，各方面都会提高。所以接下来的时间，我帮你们留意一些传统中医，如果你们有这个心的话，就去做这挖掘传承的事。

这种跟诊日记的形式有利于师生互动，老师有得必讲，学生有闻必录。以对话的形式，原汁原味，把老中医的思想形神兼备地记录下来。我们发现古人经典的传承问世，很多都是弟子记录书写的。比如儒家的《论语》是孔子门人记录孔子言行的；道家的《道德经》，是老子过函谷关时，被关令拦下来，记录而成五千文；又比如佛家的三藏十二部，也都是佛陀弟子集结而成的。可见圣人述而不作。

老中医一般诊务繁忙，他们更多的时间都放在临证一线上，很难抽出时间来进行文字的记录与整理，故而我们中医后学任重道远，有更重要的担子要挑。我们要用这传承发扬之心来行中医，做中医，很好地把他们的临床思路、中医精神记录下来，有时远远比单纯抄方把脉更重要。因为这样中医的传承就能够更广泛、更深远，使更多想学好中医的人都能够深受其益。

第181天　湿温名方——甘露消毒丹

9月12日

◎ 消化科主任的两个常用方

以前我们在广东省某医院实习的时候，跟过一位消化科主任抄方，这位主任也是中医出身，还有家传，跟他的学生有十几个，整个诊室经常围得水泄不通，几个学生都在帮忙问病史，最后由主任下诊断，处方药。

跟过他的学生都知道，这位主任有两个方子用得特别好，一个是丹栀逍遥散，一个是甘露消毒丹。对于上中焦情志不遂，郁热不得发越，用的是丹栀逍遥散加减。对于中下焦湿浊留恋，阻滞气机化热，用的是甘露消毒丹加减。

他用这两个方子治疗消化科疾病，得心应手，病人来复诊普遍反映良好。我们那个时候就想，原来中医可以这样看病，守住几个经典方，就在这几个方里做加减变化。就像少林寺有七十二绝技，不一定要样样精通。穷其一生，也未必能精通所有绝技。反而那些一门深入，专注一两门绝技的，最终灵活运用，更能大成。

老师常跟大家说，杂以成其大，纯以利其生。学医先要由浅入深，首先就要磨好自己的一把刀。就像人在江湖上行走，即使会十八般武艺，也不可能把十八般武器都带在身上。要么佩剑，要么带刀，要么用鞭，要么使棍。把一技吃透，就可应付了。如果一技不能精通，那么数百技也无法用其巧。所以我们学医数百技要先精一技，旁通百家拳要先专于一家。

现在有不少老中医都是在练有数的几个方子，把这几个方子练得炉火纯青，用得得心应手。这也让我们想到《道德经》里说的"少则得，多则惑"的道理。

第二次接触甘露消毒丹，是跟我们当地一位骨伤科医生交流的时候，他提到的。他治疗骨伤和一般伤科用药有所不同。他说，现代人物质生活丰厚，营养过剩，伸出舌头来，只要看舌苔厚腻，浊气逼人，那肯定是烟酒、应酬比较多，再问他小便也是黄的，这时什么都比不上先把舌苔退掉来得重要。不把舌苔退掉，你用活血化瘀、补益肝肾的药，根本不起作用。

这很明显是一个欲装清水、先倒浊水的道理，杯子里都是浊水污垢，不先把浊水倒掉，把污垢洗涤了，这杯子怎么能装清水喝，为我所用呢？所以碰到这种情况，这位骨伤科医生开手就是2付甘露消毒丹，先把舌苔退干净再说。

他说，一般这种情况，2付甘露消毒丹下去，舌苔就干净很多，到时病人清爽了，你该怎么活血，该怎么补气，该怎么强筋壮骨，就是按常规来了。

今天正巧碰到这样一个病人，男，四十多岁，身体有些清瘦，拿着一个包，看起来彬彬有礼，非常文雅，让人一看就觉得是在国家部门工作的。他坐下后说是别人介绍他来这里的。他一说话，我和老师都明显闻到一股浊气。老师把完脉后，我们也接着把，脉象中下焦独大。然后看他舌苔黄腻，舌质胖大，有齿痕。

他说，我的右腿经常麻痛，两年多了，也治了两年多，一直都好不了。老师没有直接问病情，却问他是不是经常到外面应酬喝酒，他点头说是。

老师说，你这个腿麻不是大问题，你的前列腺和肝都有问题，咽喉也不好。他说，是啊，经常早上起来，痰非常多，堵在咽喉里，要清嗓子。晚上有时还睡不着觉，尿黄，尿多，尿不净。老师再摸摸他手心，看看他指甲。你手心热得很，是湿阻气机化热，指甲也暗红，热郁为毒，要少应酬、少喝酒啊！

老师说，这个就按湿温来治，用甘露消毒丹。我们这首方歌背得很熟，这是《温热经纬》里的一首良方。方歌曰：甘露消毒蔻藿香，茵陈滑石木通菖，芩翘贝母射干薄，湿温时疫是主方。

这是治疗夏令暑湿温病，湿邪在气分的常用方子。病人胸满困倦，咽痛，发热，口臭，小便黄，舌苔厚腻。现在老师把它化裁用于时代病，那种经常熬夜、吸烟喝酒多的人，身体营养严重过剩，化为湿毒，阻滞气机，舌苔黄腻，口臭，小便短赤。

方药为：茵陈15克，黄芩10克，薄荷8克，白豆蔻15克，藿香15克，菖蒲10克，连翘10克，通草8克，滑石15克，射干15克，浙贝母15克。3付。

老师在甘露消毒丹的基础上加了苍术15克，炒薏苡仁20克，猪蹄甲20克，透骨草15克，这四味药能够加大湿邪往下排泄的力度。透骨草在这里是针对病人的主诉右腿麻痛的。这病人三天后来复诊，高兴地说，吃完第一付就有感觉，现在腿不麻痛了。病人自己想再抓几付药巩固巩固。他说，以前我很少坚持吃中药，但在这里吃了后，觉得身体舒服，有效果，我便再回来调理。看来我们是"效不更方"，病人也是"效不更医"啊。老师看了他的舌苔，厚腻苔果然退去了不少，但还没有完全退干净，便说，可以原方再吃 3 付。

以前我们认为，腿麻痛不就两个原因嘛，一个是气虚则麻，一个是血瘀则痛，如果按常规补气活血能够治好他的腿痛，相信两年前就治好了。我们要看到这麻痛气虚血瘀的背后是什么？舌苔厚腻，湿阻气机，气流不通，不通则痛。气为血之帅，气能生血，气为湿阻日久，脾胃气血生化不足，就会表现出一派虚象，倦怠乏力，这样的病人既有虚又有实，虚中夹实。这个湿热不分消利掉，不把它们赶跑，脏腑气机就不能恢复正常升降。

◎甘露消毒丹脉药对应图

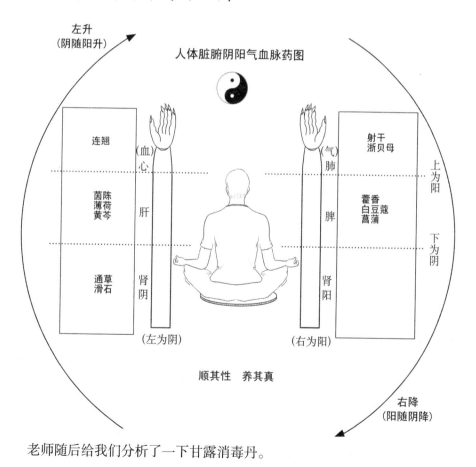

左升
（阴随阳升）

人体脏腑阴阳气血脉药图

连翘

（血）
心

射干
浙贝母

（气）
肺

上为阳

茵陈
薄荷
黄芩

肝

藿香
白豆蔻
菖蒲

脾

下为阴

通草
滑石

肾阴

肾阳

（左为阴）

（右为阳）

顺其性　养其真

右降
（阳随阴降）

老师随后给我们分析了一下甘露消毒丹。

老师把脉首先是以脉定脏腑，以脏腑定用药，左右手寸关尺六脉，哪个脉象独大独小，就以此脉为基准点，配合五脏生克制化来用药调病，所以第一步摸出脉郁点非常重要。这个病人很明显，左关部肝脉独大，面黄、口臭，吸烟喝酒多，乃肝胆经湿浊流连不去，所以以左关部肝脉为基本点来调药。

首先选用甘露消毒丹里的茵陈、薄荷、黄芩三味药，解决肝胆经湿热、气机不通的问题。这三味药能清利湿热、疏肝利气，茵陈还能退黄、解酒毒伤肝。所以三味药在肝这个脉点上就能升清降浊。薄荷、茵陈具有条达升发之性，可以让肝之性得遂；而黄芩、茵陈又能清热利湿，导瘀浊下行，减轻肝脏湿毒负担。这样清升浊降，肝部这个湿热郁阻的病机就化开了。

然后我们看，肝木能生心火，木郁为湿浊太盛，就会化热。气有余便是火，木生的火过亢就会扰心，导致心烦、失眠，所以用连翘似心而入心，清透心经邪火，并能透达上焦郁热，既清且透，所以连翘为上焦风火郁热、血凝气滞之良药也。

肝木为肾水之子，木为湿热阻滞日久，炼熬津液，就会盗用肾水来救济，结果肾精亏乏，下焦就发热，小便黄赤。肾水被盗用过多后，下焦就会亏虚，不能运化水湿，也会加重湿浊留恋下焦不去，故用通草、滑石引三焦六腑浊水往下顺降，通利小便，给湿浊一个出路，这叫作邪去则正安。浊水泛滥，熏蒸人体，我们要顺其性，导浊下行，给湿浊一个出路。这样浊去清才能升，才不会有鸠占鹊巢之忧虑。

我们来看左右手之间的关系。正常情况下金克木，酒伤肝，肝被湿浊困阻，它就会反侮金。所以郁闷脾气暴躁的人容易得慢性咽炎。另一方面，湿温日久，脾土中焦湿气熏蒸肺部，也会加重咽喉不利。这时用射干、浙贝母疗咽痹、消痈毒、散结块、消肿痛。这也是为何湿温时疫病人总会出现口干咽燥而痛，因为这些湿郁化火，火性炎上，就会灼伤口腔咽喉。所以在治疗上我们还是要调肝脾，肝一疏达，湿郁就化开了；脾一健运，湿浊就下行。这湿邪就喜欢黏滞流连不去，而我们的治疗就是要让气机流通循环起来，把这些湿浊带走。

最后，我们看肝木和脾土的关系。木是克土的，肝木病了，不能疏土就会导致脾运化不利，人显得非常疲倦，消化不良，没胃口，容易腹胀，这时我们就用藿香、白豆蔻、菖蒲这些芳香类的药物，让脾苏醒过来，恢复健运之机。老师常说，万物土中生，万物亦土中化。《内经》说，诸湿肿满，皆属于脾。治疗湿邪，如果不懂得醒脾和中、行气化湿，这都不是正治。所以用这三味药，让脾土苏醒过来，气行湿化，这个右关粗大郁滞之象便可得以舒解。

我们听完老师讲甘露消毒丹，再次认识到老师的脉象把脏腑用药全都纳进去了，任何一个方子都可以在中医脏腑生克制化中分析运用，这样治病用药就不会迷糊，方子该怎么加减变化也一目了然。

这时我们再整体来看这甘露消毒饮的脉药图，思路就非常清晰了。病人是湿阻于中焦肝胆脾胃，导致气机不畅而化热化火。所以治疗起来中焦双关部脉位点是用药最多的，作为主药来抓，目的是让肝气条达，脾土恢复健运，则诸症自除。至于其他心、肺、肾的脉点，不过就是一两味药兼顾其他症状而已。这个方子一下子就主次分明了。我们画过一次图后，根本不需要背方歌，就牢牢记住了，而且还隐隐有那种可以灵活加减的味道。这样执一不变之图，便可以应无穷变化之疾病矣。

第 182 天　参苓白术散

9 月 13 日

◎ 虚证亦有剧痛

今天谈一个痛症，所谓无痛不寻医，掌握了痛症的治疗，那就是一个高手了。外国人最佩服中医的地方有两个，一个是神奇的针灸，扎下去疼痛很快就缓解了，不用镇痛药，他们觉得很神奇；第二个就是用中药，也没有用镇痛药，都是一些草木，吃进去不但没有镇痛药的副作用，而且能从根上治疗疼痛。

今天老师碰到一例痛症，病人肩背痹痛难忍，持续了几个月。如果按照正常的思路，很容易把他当成一个实证，因为一碰就痛。教科书里也说，实痛拒按，虚痛喜按。而唐容川先生也说过，凡是疼痛，皆瘀血凝滞之故也。唐容川先生认为病久难愈，大都是不善于化瘀。老师也按舒筋活络化瘀的思路治疗，用活络效灵丹，痛不减反增。然后老师再给他把脉，发现没有郁脉，六脉偏平和，可为何会痛呢？惟独左寸略有不足，右寸关偏弱一点。按道理不通则痛，这疼痛应该有郁脉啊！后来老师读《岳美中全集》时发现引自《温疫论》的一句话，"若汗若下后，脉静身凉，浑身肢节反加痛甚，一如被杖，一如坠伤，少动则痛若号呼，此经气虚，营卫行涩也。"老师一拍桌子，恍然道，这个是虚痛，我们被表象迷惑了，虚证亦有剧痛。

老师说，这病人平时思虑太多，思虑伤心脾，心脾两虚，气血内亏，脏腑都不够用，不能充斥血脉，所以经脉失养而痛。肩背部就是心阳所布之处，又是大肠、小肠经所过之处，大肠、小肠为消化吸收之官，归脾所管，故而心脾两虚也会引起肩背疼痛。病人说他每天都要想很多事，根本静不下来。老师说，问题就出在这里，这病人既非跌打损伤，又非陈年旧疾，那便是过用精神，导致气血亏虚而痛。故给病人服用参苓白术散，1 付就不痛了。真是药若对症，过喉即效，覆杯而愈。

随后老师把《岳美中全集》拿给我们看，这套书你们拿回去好好读。岳老一辈子临证读书的座右铭是：治心何日能忘我，操术随时可误人。我们发现老师现在依然每天都在精进，治心、操术都没有停下过。

老师说，实证会有郁堵，虚证同样会有郁堵。方书里并没有说参苓白术散有止痛的功效。但病人脾虚气弱，脉濡缓，有湿邪，湿阻气机，脾虚气血推动力弱，精气一虚，营卫运行就涩滞不通。我们还是按脉调，健脾除湿，其痛自愈。

我们看仲景虚劳血痹脉证并治篇，他把虚劳和血痹相提并论，便是在说这个道理。河水少了，郁阻就多，人体血脉气血不足，那些郁滞就多，容易痹阻。所以想要把河中的垃圾冲走，河水要充满，同样想要把人体的血脉痹阻堆积的郁滞通开，首先要血脉气血鼓足，气充血活，何患痹痛不除。

那气血生化之源在哪里呢？当然是脾胃了。所以老师常说，疑难杂病，久治不愈，要求之脾胃。慢性病收尾时也要从脾胃来收尾，因为土能生万物，也能化万物。

◎ 名方中的鼎三法

我们来看参苓白术散的脉药对应图，为何从补虚的思路可以化瘀呢？

我们看图中脾胃这个点集中了最多的药物，说明气血都要从这里生化，这个点上有四君子汤加陈皮、砂仁，四君子是补气养其真的，使脾胃生化有源。陈皮、砂仁这些行气化湿之药，能芳香醒脾，相当于顺其性，助脾健运。我们再看，右尺部为炒薏苡仁和白扁豆，这两味药其实是从右关下行到右尺的，它们是把脾脏中焦的湿浊往下焦渗利，有浊阴出下窍之功，目的是给脾减负，相当于降其浊的思路。这样养其真，顺其性，降其浊，同时在脾胃这个脉点转起来，使清阳能够往上健运升举，浊阴能够往下渗利排泄，亏虚的精气能够从中间补足。这正是微妙的鼎三法。

我们再来看为何心和肺还要配上大枣、莲子和桔梗、山药呢？原来思虑过度，劳伤心脾，心脾气血不足，补脾之外还要照顾到心。像莲子、大枣都是心、脾两个脉点兼顾的。而桔梗、山药能够补肺，山药其实是肺、脾、肾右路并补之物，在桔梗的带领下，它便能够助脾土以生肺金而补肺。这样中焦源源不断生化出来的气血，就能够被运送到上焦心肺来。在这里桔梗是舟楫之药，功不可没啊！

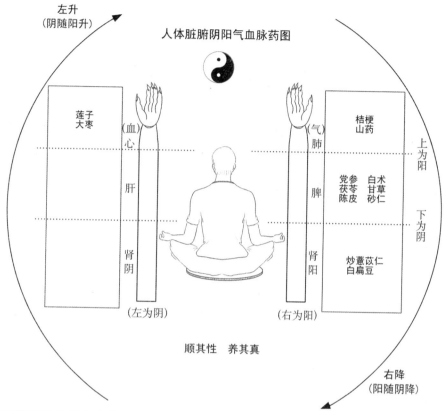

人体脏腑阴阳气血脉药图

左升（阴随阳升）

莲子　大枣　（血）心　肝　肾阴　（左为阴）

桔梗　山药　（气）肺　脾　肾阳　上为阳　下为阴　（右为阳）

党参　白术　茯苓　甘草　陈皮　砂仁

炒薏苡仁　白扁豆

顺其性　养其真

右降（阳随阴降）

我们看了参苓白术散脉药对应图，领会最深的便是脾胃中焦运用的鼎三法。老师说，每个名方能够传世，它背后都有道。参苓白术散治疗脾虚湿盛，清阳不升，运用的正是升清降浊加养其真的思路。

升清便用一些健脾的陈皮、砂仁，芳香悦脾之气，配桔梗向上升举，把脾土的精华往心肺上面输送。这样心肺阳气就能敷布到周身。本身病人有脾脏亏损的现象，所以用四君子加了山药、大枣、莲子来养其真，补其虚，针对的是正虚的病机。主要药物也是养脾，脾虚得养，那些多余的水湿必须要赶走，怎么赶？湿性趋下，不应该停滞在中焦，要往膀胱小便排。这时炒薏苡仁、扁豆信手拈来，在健脾的同时，把湿浊渗利下来，使脾脏不为湿困，运化起来更有力。这样湿邪从下去，气血从中焦得补，清阳往上窍、四肢升发，身体自然进入良性循环状态，疾病何患不除？这就是任之堂常用的的鼎三法。

我们分析过一次后，这个法就牢牢记住了。至于临证上我们该给他补虚多一点，还是泻实多一点，抑或顺其性、升举清阳多一点，就要看病人脉象和病症了。

一个方子分析到这个点上，老师说，如果还不会灵活运用，那就不可救药了。

◎百草园惊喜——蚤休王

下午老师去了趟百草园，原来唐师傅那里又有好东西了。唐师傅跟我们说，你们老师要货就要上好的货，买药材不看价格，只看质量，哈哈！

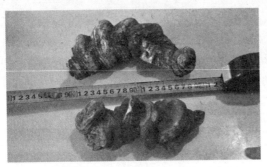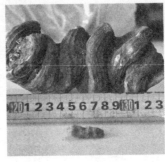

下午最得意的就是老师收了两个大蚤休，这大蚤休是唐师傅收藏了好几年的，比寻常蚤休大数十倍，堪称蚤休之王。在深山老林里，起码长了几十年，正常的蚤休只有小指头粗大，但这个大蚤休比巴掌还大。

唐师傅笑着说，这两个蚤休，我收来的时候每个四百块，真是不舍得卖。老师则豪爽地说，这两个我要定了，一个给你五百块。唐师傅不好推辞，便忍痛割爱了。

回到诊所后，张琳把正常的蚤休和这两个大蚤休放在卷尺边拍了张照片，不比不知道，一比就看出来了，平常的蚤休像个小不点，这大蚤休王则像个巨人。

老师说，好药可遇不可求，遇见了就千万不要错过。上次在太白山我就错过了一批好药。很多机会你一旦错过了，就不会再有，所以当机会出现时不要犹豫。

这蚤休又有什么魅力呢？它是一味什么样的中药？为何叫蚤休呢？《本草纲目》中说："蛇虫之毒，得此治之即休。"也就是说，对于虫蛇咬伤，蚤休是良药。它可是大名鼎鼎的蛇药，很多蛇药片里就有它的身影。而且这蚤休还专爱长在深山野岭，树木遮天的茂林中，那里很多毒虫蛇蝎出没，正所谓一物降一物，蛇虫毒蝎所在之地，往往就喜欢生长一些灵草妙药。

老师说，蚤休 50 克研成粉末，放在半斤白酒里，泡个一两周，然后用这药酒外涂，可以治疗各种毒蛇咬伤、蜂蜇伤引起的皮肤瘙痒疼痛，还可以治疗牙痛。

我们跟老师说，那就用这蚤休来做成药酒吧。老师却说，这个咋舍得，寻常蛇虫叮咬伤，我们有蜈蚣酒就搞定了，这蚤休可还要留着治大病救命用的。

我们问，蚤休能救命？老师说，治疗癌症我们会选用扣子七与蚤休这组药对，这是师父传的。留这蚤休就是以备不时之需，真有需要的病人，我们才用，绝不轻用，用一点则少一点。

蚤休长得非常漂亮，一条直茎往上顶，分为两层，故又名重楼、重台。茎周围长着一轮长叶，一般叶子有七片，有个别的只有五片或八九片，叶子就像莲台一样，托起蚤休中间的花朵，故又名七叶一枝花。开在深山密林中，如空谷幽兰般。

很多采药的人看到蚤休都会窃喜，这味药价格不菲。他们都知道这样一首药谚：七叶一枝花，深山是我家，痈脓如遇此，一似手拈拿。又曰：屋有七叶一枝花，毒蛇不进家。可见这蚤休是个治疗疮痈的能手，毒蛇咬伤的专家。

◎ 一粒金丹退高热

蚤休苦微寒，善清热解毒，消肿解毒，凉肝定惊。人们对它治疗疮痈、蛇虫咬伤通常了如指掌，但对它治疗小儿高热惊风，甚至癫痫抽搐，以及各类扁桃体炎、咽炎、痄腮等小儿上呼吸道感染的强大效果，却知之甚少。

这个"蚤"和"早"是相通的，大有各类热毒惊风早早休息止住之意。所以《神农本草经》称蚤休"主惊痫、摇头弄舌、热气在腹中、癫疾、痈疮、阴蚀，下三虫，去蛇毒"。《中药学》亦介绍，蚤休善于治疗小儿高热肺炎、惊风抽搐、咽肿。这蚤休是名正言顺的金刚钻，这些难啃的急性热病，在它手下便如破竹般。

近代恽铁樵老先生也是儿科高手，他在上海行医时，流传这样一句俗话，小儿高热莫要焦，快快寻找恽铁樵。恽老又有何高招？一粒金丹把病消。原来恽老他自制一粒金丹，用以治疗小儿各种温热病有良效。

这一粒金丹就一味药，就是蚤休。恽老治小儿急性热病善用此药。这蚤休退高热之秘，如同鸡矢藤善化肠积一样，都是民间中医的可圈可点的宝贝。老师称之为专病专药里的金刚钻。

近代章次公先生也指出，蚤休能够清热解毒，治热气在腹中，这和它凉肝定惊有关，还跟它善于通便分不开。蚤休有通便之功，鲜为人知。很多小孩子高热，甚则抽搐，把腹中的热气一通开，阳随阴降，立即热退神清。所以章次公先生说："蚤休所以能定惊厥，无非通便而已。"

看到这里，我们就想到为何老道长推崇扣子七和蚤休了。这两味药都产于深山峻岭，俗话说，破积之药产高峰。人体的很多怪病，甚至肿瘤，无非就是积滞阻碍经络血脉，郁而化热，所以我们治疗的思路要分两方面，一是扶正，二是攻邪破积。这两个主题曲一直要唱下去，也是治疗各种疑难杂病的主旋律。

第183天　鼎三法的运用

9月14日

　　这个女病人是从武汉过来的，三十几岁，得了类风湿关节炎。老师说，这样的疾病很多都是因为月子没有坐好，或经期感受了风寒，还有一种是阴病。

　　病人问，什么叫阴病？老师说，阴病是农村的说法，就是手淫或同完房的人，洗了冷水或喝了冷饮，汗孔闭塞，经脉收缩，身体的邪热出不来，久郁在那里，非常烦躁，轻则病发寒热，重则会演变为心脏病。

　　病人问，那我这个类风湿要怎么治？老师说，中医没有类风湿这种说法，这是西医的说法。中医是调你的五脏，若五脏元真通畅，人即安和。

　　病人又问，那我吃的那些抗风湿的西药，还有治失眠的药，可不可以停掉？

　　老师说，你既然吃了那么久，要停也不能骤停，要慢慢地减。以前我还治过比你还要严重的系统性红斑狼疮，都是慢慢地把西药减下来。

　　病人一脸愁苦，显得有些抑郁，问老师，余医生，为什么我总高兴不起来？

　　老师说，膻中为气海，喜乐出焉。你气海气不足，气不足则脉涩，脉涩故悲观抑郁。你要多到外面晒太阳，保持房间通风，人要想开些。你现在整个嘴唇都瘀暗，血脉严重闭塞，又长期失眠，这都会加重你的风湿。

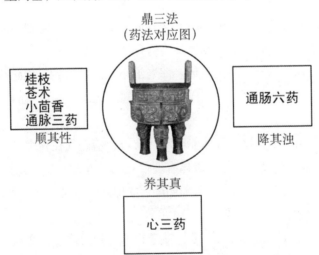

鼎三法
（药法对应图）

桂枝
苍术
小茴香
通脉三药
顺其性

通肠六药
降其浊

养其真

心三药

　　然后老师就开方，寸脉不足，用心三药（红参、银杏叶、红景天）补其膻中真气，养其真。头晕颈僵，乃清阳不升，用通脉三药（葛根、川芎、丹参），以顺气血流通之性。这六味药，心三药是养其真，通脉三药是顺其性，心脏和心主血脉的功能强大起来。这六味药起到一个升清的功效。然后又用肠六味，以降其浊。

随后老师又说，病久的病人，周身阳气亏损，用药时要注意护住心脉与下焦的阳气，所以老师又加了三味药，桂枝护住上焦心脉的阳气，苍术护住中焦脾胃，小茴香护住下焦丹田。这三味药也是顺阳气升发之性，而达到治病用药始终照顾阳气、不伤及阳气的目的。因为有一分阳气，便有一分生机，有一分寒气，便有一分病疾。外面要懂得防寒防风冷，饮食用药同样要注意固护阳气，防寒凉伤中。

这样十几味药就把养真、顺性、降浊的思路都考虑到了，这个圈子就转起来了。人体气机贵流通，不贵郁涩，你气机转起来后，身体才会恢复生机，郁在那里就是死气沉沉。所以鼎三法最大的特点就是顺应人体新陈代谢、升降出入的规律，把身体正常气化的格局给造出来了，拨动起来了。

方子为：红参 20 克，银杏叶 30 克，红景天 20 克，丹参 20 克，川芎 15 克，葛根 30 克，火麻仁 20 克，猪蹄甲 20 克，艾叶 5 克，苦参 5 克，鸡矢藤 30 克，红藤 20 克，桂枝 10 克，苍术 10 克，小茴香 6 克。3 付。

病人复诊时说，头不晕了，服后排便很顺畅，早上起来时关节也没有那么僵硬了，随后就让她带药回去调理。老师说，不管任何疾病，到最后都是要靠调脾胃收尾，万物土中生，还归于土。所以你们回去还要好好研究研究李东垣的《脾胃论》。

很多慢性病，伤及肝肾筋骨的，都不是服几次药能搞定的，还要配合饮食疗法，加上练功锻炼，平时注意调心，心病身养，身病心调，这都是很重要的。

第 184 天　阳痿的脉药图

9 月 15 日

天气渐凉，人们都穿起了长袖长裤，暖暖的阳光透过树叶照在我们身上，与凉凉秋风达成一种美妙的和谐，让人对这秋意有了更深的体悟。

我们到诊所时，老师已经看了好几个病人了。这个中年男子一过来，也没有反映病情，直接就说，这撅固功法真好，练了后，晚上不盗汗，也不遗精了。

老师说，吃药后觉得怎么样？他说，刚来时大汗淋漓，现在汗少了很多，刚来时阴囊冷冰冰的，现在温暖了。老师把脉后说，不错！就是肝脾还差些。思虑太多，伤了脾的运化；谋虑太过，伤了肝的疏泄。你这阳痿好治，就是以后不要想太多了。

老师继续给他守方治疗，加上脾三药，即炒薏苡仁、芡实、山药，加强脾土的运化，以助肝的疏泄。方药为：巴戟天 15 克，仙茅 15 克，黄狗肾一条，柴胡 10

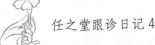

克，蜈蚣2条，红参20克，酸枣仁20克，浮小麦30克，枇杷叶20克，火麻仁20克，猪蹄甲20克，鸡矢藤30克，炒薏苡仁20克，芡实20克，怀山药25克。3付。

老师看完药方后，便跟我们说，这个病人要抓住这几点，第一点是右手命门尺不足，故阳痿，第二点是肝不疏泄，肝经下络阴器，第三点是心脉不强，心主欲，治阳痿一般要考虑到强心。这样在扶阳、疏肝、强心的基础上，还要适当加些降阳明胃肠的药，这个轮子才转得起来，不能只升清而不降浊。《内经》说"阳明主宗筋"，阳明是胃肠主降的，降浊好了，宗筋才有劲。最后加用脾三药，防其思虑过度。思虑过度，气血会从下焦调到心脾上中二焦，阳气下不去，也会加重阳痿。

原来，老师治病既有宏观的脉势指导用药，也有分步的脏腑郁脉指导用药，两套体系结合在一起，再加上疾病的特性。为了让思路再理顺些，我们就把这个"人体脏腑阴阳气血脉药图"画了出来。

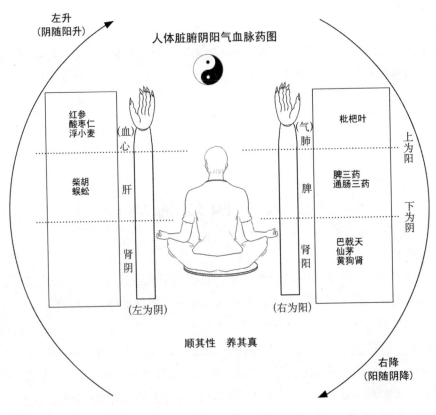

病人再次服完药后，跟老师说，早上晨勃比以前多了。老师笑着说，这就要你养精蓄锐了，你只要把握固功练好，一握它就回去了。

他说，不是说精满则溢吗？这精会不会坏死掉？老师说，精满则藏，藏得越好，骨髓就越坚固，耳目越聪明，肌肤越润泽，这是一个精化气、气化神的过程，完全不用担心精会不会坏死。西方认为精是败浊之物，但我们中医却认为这精是精华，留在体内，可保命延年，它自己会转化，会气化。

第185天　脉势上越的湿疹

9月16日

◎ 顽固湿疹

中医不但能治疗湿疹，而且还能治疗顽固性湿疹。

今天这个病人，女，25岁，2011年夏天到广州工作，水土不服，经常发湿疹，近3个月来加重。今年6月份因为用了几次化妆品，严重过敏，先是脸部瘙痒起疹，后来延及全身，奇痒难忍。当时在某医院皮肤科用激素治疗，2周后，暂时控制了，但又迅速复发，最明显的是脸部红疹成片状。舌红，苔滑腻，脉象双寸明显上越，双尺细小。这个脉象用个形象的比喻，就像降落伞一样，上大下小。

老师说，这个病人好治，以前也治过不少。人体的气血都是定量的，你气血往上亢，下面势必就会不足。现在很多病人都是这样，浮火越于上，下元亏损，是上面在盗用下面的精血，原因大都不离三方面，要么是思虑过度，长期失眠（思多伤神，这是神越）；要么是久用电脑，用眼过度，造成津枯目干（火能烁津，这是津越）；要么就是爱说话，喋喋不休（言多耗气，这是气越）。这样津、气、神都往上面跑，不能下收丹田腰肾，所以很多疾病就因此而生。

这样盗用肾精日久，就会把肠道、经脉里的痰湿水浊之气往上发，久久降不下来，散在肌肤头面，就会成湿疹瘙痒。这些病理产物排不出去，郁堵脉弱，不通则痛则痒。所以用常规的止痒膏药并不能治到根本。

这个病人我们要分几步治疗，第一步要把她的亢盛的脉势降下来，整个舌苔又是滑腻的，有痰，还要把她的痰湿化掉。故立法为降浊化痰。

方子为：附子20克，龙骨20克，牡蛎20克，磁石30克，川牛膝20克，竹茹20克，枇杷叶20克，皂角子10克，蚕沙10克，扣子七粉8克。3付。

喝完3付药后，病人再来复诊，面部红疹消退大半，瘙痒也好转了，舌苔明显变薄。这是体内的痰浊减少的表现。

老师摸脉察舌说，整体脉势平和了不少，但痰湿还有些。于是第二步便加强健脾祛痰的药，因为脾为生痰之源，中焦脾胃运化不足，多余的水湿津液半成品通通形成痰饮，因为上越的脉势被带到肌肤表面。所以我们在用药把脉势收下来的同时，还要重视健脾，巩固大后方。不患痰湿之不降，而患痰湿之复生。健脾加强中焦功能，就是防止痰湿再生。故老师在原方基础上加入白术 20 克，木香 10 克，白芥子 10 克，天南星 10 克，再抓 3 付，煎服。

同时嘱病人晚上少用电脑，少看电视，少熬夜，因为这些行为都是违背养生之道，把痰饮上调的举动。然后再送其《清静经》一部，教其诵读，因为这经文能够让人凝神静气，把浮越的心思往下面收，对于治病调身体起到辅助的作用。

三诊时，她脸上湿疹基本消退，病情好转，心情愉悦。老师说，这最后的收功要靠强壮心脏，身体所有的动力都要靠心脏，所有的瘀堵都要靠心的动力来推动。病人经络血脉里的痰湿瘀浊清理干净后，就相当于公路上的各种障碍物通通被清理了。这时车辆就可以快速顺畅地行驶。对于人体而言，血脉经络壁上的痰湿瘀浊排开后，再加强心脏动力，就如同开车既可以开得快，又可以开得稳，因为公路修得非常好，这人体血脉管道也变得非常通畅。所以最后靠强心通脉来收尾。故老师又在上方的基础上加入丹参 20 克，菖蒲 10 克，桂枝 15 克，银杏叶 30 克。服用后，顽固的湿疹随着脉势退下来，就像退潮一样好了。

◎ 湿疹脉药图

这个方子，老师在降浊的基础上加了皂角子与蚕沙这组对药。老师说这组对药非常妙，这可是施今墨对药里非常好的一组搭配，它们两个能把上焦的痰浊、中焦的湿气、下面的肠道瘀积通通降下来，堪称排浊除垢良药，如同公路上的清道夫。

施今墨老先生称此二药为升清降浊妙对，"二药参合，升清降浊，上能治头晕，中能消胃胀，下能通大便。"总之，对于人体痰湿浊阴内停、清阳不升引起的各种杂病，配用此组药对，能够加强滑肠通便、消积降浊之功。

皂角子善于降浊通便，散结消肿。我们看皂角制成粉，人一闻就打喷嚏，可见它辛窜之力最速。皂角子味辛，能通开上中下关窍，质重能直达下焦，使身体郁结之浊湿从大便中一解而散。蚕沙善于化浊中清气，大凡肉体没有死而不腐烂的，但蚕僵而不腐，食桑叶得清气最纯，所以它的粪便名叫蚕沙，不臭不变色，得蚕纯清之气，既走浊道，又能于浊中升清。善于导浊气从下腹部出，又能化浊中之湿，归于清纯。所以吴鞠通的宣清导浊汤就喜用这组药对。人体内脏中清浊分，皮肤表面瘙痒就除。

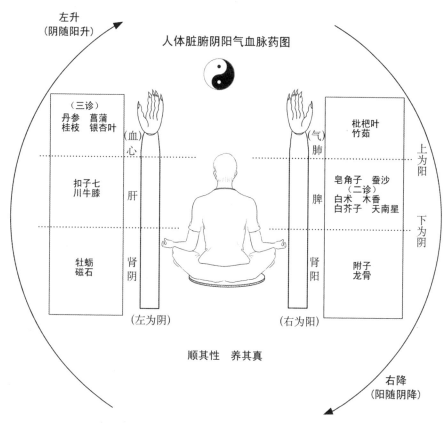

人体脏腑阴阳气血脉药图

左升
（阴随阳升）

（三诊）
丹参　菖蒲
桂枝　银杏叶

扣子七
川牛膝

牡蛎
磁石

（血）
心

肝

肾
阴

（左为阴）

（气）
肺

脾

肾
阳

（右为阳）

枇杷叶
竹茹

皂角子　蚕沙
（二诊）
白术　木香
白芥子　天南星

附子
龙骨

上为阳

下为阴

右降
（阳随阴降）

顺其性　养其真

　　老师嘱咐她回家要保养身体，年轻人不要为了工作而不顾身体，工作的目的最终还是为了生活好些，为了身体好些，怎么能本末倒置呢？她听后高兴地说，来这里看病让她的观念产生了很大的变化，治病用药要靠医生，但锻炼调心要靠自己。

　　从这个病例我们可以看出，治病是要分步骤的，冰冻三尺非一日之寒，顽病痼疾也不是一日长成的，治病如抽丝，要缓消慢剥。我们急则治其标，先让急躁上越的脉势潜伏收下来，脉势往下收，痰湿就随着往下收，这就是一诊时用附子、龙骨、牡蛎、磁石、川牛膝、枇杷叶、竹茹的道理。二诊时，脉势已下收，病人排便顺畅，排出痰湿浊垢，这时浊邪开始松动清除，便因势利导，继续加白芥子、天南星化顽痰，祛皮里膜外之痰，在祛痰的同时加入白术、木香健运脾胃，理三焦气滞，进一步让气机流通顺畅，则痰浊去得更快。三诊时，痰浊已去大半，就像道路障碍清理得差不多了，便可以加强心脏动力，就像维护好的马路，汽车可以稍微加大点油门，使周身循环更通畅，病不得生。

第186天　神奇的掌捂法

9月17日

◎ 练功拉伤的武当山道士

宝松家里也是干中医的，他家善治口腔溃疡，周围几十里的人都到他家求治，非常出名。这方子是祖传的，当地卫生院想花十万块买他家的方子，但他家不同意，说是老祖辈留下来的东西，不能卖。宝松本来想在任之堂待上一周半个月的，但待得越长，越不想离开。他说，这里让人觉得很舒服，很温暖。

老师说，我刚来十堰时也有同感。十堰这地方很好，因为它在武当山的气场范围内，有祥和之气。想一下，这历来都是道家圣地的武当山，周围的环境能差吗？这也是我跑遍全国各地后，觉得最舒服的地方。

今天上午就有几个武当山的道士找老师看病。武当山的道士过来看病，一般都是练功练伤了，老师治了不少，在武当山还小有名气。

这个道士肩背摔伤了，他说，一呼吸就痛。老师看他舌苔薄白，舌底静脉略微有曲张，然后把脉说，没啥大碍，用几味舒筋活络、化瘀止痛的药就行了。

说完，老师就叫我们开桃红四物汤为底，加上止痛的乳香、没药，接骨的苏木、骨碎补，接筋续络的地龙、红藤。桃红四物汤既是妇科调经名方，也是伤科的当家方子。血家百病此方宗，大凡内伤血病都是四物汤加味变化。这些都是常规的伤科用药思路。道士跟我们说，上次他的师兄弟到这里治疗膝关节拉伤，效果很好。

任之堂总是能给人带来意外的惊喜。这段日子我们又学到了一招，老师说，这招可是练功家的不传之秘。那些高人把功法传给老师时，千叮万嘱，要老师非其人勿教，但老师转手就把这些功法教给了病人。我们在这里看了很多，有些练握固功止住了遗精，有些练撞墙功治好了肩周炎，有些练跺脚治好了头晕，有些练拍打缓解了胃胀和胸闷，有些用金鸡独立法治好了多年的头痛，老师更是用捏喉法，30秒不到就让病人梗阻不顺的咽喉炎立即缓解……

宝松赞叹道，这也太神奇了吧，我真的不想走了。我们听了都在笑，因为我们也是这样留下来的。接下来，就来谈一下近来老师经常传给病人的掌捂疗法。

每个季节都有适合的功法，比如春夏主生长，撞背拉筋良；秋冬主收藏，掌捂握固佳；长夏主运化，拍打跺脚妙。当然人的体质不同，也有不同的功法。

◎掌捂疗法

今天我们来谈这个掌捂疗法。秋冬天肩背骨节痛、膝关节屈伸不利的病人比较多。古人说，秋冬善病肩背骨节。

这几天我们看到过三个病人，都是用掌捂疗法，配合用药，疗效大增。

第一个是左边肩周炎的中年妇女，老师教她把右手掌心搭在左肩上，每天晚上睡前坐一个小时，不动，不言，不视，就会有微微出汗的感觉，效果很好。

第二个是膝关节冷痛的老人，老师叫他把双手掌心劳宫穴对着膝盖轻轻按下去，每天晚上也是用掌捂一个小时，不听，不言，不视。做了几次，老人晚上睡觉的时候，腿就没有以前那么凉了。他不解地问，这是吃药的效果，还是掌捂的效果？如果是掌捂的效果，不用花钱，又不用吃苦，我要向大家推广，这太好了。

第三个是腹胀的阿婆，经常腹胀。我们看老师教病人后，就主动把这功法教给了这位阿婆。她常年腹胀，稍微吃得不好，肚子就不舒服。在老师这里，吃完一周的药，又加上用掌捂疗法，捂的是肚脐，效果也非常好。走的时候很高兴，因为她带回去的不单是药，还有一种对自己身体有把握的信心。

病人问老师，这个疗法为什么有效呢？好像也没做什么。老师笑着说，现在很多人的体质都是上热下寒，上热热在胸膈，热在手掌心；下寒寒在腰膝，寒在腿脚。你把热乎乎的掌心捂在腰府、腿脚或者肩背上，那就等于是以自身之热疗自身之寒，使寒热对流，转个圈子，则疾病自愈或减轻。

这是古代的导引之法，导引就是把身体有余之热量引到不足的地方去。很多人脉象是上大下小，胸手头面热量有余，但腰腹腿脚热量却不足，所以下面腰腹腿脚容易受寒而痛，上面心胸头面却烦热而躁，上下没办法很好地交流沟通，形成一个未济的卦象。老师说，我们医生就是帮他们把这个象转过来，变为既济，使得心火下降，肾水蒸腾，气化上行，甘露下洒，这样循环运化，疾病自然减轻或消除。

然后让病人晚上勿听、勿视、勿言就是在修定，在这安定的基础上，再把掌捂在病痛的地方，不要说是膝盖痛、肩背痛，就算是牙痛、胃痛都有效，关键是神要静，心要安，要放松，自身的寒热就会对流起来。

身体有病大都是寒热不调，寒热能对流转动起来，疾病也就减轻或消除了。

老师也教这个道士掌捂疗法，叫他吃药期间，晚上睡前静坐，以右掌搭在左肩背上，因为他是左肩背受伤，呼吸则痛。老师说，只要坚持下去，瘀积就化开了。这掌捂疗法不但可以治病，还可以强身健体。

第 187 天　手凉不过肘是四逆证

9 月 18 日

◎肘以下凉的头晕耳鸣

今天当地的一个女患者过来复诊，48 岁，中等身材。她头晕已有十多年，断断续续，记忆力下降，听力也不行，还有耳鸣。

前三天来时，最明显的特点就是双肘以下冰凉，舌红苔白滑，脉弦硬。这次来复诊时，最大的改善就是双手不冰凉了。我们还记得当时老师叫大家都摸她的手，凉得像冰块一样，但双肘以上是温热的。

我们看方子，原来上次开的是四逆散加白术泽泻汤加味。病机为阳气内郁不达，饮阻气机。方药为：柴胡 12 克，白芍 15 克，枳实 12 克，炙甘草 8 克，白术 40 克，泽泻 20 克，炒薏苡仁 20 克，川芎 10 克，扣子七粉 10 克。3 付。

老师说，手凉不过肘，是四逆证。阳气不达四末，当疏肝解郁，用四逆散。这种病人很常见，并不是说她真的阳气很虚，这种寒凉是个假象，是气机郁在胸中出不来的表现，阳气到不了手上，手自然就凉了。耳鸣是水湿上泛，病人舌苔白滑，明显水饮内盛，故有听力障碍。用白术泽泻汤，而且还要重用白术，白术为培土之圣药，土能克水，土旺则水伏。

二诊时老师说，可以守方，但要略作调整，肝气郁还存在，但病人头晕十几年了，整个中气都上不来，虽然听力好转，肘凉好转，这都只是标在改善，本还没有完全扭转过来。

老师又问病人，爬楼梯是不是觉得气不够用？病人点头说，这正是她苦恼的，腿也沉重，呼吸也气短，在医院检查说是脑供血不足。

老师说，把补中益气汤的思路融进去，病人舌苔已经不白滑了，退下去了，不要再用泽泻。所以二诊以补中益气、疏肝解郁为主。方药为：黄芪 20 克，红参 15 克，炒白术 20 克，陈皮 8 克，柴胡 10 克，白芍 20 克，枳实 10 克，炙甘草 8 克，火麻仁 20 克，猪蹄甲 25 克，扣子七粉 10 克，蜈蚣 2 条。这次又开了 3 付。

《内经》曰："上气不足，脑为之不满，耳为之苦鸣，头为之苦倾，目为之眩。"这是说，五脏六腑精气向上升清不足，就会头晕目眩，还有耳鸣。

这个病人原本水饮内阻，白术泽泻汤把水饮化开后，虚象就暴露了，然后改用补虚扶中气的思路。

◎先修路，再打水

病人头晕了那么多年，也吃了不少补气血的药啊，怎么不管用呢？原来这是一个时机的问题。《阴符经》里说，动其机，万化安。病人久病本虚标实，既有痰饮内阻，也有中气不足。痰饮不除，服用补气血的药，便跟痰饮胶着在一起，反而加重病情。所以老师第一步并没有按补益的思路治疗，而是先通过四逆散来调她的左关部，肝为五脏六腑之贼，肝能疏泄周身之气机，肝气郁滞，阳气出不来，四肢便厥逆，这时不把肝脉郁结解开，吃进去的营养、药物就不能够充分疏泄到四肢九窍去。所以急则治其标，初诊时以治标实为主。就像公路上出现了各种交通事故，不把这些事故车辆挪开，交通是不会恢复正常的。当把这些事故车辆挪开后，路上没有阻碍了，就相当于体内血脉能够内外对流，四肢和脏腑沟通，所以病人很快手就不凉了。可见凉有时不是阳虚，而是阳郁。就像一个地方贫穷，不是因为这地方物产少，而是因为这地方交通不好，所以要致富，先修路。

这肝为将军之官，善于疏泄周身气机，它在战乱年代是打仗的将军，在和平年代却是修路的先锋，这也是为何我们用调肝的四逆散把气机疏解通畅后，病人内外条达，肘凉好转。

二诊时，老师见她壅阻解开，气虚的底象露出来后，才开始给她补虚。所谓虚则补之，这时病人气脉通畅，便能够补得进去，所以给她用补中益气的思路。为何病人有明显脑供血不足，老师在二诊里却并没有给她服用大量的补血药呢？老师说，血是阴性物质，气是阳性的，病人脉不细，却无力，这是阳气不足，不能气化升举，所以她虽然有足够的营养，却不能被调动到头面，容易上气不足，气虚头晕。好比家里有一口井，井水是满的，但你没力气把井水打上来一样，这时你需要的不是给井补水，需要的是让自己恢复力气，这样井中的水就能够源源不断地打上来。

这时我们不能盯着脑供血不足来治，要从她脉象反映出来的气不足入手，所以用黄芪、红参、白术这些健脾补气的药，脾主升清，使清气能出上窍，就像把桶丢到井里能把水提起来一样，补气药就有这样的本事，气为血之帅，气为血之先导，气能够生血。所以病人气一补足，功能一加强，整个人就有劲了。

三诊时，众多症状进一步改善，问她头还晕不晕？她说，服药期间就不晕了，听力也好多了，上楼也有劲了。老师看她的舌头，舌尖比较红。老师说，上次用药用了些补气的药，把正气托起来后，会有些热，这时再加入连翘 12 克，散十二经血凝气滞，使补益之药不至于郁而化燥火，而能够流通，以善其后。再服 3 付。

我们看这例病人的整体思路，其实就是先修路再打水的过程，先把道路的郁滞痰饮给通开，然后再往体内补进有用之气，这样阴随阳升，血随气上，头晕自愈。

◎ 山中无闲草

老师有个计划，想开国医馆。下午我们一起跟老师去大川考察，大川在赛武当脚下，是旅游观光的好地方，也是修身养性的好去处。老师想把国医馆开到山脚下，这样不管是教学养生，还是看病写作、采药认药，都更有那种回归自然的感觉。

从十堰到大川镇只需要 20 分钟左右，沿途群山起伏，草木郁郁葱葱，空气新鲜，清纯入鼻。一到大川，就回到乡野里，青山绿水，总令人难以忘怀，总让人觉得如此亲近。这大川就是个山村，沿路都是卖农家特产的，有猕猴桃、黄精、八月札、山药、板栗，当然还有各种各样的时令蔬菜。

在刘经理的引荐下，大川镇卫生院的任院长和老师一起到周围走走，并谈了关于国医馆的事。沿着小溪边漫步，溪水清澈，在阳光的照耀下，金光闪闪，这在大城市是无论如何也看不到的景色，可在山野乡村里，却显得那么平常。

我们来到这里都有点舍不得走了，鸟雀恋山林，池鱼思故渊，看来人的最终归宿还是山川自然中啊。所以《菜根谭》里说，居庙堂之高，当常怀山林之志。这样以出世归田园之心，做入世行医治病之事，乐莫乐兮！

任院长十几岁就上山采药，他说大川这里药材非常丰富，随手指着河边一丛绿草说，这就是鬼针草，治蛇虫咬伤有奇效。他说他也看过老师的《一个传统中医的成长历程》，对书里介绍的蜈蚣雄黄酒也很称道。如果在野外不小心被毒虫蜇伤，没有蜈蚣雄黄酒，那就找这鬼针草。我们问，怎么用？任院长说，把鬼针草捣烂，敷在伤口上就可以了。一般的毒虫咬伤，这鬼针草都有效。

真是入山无闲草啊，这么寻常的鬼针草，我们南方也遍地都是，居然也是一味解毒虫咬伤的好药，以前我们根本就没注意到。这鬼针草的种子长得像绣花针一样，又细又直，人从它身边走过，碰到它就扎在衣服上，还不容易拔出来。原来这是植物进化的本领，过往的动物会黏上鬼针草的种子，然后把这些种子带到远方去播种扎根，这就是植物的智慧。

我们问老师，这鬼针草像刺一样，是不是还能消肿？老师说，是啊！治疗跌打损伤瘀血肿痛也管用。看来植物还是有共性的，看多了药草，观其形，大概对它的药性也能略知一二。听其名，更能探知它的其他功效。

老师说鬼针草别名又叫盲肠草，也能通肠败毒，治疗各类急慢性肠炎。我们碰到一些肠炎病人，在通肠法里加进鬼针草可以增强疗效。

在民间，鬼针草还是一味降血压的良药。《中国中医药报》中曾介绍过一个民间治疗高血压的偏方。一个病人被高血压困扰二十余年，四方求医，用药无数，后来经民间人士推荐了一个小偏方，鬼针草 4～6 克，山楂 6～10 克，大枣 6 枚，水煎或开水泡茶，每天饮用。这病人坚持用了 6 个月，血压居然恢复了正常，真是检验便廉，而且喝起来酸甜可口，无副作用。关于鬼针草，还有治疗白血病的相关报道。这都是民间草药隐藏的巨大价值，有待于我们去挖掘开发。

老师说，我们 22 日再相约来大川采药，到时我们再带一批学生过来。任院长也高兴地说，他对中医也情有独钟，愿意做东道主，带我们进山采药，这就有了 22 日的"大川寻医问药活动"，我们都满怀期待……

第188天　半夏白术天麻汤治痰厥肝风眩晕

9月19日

◎双寸阳绝的失眠

艾某，女，57 岁，十堰人。长期被失眠困扰，已有七年之久，半年前加重。患者于 5 个月前的一个晚上，无明显诱因出现心烦难卧，然后起床静坐，再躺下时突然暴发剧烈眩晕，呕吐，天旋地转，如坐舟车。然后急诊送入医院，诊断为体位性眩晕，经舒血宁、脑蛋白等药治疗后，暂时控制，但后又复发，断断续续，头晕恶心，心悸，胃胀，纳差，晨起口苦，严重失眠，这些症状交替出现。舌红苔滑腻，双关脉郁滑，双尺郁滑，双寸阳绝。

什么叫双寸阳绝呢？是指两边寸脉浮取时摸不到，通常代表患者既往有结肠炎病史，也就是说肠道不好，或为肠道息肉，或为肠道气机不畅。

老师说，这个病人眩晕多年，中焦关部独大为郁，脉滑，是水饮内盛，阳气郁闭，炼液成痰，所以应该以清除肠道湿浊痰饮为标，以强心疏肝为本。故用药为白术泽泻汤加心三药加味。老师说，所有痰饮内盛眩晕的病人，都可以用白术泽泻汤。

方药为：白术 30 克，泽泻 20 克，红参 20 克，银杏叶 30 克，红景天 15 克，皂角子 15 克，蚕沙 10 克，半夏 15 克，丝瓜络 20 克，玫瑰花 15 克，木香 15 克，扣子七粉 10 克，天麻 15 克。3 付。

嘱其不可再吃水果凉饮，原来病人就好此口。老师说，你既然生病了，肯定有不良的生活习惯，要治病，就要改了不良习惯。身体都告诉你已经不舒服了，你要能接收到这个信息，不要撞了南墙还不知道回头。

病人听后，如当头棒喝，方才醒悟。老师治疗很多慢性病，把医嘱看得跟用药同等重要。如果病人不听医嘱，老师便先不给他开药。

为何？因为不信者不治，治之无功。既然找中医治疗，就要按中医保健养生这一套来，不然病人就要怪罪医生。

我肠道不好，吃水果不是很好吗？我要坚持吃水果。其实病人根本分不清寒热虚实，他们不知道舌苔水滑就是体内寒湿重，体内寒湿重，再吃水果无异于雪上加霜。这些病人吃到心脏阳气都被寒水包围，心慌心悸了，都不知道问题出在哪里。

◎化痰湿、平肝风的专方

二诊时，病人头晕明显好转，也没有再出现心悸，口苦消失，偶尔还会有些头晕，但已经不像之前那么难受了，舌仍然红，但滑腻苔已经退掉了。老师说换为半夏白术天麻汤，证变则方易。

方子为：半夏 15 克，白术 30 克，天麻 15 克，陈皮 8 克，茯苓 30 克，炙甘草 8 克，龙骨 20 克，牡蛎 20 克，柴胡 10 克，黄芩 10 克，葛根 80 克，扣子七粉 10 克，银杏叶 30 克，红参 15 克，香附 12 克，益母草 20 克，菖蒲 8 克。3 付。

《脾胃论》说："足太阴痰厥头痛，非半夏不能疗；眼黑头眩，风虚内作，非天麻不能除。"半夏白术天麻汤是化痰湿、平肝风的专方，对于病人容易生气，又属于痰湿体质的，一股肝风就把痰浊往头顶上吹，而出现眩晕者，此方乃特效方。

三诊时，病人最大的感受就是头晕消失了。她很有信心，希望老师帮她把病根也拔出来。老师笑着说，你看病总是要求医生很多，从不反求诸己。病是自家生，自身有病自家医，你们把生活习惯调好了，晚上别熬夜，冷饮、凉茶少喝，空调少用，平时有时间多到外面运动运动，这样身体不就改善了吗？

《孟子》说，行有不得，反求诸己。这句话用于身体健康同样管用，人生病总是犯了这样或那样的错误，或饮食不节，或起居无常，或劳心劳力过度，或情志不畅。这时能反求诸己，身体不舒服时，多从生活习惯上去纠正，从脾气上去纠正，你往好的方面走，身体自然就往好的方面调。

第189天　肝不升胃不降用小柴胡

9月20日

◎ 头痛加扣子七

第10个病人，女，50岁。头痛了20年，时发时止，一吹风就加重，脸上有很多的皱纹。老师把脉后说，头为诸阳之会，还是一个阳气上不来的问题，你要少看电脑，少生气。她说，在家里没事她都会上上网，不知为什么这两年皮肤皱得很厉害，而且总是无缘无故想发脾气。

老师说，人过四十，阴气自半。该踩刹车了，而不是跟年轻人一样加速。你把一盆花放在电脑前，不久那花就枯萎了，你的脸就是你心脏的一朵花，久在电脑前能好吗？她又问，那我老容易发脾气是怎么回事？以前不会的，现在有些忍不住。

老师说，人年龄大了，血管像老树一样，没弹性，容易硬化，脾气也不好，所以你看那些中风的多是中老年人。一发脾气，一激动，就容易中风。这脾气是百害而无一利。没事不要窝在家里，多到外面运动爬山。到了山里，你才能体会到天地的宽阔，感到人生的渺小。至于家庭那些鸡毛蒜皮的琐事，又有什么好生气的。人生百年，从大方面来看，亦不过草木一秋。快乐健康，无忧无虑过一辈子。抑郁生病，打骂吵闹也是过一辈子。没有人要你发脾气，选择怎么样的活法还是看你自己。

她听后若有所思，点了点头，觉得老师说的让她心服。老师又问她，眼睛看得清吗？她说，比较模糊。老师说，早上起来口苦吗？她说，有点。

我们又听她清了几次嗓子，老师说，你有慢性咽炎。她点了点头。

老师又跟我们说，口苦，咽干，目眩，用什么方子？我们立马在处方单上写出小柴胡汤，小柴胡汤能升肝降胃，能调理少阳枢机，能治疗往来寒热。再深一步就是往来阴阳，也就是说那种疾病时好时坏，若有若无的，就叫作往来，跟这往来沾上边的，但见一症便是，就可以用这小柴胡汤。

老师又问她，头痛哪里明显？她指着自己的后脑勺，还有前额。后脑勺乃太阳膀胱经所过，前额乃阳明胃经所主。于是老师又加入羌活、荆芥、葛根，加强表散风邪的力度。羌活走太阳膀胱经，葛根走阳明胃经，葛根又能入颈部，荆芥能达表。这些风药都善于走头面，中医里有句话，高巅之上，惟风药可到，这头部的问题，常常少不了风药。老师又跟我们说，所有头痛，都可以加入一味扣子七，这是草医郎中老张教我的。下次有机会我请他来给你们讲讲草药。

这病人喝完药后，头痛减轻，口苦咽干症状消失。老师说，小柴胡汤治疗头痛也是升肝降胃，肝的清气往上升，头就不痛，目就不眩；胃气能够降，口苦咽干症状就消失了。这小柴胡汤不单是"少阳为病此方宗"，这是从六经辨证，调少阳枢机来看的。我们从脏腑气机升降来看，很多内科杂病，肝不升、胃不降的都可以用。这就是古方新用，古代名方能够为我所活用的道理。

◎柴胡法脉药图

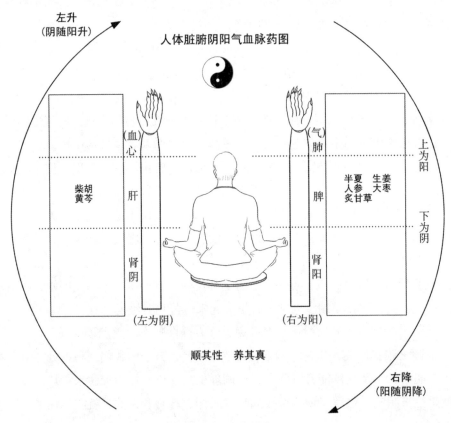

人体脏腑阴阳气血脉药图

左升
（阴随阳升）

（血）
心
肝
肾阴

柴胡
黄芩

（左为阴）

（气）
肺
脾
肾阳

半夏　生姜
人参　大枣
炙甘草

上为阳
下为阴

（右为阳）

顺其性　养其真

右降
（阳随阴降）

如果说逍遥散是一个肝郁脾虚的方子，那么这小柴胡汤便是一个肝胃不和的方子。这两个传世名方放在这脉药图上，有个共同特点，药物都是集中在左右手双关部。只不过逍遥散更偏重于疏肝健脾养血，而小柴胡汤则更重视疏肝降胃补脾。

我们看小柴胡汤为何能成为《伤寒论》少阳病篇的代表方，而且它还是后世医家普遍都喜欢用的方子。这里头一定有它的门道。原来这小柴胡汤虽然只有七味药，却暗合鼎法的升降养真思路。这七味药可以分成三组。

第一组药就是柴胡，它升清阳，疏达少阳之气。柴胡在春天长得最茂盛，符合少阳升发之性，所以凡肝部有郁，不能舒展达表，世人都喜用柴胡。这柴胡就代表着春天升发疏泄的场，它是顺其性的，往头面上走。所以头面诸疾、眩晕，属于肝部有郁，清阳不升的，柴胡这味药少不了。

第二组药就是黄芩、半夏这两味药。它们既能降肺胆之火，也可以降胃气。所以病人老爱清嗓子，又有慢性咽炎、口苦症状的，这其实都是痰随气升，阻在咽喉、食管、胃，不能很好地肃降。欲治口苦、咽炎，必先降其胆胃之气。就像漏斗一样，下面不堵了，水就能够降下去，上面自然没有压力。人体胆胃之气能降下去，口腔咽喉自然不苦，痰浊自降，这也是中医上病下取的思路。所以小柴胡汤里没有特别治疗口苦的药物，却能通过肃降胆胃之气，把口苦给消除了。这也是中医治病必求于本的思路。所以这两味药代表的法便是降其浊。

第三组药物便是生姜、大枣、党参、甘草。这四味药太平凡了，广东人煲汤常用到它们。它们是调和中焦脾胃、生化气血的药物，能够把气血酝酿出来，就像给虚弱的身体补一股能量一样。好像汽车没油了，到加油站加油。如同人没劲了，吃碗饭，补补体力。这四味药就是养其真的。

为何调升降的仅三味药，而养其真照顾脾胃气血生化之源的却占了四味药。从小柴胡汤这个药物组成结构里，我们就可以发现仲景治病的思想，那便是要保胃气、顾津液。这四味药都是养脾胃、生津液的，只有脾胃生化有源，津液充足，你用药去调动它们升降，才能转起圈来，要不然脏腑本身所需的真元都不够，都吃不饱的话，你还用药去升降转它的气机，怎么可能转得起来？人也一样，如果吃不饱，干活怎么能有劲呢。想要马儿跑，前提便是马儿要吃上草。所以只需把五脏元真养足，你只要轻轻一拨动，这个循环立马就转起来了。

第 190 天　接经散治经络伤

9 月 21 日

◎ 修复经络的接经散

这个病人是从山东过来的，女，49 岁，中等个。体内异样气体窜动一个月。患者有 3 年前颈椎外伤史。1 个月前做完理疗后，出现双脚发烫，周身上下有气窜现象，胃部胀而不能食，头部胀而难眠。到西医院也没检查出什么来，在当地求访中医，认为是肝火旺，吃了泻肝火的药，也没有好转，就到任之堂求诊。舌质暗，舌苔薄白，左右关尺脉郁滞，寸脉细软。

老师把完脉后说，你这是经络受损，农村叫岔气，不是什么难治的病，但拖久了人很难受。她点头说，是啊！吃睡都不安，更没法工作。

老师说，你这脉左右不一致，是气血不相顺接，要顺顺气，你这气血老往上走，不能左右对流，要让它们相互沟通。用补泻都不对，要用通络顺气的药。老师说，接经顺气、修复经络用什么？我们一想，这不是老师创制的接经散吗？

老师说，就用接经散加味。接经散方药为：红藤 20 克，砂仁 10 克，地龙 15 克，香附 12 克，川芎 15 克，三七 15 克，扣子七粉 8 克，通草 8 克。2 付。

老师说，一般修复经络是用穿山甲的，但这药贵，癌症经络血脉不通的，我们才考虑用它。一般的经络受损，我们用扣子七，效果更好。扣子七不是风药，却有风药透热外出之功；不是虫类药，却比一般虫类药穿透之力还要强。

老师说，这个病人还有肝郁脾滞的病证存在，所以还要加入一些疏肝通络降气的药，如丝瓜络 20 克，玫瑰花 20 克，小茴香 8 克，白术 20 克，枳实 12 克。一般通气的药都会耗气，所以要再加红参 20 克。

这个病人喝完 2 付药后，诸症大减，浑身气窜之感减轻了大半。我们打电话随访时，她说，好多了，整个人舒畅了，胃部也不胀了，睡眠也好多了。

接经散做成散剂效果更好，汤者荡也，散者散也。这个接经散，经络损伤的病人都可以使用。很多病人做理疗伤了筋骨，锻炼方法不对或过度，有时岔了气，伤了腰，或者做完手术后，总觉得身体不舒服，气不顺，还有外伤之后，想加快伤口修复，减少后遗症等。总之，凡经络郁涩不通的疾病都可以使用。

◎ 接经散的组方思路

这个方子以红藤为主药，红藤既能疏通经络、活血化瘀，还能清热解毒，对经络受损造成的瘀血毒热病症，有极好的逐瘀排泄作用。我们来看这个接经散的思路，为何用这些药？为何用这些思路？

我们可以取象，人体经络岔气，被震伤了，就好比城市因为地震而荒废。这震后最不好弄的还不是物资的筹备，而是震后交通的恢复。因为你有物资，如果交通中断，运不进去也是白搭。人体的经络血脉，就像高速公路一样，需要通畅无阻，如果跌打损伤或岔气，局部就会瘀肿不通，老觉得难受或疼痛。这时我们取象比类，修公路该怎么弄，修经络我们就怎么搞。

修公路前，要把因地震倒塌在公路上的电线杆、大树等通通搬开。因为这些东西对于修复公路来说，都是瘀浊，而清理这些瘀浊非常重要。在这里红藤的地位就相当于血脉经络的清道夫。为何这样说？因为藤类药就像高速公路一样，善于流通走窜，加上它色红入血分，能活血化瘀，又能舒筋通络。红藤还有一个拿手功效，就是清热解毒消肿，它可是一味治疗肠痈的妙药。人体的各类痈肿阻滞，不正相当于高速公路上阻挡的电线杆、树木吗？所以欲修路，清理为第一。欲清理周身管道系统，红藤排首位。

阻碍物清理了，我们就要充分利用路边的泥沙、砂石，修整平复路面，使得路面平坦，这就需要挖土机。有一味药可以充当这挖土机的责任，那便是砂仁，它能将游行于十二经脉的离经之气引导归经，使气不郁滞。这引导归经，就如同用道路两旁有用的泥沙、砂石来铺平道路。

我们再看，当碰到桥梁坍塌，或公路断层，这时要把坍塌之处修好，就不是简单的清利障碍、采挖砂石填补地面那么容易了。这时我们要选一些接通公路桥梁的技术手段，就像把断了的电线重新接上一样。而中药里正有这些令断折复续，使经脉挫断重新接上的药，如地龙，它又叫蚯蚓，把蚯蚓斩成两段放到泥土中，它每段都能各自成活，这蚯蚓修复经络之功相当强。

三七与扣子七，两味都是带七的药，都不简单。它们专治疗各类跌打外伤，经络受损，既能活血化瘀，又能止血，是云南白药里面最重要的两味。它们堪称跌打损伤的圣药，这里用它俩治疗各种经脉震伤。

当我们把各处修复后，这时要重新恢复通车，路上交通顺畅，物资对流起来，灾区重建工作就能够稳定有效地进行。我们让气血对流起来，常会选用两味药，那便是香附、川芎。香附是气中血药，为气病之总司。川芎是血中气药，能上行头目，下行血海，旁开郁结。两味药配合起来，能让气血相互对流沟通。好像车辆南来北往，左上右下一样。一切有序循环运行，气机滞涩之感为之消除。我们还常会加入通草，如果说香附、川芎是管气血两路，那通草管的就是水道，三焦水道都因它而通调，有时还会配丝瓜络，道理也在这里。这四味药不外乎就是恢复气血津液的正常运行，气血津液正常运行了，身体会自动修复好转。

这一个修复经络的治法，我们就可以取象比类，分为四步进行。①清除障碍物——红藤；②引道路周围砂石来铺路——砂仁；③把断层的桥梁公路重新接上——地龙、三七、扣子七；④让道路恢复正常通车——香附、川芎、通草、丝瓜络。这正是接经续络四大法。《内经》说，经络者，所以决死生，处百病，调虚实，不可不通。又说，治病要重视"守经隧"，其实就是教我们要保护好经络隧道，就像国家要监控好交通干道一样。这交通不能瘫痪，一瘫痪什么事也干不成。可见这接经散的思路，不仅是治疗一般的经络岔气伤，它还有更广阔的运用，以后我们再来深入挖掘。因为人体很多功能性的疾病，医院查不出实质性病变，但病人常会有各种不舒服的症状。这里面就存在着络脉损伤的病因病机，我们从重建经络，恢复微循环的运行入手，常常有意想不到的效果。

我们都知道有离经之血，可很少听说离经之气，至于怎么治离经之气，却是一个新鲜的话题。老师说，这在民间中医里是经常用到的，也不是什么新奇的东西。比如一个人生了一场气，或者跌倒却没有摔伤血脉，但总觉得身体有股胀闷感，这就是离经之气。要把经络修复了，把气给理顺了。用几味理气的药，顺气的药，如小茴香、香附、川芎，让病人气机能上下流通，放几个屁就好了。

晚上我们到了诊所，老师买了几十个馒头，原来这是我们明天去大川采药的粮草，还有一个大柚子。老师说，还要准备蜈蚣酒、针灸用具、纱布、红参片等，当然最重要的还是药篓子、药锄，采集标本用的标签、袋子。

这一次应该是老师组织的比较大型的采药活动，大家都很期待，去的地方也相对远一些，想起来大家都很兴奋，期待着明天赶快到来。

第191天　大川采药去

9月22日

早上，老师带领大家入深山大川去采药，具体采药的过程，我们另外写成了《大川采药去》的文章，配上了采药时张琳拍的照片，都放在老师的博客上。我们准备把任之堂每次采药认药活动都写成文章，配上照片，做成《任之堂采药记》，跟《任之堂中药讲记》相呼应。下次老师还会带我们去赛武当采药，那里比武当山还高，然后再到丹江口水库采药，那也是个山清水秀的好地方。

采完药回来，我们就开始疯狂地购买大川土特产。下车的地方，路两旁摆满了大川的土特产，这个季节盛产猕猴桃，是大川游客的最爱。这山里的野猕猴桃比种植的猕猴桃要小一半，却甜得很，每个人吃后都流连忘返。张琳买了一大袋八月札，八月札又叫野香蕉，不但有食物营养价值，还有极高的药用价值，它能疏肝理气和胃。她说在诊所里抓过八月札，却没有吃过八月札，这新鲜的八月札原来这么好吃，什么苹果、梨、香蕉，都不能跟它比啊！

还有遍地的山药和黄精，山药个头小，长得凹凸不平，卖相不是很好，但掰开来看，亮晶晶的，都是粉的，这才是真正的野山药。而那些卖相很好看的，都是人工种植的。我们也忍不住买了两袋。老师则在精挑细选黄精，带回去做九蒸九制的黄精，大补脾肾，不比人参、熟地黄逊色。我们还买了很多青菜。

老师说，这次采药，其中一大收获就是认识了豨莶草。百草园的唐师傅说，现在好多中医能开方写药，但到药房里就认不得药之真假，进到山里更不知道是啥中药。中医和临床不能脱节，中医和大自然更不能脱节。中医用的是大自然的草木之气、自然之气来调理人体，研究药性，还是要回归到大自然中去。

比如说这豨莶草，归肝肾经，气味颇烈，深入透达，能祛风除湿，疏通经络，清热解毒，所以为医家所喜。中风后遗症，或者风邪深入经络深层次，往往会选用。

为何豨莶草祛风之效明显呢？原来这味药还带有活血之效。《本经逢原》说，豨莶草为祛风除湿而兼活血之要药。中医认为治风先治血，血行风自灭。豨莶草本来就能祛风，再兼以它能活血，一举而两得，故为治疗风湿痹证，痰瘀阻滞之要药。

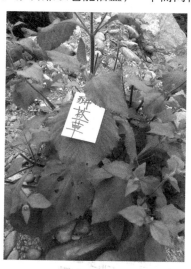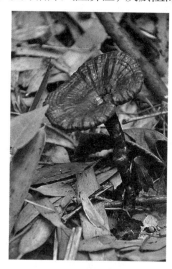

看到上图右边那朵漂亮的灵芝了吗？这可是这次大川采药最大的惊喜之一，是老师发现的。我们在前面路过都没有注意到，这朵灵芝跟老师特有缘。

灵芝又名吉祥草，长在深山大川里。这朵灵芝是在树林下发现的。发现灵芝意味着与吉祥相伴，很多农村人家里都会放一两个灵芝，图的就是这股吉祥之气。

灵芝现在主要用于慢性病，慢性肝炎，还有脑血管硬化，以及各类癌症的恢复期。这些用法都不出《神农本草经》。《神农本草经》说，灵芝主胸中结郁心气，

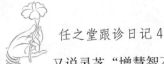

第192天　中医看病是五脏整体观

9月23日

◎ 运动也要辨证

国庆前夕来看病的人特别多，天天都爆满，天天都加号。周师傅他们抓药，每个人都把速度提到了极限，把精准度也提到了极限。今天看了七十多个病人，抓药居然抓到下午5点，根本没停过。周师傅累得躺在凳子上，像散了架一样。

现在向辉也加入了抓药队伍，他练过武术，一直都保持站桩的习惯，所以手脚反应特别灵敏，他的快手也为抓药房缓解了不少压力。

宝松则在药房外面教病人站桩，有些病人心浮气躁，老师就会叫病人到外面跟宝松学站桩，站桩静坐能够把浮躁的心性沉降下来。当然，站桩并不是适合任何人，对于双脉上亢、静不下来的病人，站桩打盘或金鸡独立，把气往下收，那是有好处的。但对于阳气升不起来的，最好多到户外活动，少静坐站桩，多爬山，把阳气发越出来，更有利于身心健康。

当我们建议病人多站桩、运动时，老师却说，运动也有讲究，运动也分门别类，也需要辨证看待。如果能够找到适合自己的运动，更有利于身心健康。

运动也要辨证论治，相信很多人都第一次听说吧。普通人只知道要多运动，但究竟要选择什么样的运动，却知之甚少。老师说，我们把号脉调气机的思路融入到辨证运动中去，就可以选择更符合自己身体实际的运动。同样的两个人，都是坐办公室的，运动少。一个思虑过度，双脉上越，失眠多梦，平时性子急躁，这样的人，我们就要建议他多做些向下收的运动，比如踢毽子，踢足球，打盘站桩，金鸡独立，跺跺脚。而另外一个人双脉下陷，性格沉稳，沉默寡言，这样的人我们就要建议他多做些向上向外发的运动，比如打羽毛球，打篮球，打乒乓球，撞撞背，爬爬山，喊喊自己的名字。

大家一听，豁然开朗，医生不是笼统地建议病人去运动，每个病人都有最适合自己的运动，本身心浮气躁的，再去建议他打乒乓球、羽毛球，这心性就更往高处调，更急躁了。因为这些运动都是求快求速度的。而这样的病人更需要求慢求沉求稳，像站桩、练太极，才是最适合他们的。而本身心沉气稳的人，你还建议他站桩打坐，像枯木般定在那里，他一身湿浊就更加排不出来了，气机就郁得更厉害。

这样我们就明白了，为何佛家既有静坐收神，也有跑香出坡热身，这才是合理的健身修心之法，静以修心，动以练身，动静结合，可以长久。它们既能够让浮越的心神定下来，还可以让郁滞的气血流通运行起来。这样神静气动，血行流畅，又何患疾病呢？

宝松在外面跟病人说，站桩的目的是让病人少欲无为，身心清净，这样才能够得失从缘，心无增减。息心即是息病，心若浮躁，当安心向下。老师说你们思虑过度，要多息心站桩，把浮躁之气加以收敛，对心有利，对身体更有利。

王蒋听后，马上把宝松的这几句话记录下来，贴在诊所煎药台上。宝松说，这不是我说的，是《新白娘子传奇》里的台词，我觉得特别好，当时听了就记住了，经常诵读，非常受用。

◎心在声为笑——心三药

第 10 个病人，女，四十多岁，头晕 3 年，最奇怪的一个症状就是她一大笑就会尿失禁，搞得她都不敢笑。平时晚上尿频。她问老师，这是什么问题，是不是尿道有问题？老师说，中医看病是五脏观，是五脏不协调，不局限于尿道。你这心脉有问题。《内经》说，心在声为笑，喜伤心，还得要从心上来调。

我们以前看过一则医案，咳而遗尿者，五苓散加人参主之。就是通过强大心脏，帮助膀胱气化来治疗遗尿的。老师说，这不是咳而遗尿，是笑而遗尿。这个脉象不是下焦水气泛滥的脉象，而是上焦阳气不足的脉象。于是，老师叫我们开桂枝汤加心三药。由于病人头晕，乃中土清阳不升，故再加葛根、白术、木香。

方药为：桂枝 15 克，白芍 20 克，生姜 15 克，大枣 5 枚，炙甘草 8 克，红参 20 克，银杏叶 30 克，红景天 20 克，葛根 30 克，白术 20 克，木香 20 克。3 付。

病人来复诊时，老师问她，有没有尿失禁？她说，这三天吃了药没有尿裤子，但不敢笑，怕一笑又尿裤子，但晚上尿少了些。

老师又问她，头晕好些了吗？她说，好些了。老师说，你可以吃完药后试着笑。她还是被病吓怕了，不敢笑。她说，只要能够不尿裤子就很好了。

老师说，这心三药很好，它能够加快周身上下的代谢，所以上至头晕，气血不足，下至肾虚，腿脚乏力，心功能强大起来，寸脉有力了，这些病症都改善了。心三药，即红参、银杏叶、红景天。她又问老师一些食疗的方子，早上熬粥可不可以放些红豆、绿豆、莲子、山药进去啊？

老师说，你把生活搞复杂了，生活越简单越好，你这种豆那种豆的一丢进去就乱了。养生不靠吃药粥，而靠恬淡虚无。当你明白简单最妙时，你就接近道了。你把这生活搞得越复杂，就越无所适从，体内信息场就越乱，全迷糊了。

她又问，那我该吃些什么补补呢？老师说，你还不明白，几千年来中国人把什么当主食，你就吃这些主食就好了。五谷为主，养生就这大米饭最管用。你把饮食搞复杂了，等于把疾病也搞复杂了。你看我们，大家都吃素，气色都透亮啊，血脉运行通畅得很。那些吃得很复杂的，血脉流通得都相当辛苦。你想一想，费了那么多心思，对身体又没有什么好处，犯得着这样吗？

◎桂枝汤合心三药脉药对应图

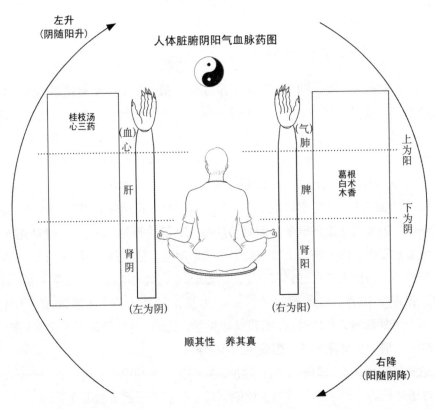

我们看这个脉药对应图，药物虽然有十来味，但一归入图中，思路就很顺了。这么多药，老师集中调她两个脉点，一个是左寸心部，一个是右关脾胃。我们就想，这病人不是下焦尿控制不住吗？怎么调这上中二焦的脉？根本没有用治下焦的药。其实这正是辨证论治从脉入手调病的巧妙之处。我们看病人左寸不足，心阳不足，舌苔偏白，夜尿多，这尿是阴性物质，尿频急是因为阳气的气化功能不够了，下焦水才往下流。我们看天地之间，夏天离照当空，水气很快被蒸腾上升到天空去了。整个天地间因为阳化气而明亮空旷，这样天空也多云，地面也不会湿漉漉的。但当阳气不够时，阴雨连连，结果地面上水湿不化，泛滥流行，天空中也一片阴霾晦暗。这对应到人体，就像下焦水不气化，上焦阳气不够，头部不清爽，晕晕沉沉。这时我们的治疗，既不是去泻下焦的水，更不是补上焦头脑的供血不足。

那些武术高手，总擅长借力打力，总善于引自身的有余之力，去攻击对方不足的地方，四两拨千斤，避实以就虚，这样就能够以弱胜强，以少胜多，以小胜大，人体就有这奥秘。我们以前提到，治疗上热下寒的病人，可以用龙骨、牡蛎、川牛膝，以自身之热来暖自身之寒。而今天这个病人却是下实上虚的，下面有水湿不能气化，故尿频；上面心脏头部阳气不够，故头晕。所以治疗上不外乎就是把下面水湿气化搬运到督背头颈上来，让身体转个圈，上下南北都调和了。

那么这转圈的动力要靠什么？就像把地下的水搬运到天空去，靠的是什么？靠的当然是太阳，在人体而言，太阳便是心脏，所以五苓散中有桂枝。这个方里选择桂枝汤加上心三药，作用于左寸心，增强心脏的动力，这样周身气化水湿的功能强大起来，使得下焦水湿能气化蒸腾往上走，这样下面尿频减，而上面头晕也会缓解。

那为何在右关部还要加入白术、木香、葛根呢？原来水湿的气化要从下面到上面，少不了经过中焦的周转，中焦脾升清功能要好，水湿才不会往下流。所以选用白术、木香这健脾醒脾之药，助脾气化升清，加葛根一味，直接引气津上行头颈，并且舒缓头颈部经脉，这样头颈部得到津液的滋养，清气的温煦，头晕自然好转。

这三味药老师是从七味白术散（四君子加藿香、木香、葛根）里取出来的。七味白术散是治疗小儿腹泻的。"诸湿肿满，皆属于脾"，脾升清功能下降，津液就往下流，所以我们治疗上有异曲同工之妙。不管是腹泻水湿往下流，还是尿频急水湿往下流，导致上焦缺乏津水濡养，都要从中焦脾胃入手，引下焦之水来救济上焦的缺乏。古人称这白术散是治疗泄泻作渴之神方。就是说小孩子腹泻又口渴，用七味白术散，能健脾止泻，生津止渴。下泄上渴，皆治在中焦。引下来补上，口渴泄泻，一同治好。足见古人立法匠心之妙也。

我们也要善于挪移这方子的思路，古人治泄泻口渴，上下不和，可以用这三路。我们治疗下面水湿不化尿频，而上面却津血不能濡养脑部而头晕，记忆力减退，不也是用同样的思路，直取中焦，提高脾胃运化能力，引下焦之水来补上焦津液缺乏，变废为宝，把水患化为水利，使上下调和，头晕、尿频同时消除。

老师便常从七味白术散中拿出木香、白术、葛根三味药，取它行气健脾升清之功。这个思路也是我们常用于治疗大便不成形、头晕、颈椎不舒服、容易反复感冒等病症的成熟经验。老师称之为"升阳除湿"，把阳气通过心脾或督背，用强心健脾或风药升发起来，再把下焦湿邪一除，这样上下调和，人自舒畅。

第193天　手热用桑枝，手冷用桂枝

9月24日

◎脾主四肢

这个病人是本地的，王某，男，39岁，双前臂疼痛4年，受凉后加重，近半个月来，因劳累过度，疼痛加重，活动不利索。患者年轻时在餐馆打工，干活劳累，搬抬重物，又经常与水湿打交道，劳累后烦热，喜饮冰冻凉水解渴，故而落下了胳膊疼的毛病，现在双前臂疼痛酸麻不已。老师说，年轻时贪凉饮冷，年老时骨节疼痛。老来疾病都是壮时招的，衰后余孽都是盛时造的。

他问，大夫，为何我这个病时好时坏？老师说，你这个病一方面有风寒湿邪，另一方面还有精气亏虚，你熬夜劳累后就会加重。他点头说，是啊！

老师说，殚精竭虑乃养生大忌。你是思虑太过，劳伤脾土。你这右关脉郁滞得很，手臂痛的问题，中医要治脾，脾主四肢。人到了40岁后，身体走下坡路了，应该踩刹车都来不及，你就别踩油门了，少熬夜，少应酬，少喝酒。他若有所悟。当谈到自己的健康时，每个人都会引起警觉。

老师说，这个病人还是思虑伤脾，右关气机不畅。所以用养脾三药，加上宽胸顺气三药（胸三药），再加一味玫瑰花疏肝解郁，令左右脉调和。

方药为：炒薏苡仁20克，山药20克，芡实20克，枳壳15克，桔梗15克，木香30克，玫瑰花20克。3付。

病人觉得很奇怪，为啥开给别人的药，写满了处方单，而他的药就这几味。

老师说，放心回去喝吧，3天后再来复诊。病人喝完药后，症状大减，疼痛好转了大半，原本睡眠不大好的，喝完药后，晚上睡得特别香。患者非常高兴地说，大夫，你这药真好，再给我抓几付吧。

老师又给他原方加上小伸筋草 15 克，桂枝 10 克，桑枝 10 克。3 付。我们一看，原来这时老师才给他放一些治疗上肢痹痛的引经药，前面的方子都是先调他中焦，把内脏那股气转起来后，再考虑治疗他外周的手臂。

老师说，把脾胃中焦调好后，可以适当用些引药通经络，把气引到四肢来。桂枝走左手臂，主升发心肝木火之气；桑枝走右手臂，主肃降肺肾金水之气。桂枝和桑枝都是植物枝条，最具有生命力的地方，如同人的四肢，向外舒展。故治疗风湿痹证，双上肢疼痛的，少不了这两味引药。桂枝、桑枝能引药达臂至上肢。

◎取象比类看桑枝、桂枝

引药入上肢的桂枝和桑枝最具代表性，从它们的形态可以推想到它们的药效。《本草备要》云："药之为枝者，达四肢；为皮者，达皮肤；为心干者，内行脏腑。质之轻者，上入心肺；重者，下入肝肾。中空者，发表；内实者，攻里；枯燥者，入气分；润泽者，入血分。此上下内外各以其类相从也。"

从这段文字里，我们就可以发现为何桑枝、桂枝善于横行肢节，治上肢疼痛。老师教导我们，我们用药不单要知其功效作用，还要知其所以然。以植物枝节通人体肢节，此天人相应也。

常言道：手热用桑枝，手冷用桂枝。一般病人外感风热，手臂有气郁内热，用桑枝能解四肢郁热。而身体阳气不够，不能温通达到四末，用桂枝能够把阳气向外透，就不怕冷了。小伸筋草这味药很好，凡周身筋脉拘急，不得屈伸，这小伸筋草的名字就告诉我们功用了，它善于除湿伸筋，凡筋骨痹痛少不了它。

病人服完后，症状就消失了，两只手完全没有了刚来时的那种不适感。他问老师，回去还有什么要忌的？我们发现，那些聪明的病人，看完病后，总会问医生要注意忌什么？因为很多疾病都是生活起居饮食中的坏习惯惹出来的，知道有所忌，有所为，有所不为，才能防止疾病复发。这正是中医最具特色的一点。

老师嘱咐他一定要防止过劳，你这身体如果说最要忌的还是透支，现代快节奏生活、夜生活，导致很多人提前透支身体健康，故而疾病年轻化、衰老提前。所以说过劳透支身心不仅是很多疾病的诱因，也是疾病复发的导火索，更是那些危急重症、心脏猝死的真正原因。几千年前的《内经》就已经认识到了这一点，生病起于过用！这个病人听后，点了点头，很明显他非常认可老师的说法。自己的身体自己最清楚，自己把身体搞得千疮百洞，最后还得自己来修。

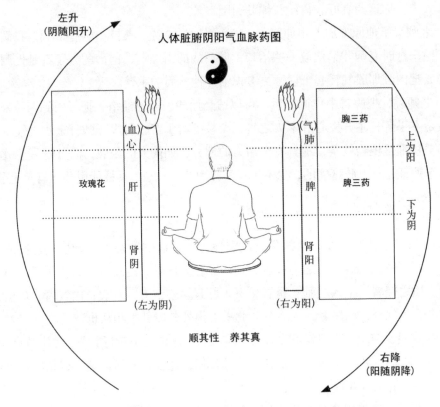

这个病人的治疗过程你看了会觉得很奇怪，第一次治疗都是调肝脾的，没有用到一味通经络治痹痛的药，却把经络痹痛给缓解了。然后第二次调药时，只是稍微加进几味引药入肢节筋骨，通通经络血脉，肢节就灵活舒服了。

老师说，见痛治痛，直接用虫类搜剔药强通经络止痛，是粗暴的做法。就像人体烦热就用去火的药一样，要吃顺气的药，要吃调理五脏元真的药。五脏内部能顺利转动起来，四肢外面就灵活了，这是攘外必先安内啊！

为何一个手臂痛的病人，我们却去调他的双关脉，调他的肝脾胸肺，这看起来让人有点费解。原来病人关脉郁，思虑纠结，加上劳累过度，则脏腑气机不顺，当顺其性。所以我们用调肝的玫瑰花，调胸肺的胸三药，让整个气机左右转动起来，这是顺其性，先把郁脉解除了再说。

而劳累过度，搬抬重物，又与水湿打交道，中医认为劳倦伤脾，脾主四肢，水湿也伤脾，加上思虑过度，劳伤的还是脾阴。所以我们应当养其真，故而用脾三药，炒薏苡仁、芡实、山药，以养脾的真元。

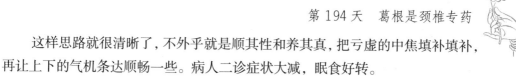

这样思路就很清晰了，不外乎就是顺其性和养其真，把亏虚的中焦填补填补，再让上下的气机条达顺畅一些。病人二诊症状大减，眠食好转。

我们来看这七味药，用鼎法来分析，同样是升降有序，真元得养。山药、芡实是养其真的；而玫瑰花、桔梗能顺其性，让气机往上条达，以解其郁；炒薏苡仁和枳壳，一个降气，一个除湿，是降其浊的思路，让身体败浊之物下行。

这样清气能出上窍，四肢头面浊阴能归六腑下行排泄出去，中焦真元得养，整个方子升降出入就非常有次序。所以不要看这方子小，这小方也是在调升降，用鼎法啊。

第 194 天　　葛根是颈椎专药

9 月 25 日

◎ 重用葛根治颈僵头晕

今天这个病人是个本地人，蔡某，五十多岁，肥壮，头晕，脖子僵硬有一年多了，1 个月前加重，住院 37 天。在医院里做了小针刀、拔罐、按摩，有所缓解，但依然僵痛难受，走路连腰背都有些板直。

向辉先帮他做背部按摩，放松肩背，当让他把手臂举起来时，他都非常吃力，整个背部肩膀都板结成块了。向辉说，你平时运动太少了。他说，我有运动啊！

向辉说，那你怎么运动的？他就摆手给向辉看。向辉天天都站桩练武，一看就笑着说，你这个能叫作运动吗？活动都谈不上，根本起不到拉伸肩背部的效果。来，看一下，我做个你看看。向辉轻而易举地把两只手往背后一搭，就接在一起了。

老师在旁边也说，对！就是要这样，那些关节肌肉，你锻炼不到，它就长成块了，板结了。病人看后也明白了，原来自己以前所说的锻炼没有掌握到方法，只是轻描淡写，隔靴搔痒，于身体并无大益。

然后老师就给他把脉开方，脉滑大，痰湿非常重，痰湿上泛，所以眩晕，用白术泽泻汤加天南星和白芥子。白术泽泻汤治疗痰浊上泛的眩晕效果很好，但用量要大，加天南星、白芥子能够化顽痰。

病人问，那我这颈椎怎么办？老师说，都是一个道理。痰湿重，清阳升不起来，所以用化痰的药，还要用升清阳的药，升清阳用桂枝汤加葛根。

病人又问，为什么医院检查不出什么毛病？老师说，有些病人检查出颈椎有问题，侧弯或者增生，但他并不痛，也不影响活动。有些人没有检查出器质性病变，脖颈却僵硬疼痛。这检查结果和痛不痛不成正相关。你这个头颈问题，从中医角度来看，就是风寒闭阻经络与痰湿交结在一起，导致膀胱经、督脉运行不利，处于寒邪收引状态，清阳升不上去。这种功能性的异常，仪器是检查不出来的。

中医诊断为眩晕、痉证，辨证为风寒郁闭、痰湿阻络、清阳不升。治法为化痰降浊、升阳发表。方药为：白术 30 克，泽泻 30 克，天南星 15 克，白芥子 15 克，桂枝 15 克，白芍 20 克，生姜 20 克，大枣 5 枚，炙甘草 8 克，葛根 80 克，小伸筋草 15 克。3 付。

我们问老师，葛根 80 克，没有听错吧？老师说，没错，就是用 80 克。葛根这味药很好，既可以解肌发表，也可以升阳止泻。葛根重用能够升阳明之津上润太阳之经，令经脉痉挛得以柔缓。颈椎部位经络不通少不了这味药。葛根可以大剂量使用，因为它甘味重而辛味轻，故虽凉而不伤人，虽能发表解肌，升阳透邪，但透发力又不猛烈，非常好用。

病人吃完 3 付药后，复诊时说，这一个月来脑袋都没有这么清醒过，虽然颈椎肌肉还僵硬，但人却不显得那么烦躁难受了。老师说，效不更方，击鼓再进，葛根加到 120 克，再服 3 付。

通过这个病例，我们发现很多颈椎病只是经络气机循环不流畅，并不是什么大问题，还没有到用小针刀的程度，只需要把经络气机上下疏通，把阳气升上来，把痰浊降下去。这个升降掌握好了，重用葛根，可以达到药到病缓、方到痛减的效果。

◎白术泽泻汤脉药对应图

首先，我们看这个脉药对应图，它是由两个经方组合而成。一个是白术泽泻汤，治疗支饮苦冒眩。仲景说，饮邪浊阴占据清阳之地，这诸阳之会的头部便会觉得眩晕，这种情况下，单用白术、泽泻两味药就管用。白术守住中焦，除湿健脾，泽泻在下焦，引水下行，使不上逆。两味药正是治水绝配。

另一个方是桂枝汤加葛根，这个方子治疗颈背部僵硬，清阳到不了经脉，为寒邪所收引，拘挛而作痛。桂枝汤，外证得之解肌和营卫，内证得之化气调阴阳，就像给身体一团能量一样，在葛根的带领下，直达颈背、头脑，所以服用后头脑为之清醒，肩背为之轻松。

葛根是治疗颈部的专药，对于颈源性的头晕头痛，病人每因劳累过度，引起头颈肌肉持续收缩而头晕头痛。葛根既善于升清气，也善于解肌表，它对头颈背肌肉疲劳、拘挛收缩，大有缓解之功。所以老师治疗颈椎病基本上必用葛根。此药平和而有效。至于左右关部，还加了小伸筋草、天南星、白芥子，这是随症加入，舒筋除湿，以化顽痰。水饮日久和顽痰一样坚固难化，用天南星、白芥子这些气味比较锐利的药，可以把胶结粘连在经络中的顽痰伏饮刮下来。

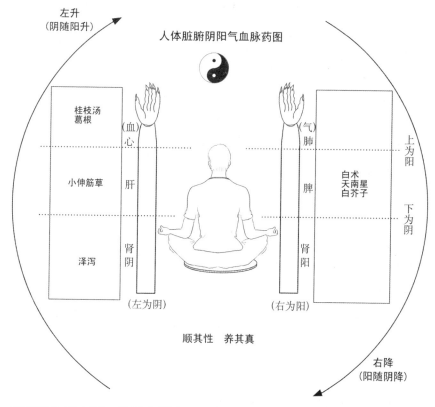

人体脏腑阴阳气血脉药图

左升（阴随阳升）

桂枝汤
葛根

小伸筋草

泽泻

（血）心

肝

肾阴

（左为阴）

（气）肺

脾

肾阳

（右为阳）

上为阳

下为阴

白术
天南星
白芥子

右降（阳随阴降）

顺其性　养其真

脾胃乃生痰之源，脾胃中州水土不化，痰浊才会上泛头颈胸部。所以治疗头颈部的逆痰，必须要拔根于脾胃。脾胃根源的痰得以降伏，则上焦头颈胸部的痰浊不攻自灭。治痰治其脾胃，此擒贼先擒王也。这也是脉药图中把化痰之药重点放在脾胃中焦的道理。如同拔草，你把下面的根拔了，草自然长不起来。痰饮能够源源不断上逆，是因为脾胃里头痰根牢固，我们治病必求其本，治痰不离脾胃。

白芥子是化皮里膜外痰结及胸膈寒痰的妙药，天南星是化各类胶结顽痰的妙药，两味药主要是从祛邪的角度来使用，使这些痰阻经络得到清除，这样邪去则正安，清阳之气就得以流通无碍。这两味药可以说是清除经络血脉粘连胶痰的清道夫。

第 195 天　一个养生酒方

9月26日

上午，药材公司再次送来桂枝尖，原来上次送来的桂枝尖，老师一尝就说质量不行，要退货，这次药材公司把最好的桂枝尖送来了，价格也高了好多。现在药材公司都知道老师进药看的是真伪优劣，价格不在考虑范围。

老师尝了一下桂枝尖说，入口味甘，回辣，这药材还可以，就要这样的。我想象的桂枝尖应该是更好的。送药的人说，这已经是精品中的精品。老师点了点头。

一个过来交流的学生也说，药物有道地优劣之分，效果有天壤之别。有个女性中医爱好者流产了六次，在医院里开了不少保胎药都保不住，最后用了温经汤，选用最好的桂枝，结果治好了自己的病，顺利生育。她感慨地说，用温经汤，如果没有上好的桂枝，效果就不可能像《伤寒论》里说的那样。

确实，没有好的桂枝，温通经脉、助阳化气的力量大减，本来宫寒难愈，生养孩子就像冬天春寒之地草木不生一样。我们要让子宫由冬寒状态进入春暖夏温状态，这时便非用上好桂枝不可。同理我们看桂枝茯苓丸，为何能治疗子宫寒凝血瘀，如果只用活血化瘀药，不用桂枝助阳气化，效果便大减。桂枝能把阴成形的积块，变为阳化气温通开来，积块自然消减。

从西安过来一个病人，男，45岁，背上长满了痤疮，手脚长了很多风湿疙瘩，还有心脏病。老师上次把他寸脉是起不来的，说他心血不足，可以喝一种养生药酒。结果他喝完药酒，背上的痤疮就全消了，而且手脚的风湿疙瘩也缩小了。这次他来复诊，就一句话，还要这个药酒方。

老师就把《集腋成裘本》拿出来，叫我们把这个方子记录下来。还叫我们把方子抄给病人，这个方子可是很好的养生药酒。老师希望病人保存好这个方，以后就不用从西安那么远跑过来了。这个方子可以增强他的体质。

方子为：灵芝、鹿茸、黄芪、蕲蛇、玉竹、虎杖、制何首乌、天麻、枸杞子、红花、人参、熟地黄、木瓜、远志。上方共 500 克药，可泡 10 斤酒。灵芝的分量要大于20%，即 100 克，鹿茸的分量要少于10%，即 50 克。

老师说，这两味药是此方的关键，其余的药依脉象而作调整。这个养生药酒方可以治疗很多疾病。凡气血亏虚，肾精不足，属于虚劳体弱者，身体是纯虚的，并无明显湿邪阻滞，都可以用这个方子来调理。符合《内经》"虚则补之"的道理。

病人说，是啊！喝过后就觉得很舒服，睡觉也好多了，胃口也比以前好了。

对了，大夫，我这个痤疮、风湿疙瘩是怎么回事？

老师说，在中医眼中，所有的痤疮、风湿疙瘩，甚至肿瘤包块，看穿实质，就是一个顽痰，一个黏痰，一个死痰。怪病都是痰作祟，你体内痰湿重得很，痰湿一日不去，身上的痤疮、疙瘩就一日不绝。但去痰湿的根本不在除邪，而在扶正。人体正气、心肾功能真正起来后，风湿疙瘩就会被化解。这些风湿疙瘩老去不了，说明身体还比较虚。

《内经》说，至虚之处，便是容邪之所。你经络气不足，那些痰浊便留那里不肯走。等你正气一鼓足，它们就留不住了。好像河道水满，那些垃圾通通都被冲走一样。我们用这个养生药酒，目的就是制造河水（补气血生津），借着酒力（活血化瘀）冲刷掉垃圾。垃圾去，则痤疮、疙瘩愈。

他问老师，这样喝能彻底好吗？老师说，会好些的。你皮肤爱长疙瘩，是心脏功能不强的表现，所以周身上下血脉不够流畅，容易停留杂质，所以这药酒方里就有温通心脉强心的药，也有化痰湿的药。但你回去还是要忌口，那些鸡蛋、牛奶、肥肉、糯米，黏黏腻腻，像痰湿那样，难于运化，这些东西就别吃了。

病人又问，那我该吃什么呢？老师说，吃素最好，少吃荤，多长寿。多吃素，少生病。你这身体就是要多吃些清爽的素食。你看我们，都吃素，气色都透亮得很。病人点了点头。

老师中午看到川仔睡在长凳上，便跟川仔说，养生要坐卧不当风，走路须挺胸。这长凳后对窗，前对门，风直冲而过，叫穿堂风。穿堂风最忌讳，对健康非常不利。所以很多人得病都是有原因的。你们以后除了要注意研究生活习惯或饮食方式对身心健康的影响，还要注意研究家居环境对身心健康的影响。

第196天　气虚是因，血瘀是果

9月27日

◎ 莲子与梨儿

早上，郑姐在外面帮张琳剥莲子心，原来张琳要做莲蓉月饼，上次大家吃的是山楂月饼，消食化积，酸甜可口，吃第一个就想吃第二个。这次张琳做莲蓉月饼，健脾和胃，更值得期待！而莲子心老师则交代要另外晾干，以作药用。

老师在旁边说，别小看这莲子心，功用大得很。莲子心苦寒，能泻心火以安神，泻肝火以降脂，降胃火以除烦渴，一次用三五个就够了。如果用多了，苦寒容易伤胃，把心火降得太厉害了，反而没有胃口。《温病条辨》说，莲子心由心走肾，能使心火下通于肾，又回环上升，能使肾水上潮于心。所以民间常用莲子心泡茶饮，对于心肾不交、阴虚火旺的失眠患者是对症的。

这两天向辉总是泡雪梨水喝，原来秋燥到了，在药房一抓药就是一上午，根本没时间喝水，等到想喝时口唇已经干燥，所以他就搞了几个梨切碎泡水，喝后咽喉就隐隐甘润，因为梨是酸甘的，酸甘能够养阴生津。

谈到莲子和梨，还有一个精彩而又悲痛的妙对。大文豪金圣叹，受"抗粮哭庙案"牵连，被朝廷处以极刑。在刑场上，他两个儿子，一个叫莲子，一个叫梨儿，哭得悲痛欲绝。金圣叹更是心痛难忍，但他却从容不迫地说，哭有何用，我出个对联，你们来对！于是吟出上联：莲（怜）子心中苦。两个儿子在地上跪着哭得都快要断气了，哪有心思对对子，一时也想不出怎么对。将要行刑时，金圣叹看两个儿子都对不出来，于是自己稍加思索说，起来吧，别哭了，为父为你们对下联。接着，金圣叹吟出了下联：梨（离）儿腹内酸。旁听者无不动容。

莲子是苦的，梨儿是酸的，它可以代表人的七情，也可以作为药性来治病。中医用五味来调七情，还是有它的道理的。苦能降心火，酸能敛肝阴以生津。

◎ 元气才是气血运行的动力

今天本地的一个患者黄某来复诊，女，40岁，胸闷伴头晕1周。她说喝完药后，头不晕了，心胸宽松了很多，睡眠也明显改善了。

老师又问她，大便怎么样？她说，比以前排得顺畅，颜色偏黑一点，容易黏在马桶上。老师说，那是瘀血痰浊，是在排病邪，你这脉还没有彻底好转，还要继续服药，守用原方。

我们照三天前的方子再抄了一遍，是血府逐瘀汤。方药为：桃仁 10 克，红花 6 克，当归 10 克，川芎 10 克，赤芍 15 克，生地黄 10 克，柴胡 10 克，川牛膝 10 克，枳壳 10 克，桔梗 10 克，炙甘草 8 克。3 付。

老师说，用行气破气或活血逐瘀的药，把那些气滞瘀血打通后，人会显露出虚象的本质，再加红参 10 克。元气才是气血运行背后的动力，是真正的幕后老板。所谓瘀血只是标，元气亏虚才是本，气虚是因，血瘀是果。

这病人再来复诊时，胸闷全好了。虽然这算不了大病，但病人就是不舒服，心电图检查正常，用了上述汤药，胸中气机就顺了，就不闷了，睡觉也好了。

病人问老师，这胸闷是怎么回事？老师说，你双关脉郁，是生气多了，气滞则血瘀，胸为血府，血瘀则闷痛不适，平时要少生气。一生气，这股气就堵在胸中了，要上不上，要下不下，要左不左，要右不右。人活着就活那口气，两三天不吃饭饿不死，但是两三口气憋在那里却会死人。

你看，你气得嘴唇都乌紫了，你要把这个性子好好改改。要不然，我今天帮你治好了，你明天气坏了，又来找我，这样轮回循环，如拉锯战，你图个啥，我都觉得没意思。你这个胸闷就像十字路口堵车一样，胸中血府是承上启下，联左贯右的，你站直把双手平举起来，看看像不像一个十字路口？连通上下左右的交汇点就在胸。你现在刚开始是胸闷，以后还会头晕眼花，腿抽筋，上楼没力气，双手风湿痹痛，这些因为胸闷生气堵住了，——都会出现。

她点了点头说，是的，我现在有的时候也头晕，晚上睡觉有时会抽筋。洗衣服碰凉水时，手有时还会痛，是不是凉水碰多了？老师说，生气多了是主要的，凉水碰多了是次要的。

◎ 血府逐瘀汤脉药对应图

为了方便领悟这个汤方，我们来看脉药对应图。这个脉药对应图够清晰的了，病人脉象双关郁。老师说，如果双关脉郁，偏涩，舌下静脉曲张，唇暗的，病在血分，我们就用血府逐瘀汤。如果双关脉郁，偏弦滑，嘴唇没那么暗，舌下静脉曲张没那么明显的，病在气分，我们就用加强版逍遥散。这就是为何同样是双关脉郁，却选择不同用方的道理，都是因人而异。

这个脉药图里，主要针对的还是左关部，肝体阴而用阳，在这里用桃红四物汤以养其真为主，还能够活血逐瘀，配上柴胡顺其肝部条达之性，加川牛膝引瘀血下行。这样有四物汤养其真为底，柴胡顺其性，川牛膝、桃仁、红花破瘀降其浊下行，这一个脉点上就蕴含着鼎三法。这样肝这个部位圈子就转起来了。清阳得升，浊阴得降，疏泄之性得遂，不足的真元得补，郁脉自然解除。

老师治疗闭经、月经不调这些妇科杂病，主要也是调这个脉点，也用这些药。因为女子以肝为先天，经水不调多属气逆，心烦潮热多是郁生。把这气机上逆、郁结解除了，使肝体得养，肝性得遂，何患疾病不除。这也是四物汤加减变化成为女科百病良方的道理。

我们再看，右关郁滞，偏涩，郁滞是气机升降卡在那里，偏涩是精微物质亏少，即脉诀里说的，涩为血少或精伤。这种情况我们也是分两步，郁滞于中焦者，我们就去升降它，枳壳、桔梗一降一升，把中焦郁滞打开，炙甘草能缓急补中养脾，可以养其真，这样简单的三味药也符合顺其性、养其真、降其浊的大法。这样左边血分流通，右边气机旋转，左右气通血活，郁滞得除，胸闷便解。

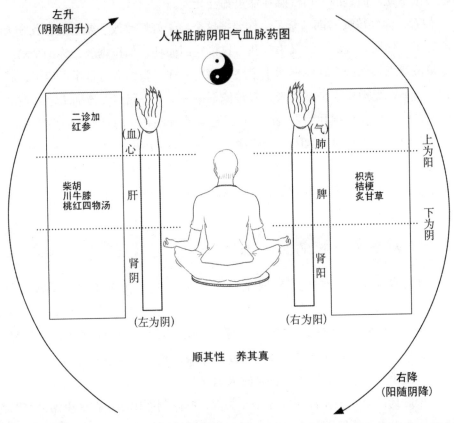

复诊时加入红参，无非就是照顾到心为君主之官。所有血脉的流通，都需要心脏这个强大的后盾。心脏动力足，就像河水源头水量充足一样，周身气血周流就通畅无阻。

◎ 王清任的六个逐瘀汤

老师说，病人有胸闷、唇紫暗、脉涩者都可运用血府逐瘀汤。王清任《医林改错》里的六个逐瘀汤都非常有用，给你们布置个任务，你们三天之内把这六个逐瘀汤都背下来。六逐瘀汤介绍如下。

通窍活血汤乃治疗头面部瘀血神方也，方药为桃仁、红花、赤芍、当归、川芎、老葱、生姜、大枣、麝香、黄酒。方歌为：通窍全凭好麝香，桃红大枣酒葱姜，当归川芎赤芍药，表里通经第一方。

会厌逐瘀汤是治疗咽喉部瘀血的良方，方药为桃仁、红花、甘草、桔梗、生地黄、当归、玄参、柴胡、枳壳、赤芍。方歌为：会厌逐瘀是病源，桃红甘桔地归玄，柴胡枳壳赤芍药，水呛血凝立可痊。

血府逐瘀汤乃治疗心胸中瘀血奇方也，方药为桃仁、红花、当归、生地黄、川芎、赤芍、柴胡、桔梗、枳壳、牛膝、甘草。方歌为：血府逐瘀生地桃，红花归芎草赤芍，柴胡桔梗枳牛膝，血化下行不作劳。此方广泛用于冠心病心绞痛，乃至周身瘀血疼痛等各种病症，舌质暗红，口唇紫暗，舌下静脉瘀滞，六脉弦涩或紧。

膈下逐瘀汤善治疗瘀血在膈下，即肝胆经所过的两胁部，周围痞胀不舒。方药为桃仁、红花、当归、川芎、赤芍、牡丹皮、五灵脂、乌药、延胡索、甘草、香附、枳壳。方歌为：膈下逐瘀桃牡丹，赤芍乌药元胡甘，归芎灵脂红花壳，香附开郁血亦安。此方广泛用于肝郁气滞，怒伤两胁及上腹部，导致气滞血瘀，形成痞块诸病。

少腹逐瘀汤乃治疗血瘀少腹及下腹部的妙方，也是妇人调经种子的要方，一般于月经当天服，连服 3～5 付，能令少腹子宫内瘀血因势下导，便于推陈出新。方药为小茴香、肉桂、干姜、当归、川芎、赤芍、蒲黄、五灵脂、延胡索、没药。方歌为：少腹逐瘀桂茴姜，当归川芎赤芍黄，元胡没药五灵脂，经暗腹痛急煎尝（种子安胎第一方）。

身痛逐瘀汤是治疗周身经络血脉被瘀血阻闭的效方，肩痛、臂痛、指痛、腰痛、背痛、腿痛，甚至是周身风湿疼痛久不愈，只要是瘀血阻滞，皆可用此方活血行气、祛风除湿、通痹止痛。方药为桃仁、红花、当归、川芎、没药、甘草、羌活、秦艽、五灵脂、香附、川牛膝、地龙。方歌为：身痛逐瘀桃归芎，红花秦艽膝地龙，灵脂香附没药草，通络止痛力最雄。

老师平时很少给我们安排学习任务，除非是特别重要的知识点，老师才会交代我们要留意。要把六逐瘀汤背下来，老师已说过两次了。老师说，把这六个方子灵活变化用好，在民间你就有本事治疗很多疾病了。

没错，我们当地就有跌打伤科医生，擅治各类痛症。我们上大学时，寒暑假里常喜欢跟他交流，发现他用的就是王清任六逐瘀汤的思路。按部位来辨证用药，在当地还小有名气。他不但开这方给病人内服，还泡药酒给病人外敷，堪称一绝。

第197天 射干麻黄汤的眼目和灵魂

9月28日

◎射干麻黄汤的升降与鼎法

秋天到来，咳喘的病人开始多了。今天这个病人，男，四十多岁，说话的时候痰鸣音很重。他说，老有痰，吐不干净，晚上半夜有时会咳醒。

老师问，用什么方子呢？我们一时没有想起来。老师说，喉中如有水鸡声，我们马上想到《金匮要略》里的射干麻黄汤，"咳而上气，喉中水鸡声，射干麻黄汤主之。"哮喘的病人，喉中发出的那种痰鸣音，就叫作水鸡声，是痰阻气道的表现。

老师说，没错，痰阻气道，风寒外闭，故有水鸡声，宜发散风寒、降气化痰。

我们就把射干麻黄汤写下来：射干10克，生麻黄10克，紫菀10克，款冬花10克，半夏15克，细辛10克，五味子5克，生姜15克，大枣5枚。3付。

当我们以升降之法来看仲景方时，思路便更加开阔。比如这射干麻黄汤，它是如何升降的呢？《内经》反复强调气机要能够很好地升降出入，不可以片刻郁滞，特别是对于脏腑来说，它的升降出入要时刻平衡，不然就容易变生疾患。

这麻黄、射干就是一组对药，紫菀、款冬花也是一组对药。麻黄善于发表宣透，它能把外寒束表的状态打开，射干能够把咽喉的痰浊往下消降，这两味药一往外开张，一往内降浊，一出一入，使得清阳升而外寒散，浊阴降而咽喉清。所以它们便是这首方的眼目和灵魂，也是仲景把此方叫作射干麻黄汤的道理所在。

老师用这首方治了很多咽喉有哮鸣音的病人，效果不错。这种病人大都年纪偏大，有老慢支，一旦着凉，或者饮食不节，肥甘厚腻吃多了，马上呼吸气急，哮鸣音加重。当我们知道这病理后，再看这药理就很清晰了。所谓麻黄不外乎就是把寒邪赶出去，原本身体的呼吸管道受寒就会收引拘挛变小，一变小，气体通过时就会很急，越急喉中发出声音便越响。麻黄可以看成是在帮助管道扩张，它是辛温的，辛主散，温主通。凡物皆符合热胀冷缩之理，我们要治疗这管道冷缩拘挛之象，用药便是偏于温通气化，让它恢复正常的扩张柔软状态，呼吸通畅，其鸣自止。

管道能够扩张开，可黏在管道壁上的那些痰浊怎么办？不把它刷下来，它还是会阻气道，这时射干作用就很大了。《药性赋》说它能"疗咽闭而消痈毒"，咽喉部痰浊痹阻，甚至产生痈毒，这味射干正好派上用场。它是喉科主帅，一般五官科医生都懂得用射干这味药。

我们再看紫菀与款冬花，它们经常配对登场，开方时常连用，加到止咳化痰方里，可以增强疗效。它们俩是一升一降的药对。款冬花，花类药，以前我们提到诸花皆升，这款冬花也不例外，它在冰天雪地里开放，能够在阴寒潮湿状态禀受阳气，而独秀于天地。所以中医取象比类，虽处于这种阴冷的外环境，款冬花仍然能聚足阳气开放，它的辛温宣散之性正适合老慢支，寒饮停胸肺引起肺叶不能很好地宣发开张的症状。紫菀是偏寒凉又能滋润的，《神农本草经》说紫菀能够治疗"咳逆上气，胸中寒热结气"。紫菀苦温，是偏于降气下气的，它还能通利大小便。有经验的医家常在老年人肺气不降，又有习惯性便秘的时候，在润肠思路上稍加一点紫菀，大便就非常通畅，气机也顺了。可见紫菀这味药能够帮助肺气肃降。

这里顺便再提一下，我们到百草园采紫菀时，正逢秋高气爽之际，天地收降，这紫菀的根为入药部位，上好的紫菀能够用根部编成小辫子，叫作辫子紫菀。

款冬花和紫菀两味药，一个用花，一个用根部，一个上走，一个下行，它们两个都偏于作用于肺部，所以能够帮助肺升降开合。心肺能很好地升降开合，气血便能源源不断地正常运行，而不会有郁滞。

我们再看剩下的五味药，它们也很重要，可以分为三组，一组是辛散的细辛，能把痰饮寒闭搜剔开发出来；然后是半夏、五味子，它们俩借助细辛这把钢刷，将搜剔出来的痰浊降伏收降下去，使不逆行；而生姜、大枣调和营卫，给众药提供后力资助。这样细辛顺其性，以助肺部气化，使痰饮不停留；半夏、五味子，性主降收，能往下敛，把痰浊肃降下去，以降其浊；生姜、大枣，调和营卫养其真。这五味药便是微妙的鼎三法，符合人体清升浊降、真元得养的规律。这样整个肺部，升降出入有序，痰浊化散下排有道，周身气机便顺畅起来。

老师说，膈上不宽加枳桔。病人胸肺为痰湿瘀阻，气行则痰行，气降则痰化，枳壳 10 克，桔梗 10 克，可以调胸部气机升降。

老师还加入两味药，一味是云雾草 10 克，此草乃治肺气疾病之良药。此药长于山林树木之上，能吸风饮露，如同人体肺之象，故称云雾草，长于上空，质轻入人体，善于走肺部。还加入胡颓子叶 15 克，此草乃治疗哮喘之良药。

这个病人是简单的方证对应。吃完药后随访，痰少了，晚上再也没咳醒过。

所谓的经方，就是经得起实践反复考验的方子。我们一下子对射干麻黄汤又亲近了不少。寒饮停肺哮喘的病人，我们可不要忘了仲景的这首好方子。

后来广州的医生过来交流时，他说他们用小青龙汤、射干麻黄汤这些方子来治疗风湿关节痛，发现临床上一些老慢支伴有风湿的病人，用了这些方子，没有用特别祛风除湿的药，风湿痹证却大有缓解。后来我们一想，老师常说肺主治节，周身关节为痰浊所阻，也要治在肺。一般怪病多痰，老年人也多痰，痰会存于肺，也会存于经络血脉关节里。我们把肺中的老痰顽痰化散后，其他地方的痰浊也自然会随着消散，毕竟这肺是贮痰之器，是痰浊贼邪的大本营。

下午，刚打开电脑，想写点跟诊日记，老师就打电话过来，叫我们下午到百草园去帮唐师傅种蚤休。我们到了百草园，三位阿姨已经种好了一大半蚤休，她们两个点种，一个铲土覆盖。我们赶忙过去帮忙，三位阿姨都是地道的农村人，非常淳朴，皮肤都晒得黝黑，她们每天都劳动。我们跟她们闲聊，才知道她们根本没怎么去过医院，也很少吃药，身体却健康得很。

蚤休是一种贵重药，今年唐师傅种得比较多，三个阿姨已经种了两个下午，还没有种完。今天下午加上我们这些学生，一个多小时，就全种好了。

阿姨笑着说，人多好干活。我们跟她说，以后百草园有什么中药要种植、收割，尽管打个电话过来，我们那边经常有十来个学生，下午一般都有时间，过来也能锻炼身体，还能学到东西，多好啊！

第198天　治阳痿的大法

9月29日

◎ 强心就是强脑

阳痿是不是一定要补肾？不一定，很多阳痿的病人是情志抑郁，肝不能疏泄导致。还有的是思虑过度，劳伤了心脾，脾主四肢，脾不能向上向下向外运化气血。更有心功能弱的病人，寸脉不足，容易梦恶鬼，背后也经常发凉，很怕走夜路，这就要通过强心来治疗。

今天这个病人，男，35岁，当地人，是个司机，这几样让他占全了。

老师把脉后说，寸脉弱，双关脉郁，肝郁脾滞。你这阳痿不是下面肾虚的问题，是中焦不能疏通，上焦心脏功能不够强大所致。

他说，以前吃了很多补肾的药，一吃身体就胀，不舒服，这是怎么回事？老师说，思则伤脾，谋虑伤肝，你想的事太多了，气都郁堵在中焦，补进去的东西没法吸收。你做人要洒脱点，男子汉大丈夫不要太纠结。

他又问，大夫，我这能要孩子吗？老师说，当然可以要孩子。现在秋冬属于封藏之季，你身体还不够强壮，就像秋冬马要上膘一样，你身子也需要静养。最好是第二年春天再要小孩，那时肾精会比较强壮，孩子也会比较强壮。

他又疑惑地问，大夫，我精子活力差是怎么回事？老师说，两个原因，一个是缺乏运动锻炼，精神压力大，精子活力差，你不能动，精子它自然不能动；另一个是身体痰湿比较重，血脉不通畅，整个人很疲倦，你走不动，精子它也走不动。所以你现在的关键不是补多少，而是要少思虑，减少精神压力，让自己条达放松。这肝不但管情志，它还下络阴器，管阴囊。所以我们治疗阳痿，精子活力差，要解除精神压力，宣风通气。他点了点头。

老师就念桂枝汤加红参，加脾三药、胸三药，这都是疏通心脾的。然后再加入当归、蜈蚣、柴胡，这三味药是打通肝经，助肝疏泄的，帮助气机宣通，起到宣风通气、缓解压力之功。整个方子中，没有一味药是专门去补肾壮阳的，都是以强心疏通为主。方药为：桂枝 15 克，白芍 20 克，生姜 15 克，大枣 5 枚，炙甘草 8 克，红参 20 克，枳壳 15 克，桔梗 15 克，木香 20 克，山药 30 克，芡实 15 克，炒薏苡仁 20 克，当归 15 克，蜈蚣 2 条，柴胡 10 克。3 付。

病人说，平时吹风，容易头痛，这个方子也能治吗？老师说，头痛厉害的，如果川芎都止不住的时候，就用蜈蚣。蜈蚣对于久病头痛，邪风入络的，一样可以治。

果然病人复诊时，头就不痛了，早上也有晨勃了，蜈蚣能入络通络，祛风止痛，还有桂枝汤加红参，强心就是强脑，心脑相连，所以服药后头痛也随之消失。

◎从上中下三部脉论阳痿

我们看这个脉药对应图，乍一看，这方子纯是调中上二焦的，哪有什么补腰肾、壮阳的药物？看起来不像是治疗阳痿、精子活力差的。那它为何能够治疗呢？原来中医是整体调理，哪里不足调哪里，哪里郁滞疏通哪里。

首先我们看阳痿、精子活力差常见的机制，可以从上中下三部脉来论。

第一是上焦心脏阳气不足，心阳为周身动力之源，心主欲，心阳不足后，人体出于自救保护反应，就会出现阳痿，它的目的就是在保护心脏。如果忽视这种自救现象，而盲目用壮阳药，表面上在强壮肾，实则却在消耗透支心脏。所以很多病人都犯了这个误区，用补肾壮阳药来强大肾脏，继续纵欲，最后导致心肌劳损、冠心病、早衰，以致暗中折损寿元，却不知道问题出在哪里，完全蒙在鼓里。

所以老师在上焦用桂枝汤加红参，以强大他左寸脉，并没有主动去壮肾阳，目的是治病必求于本，让他衰弱的心脏修复过来。

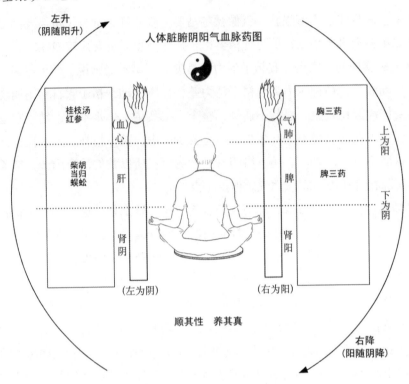

人体脏腑阴阳气血脉药图

左升
（阴随阳升）

上为阳

下为阴

右降
（阳随阴降）

桂枝汤
红参

柴胡
当归
蜈蚣

（血）
心

肝

肾
阴

（左为阴）

（气）
肺

脾

肾
阳

（右为阳）

胸三药

脾三药

顺其性　养其真

第二方面，就是病人既有思虑过度，劳伤心脾，又有肝郁气滞，中焦不通，这也是阳痿、精子活力差的两大原因。脾土为生化之源，脾中精华因思虑过度暗耗掉，这土壤都贫瘠了，就不可能长出强壮的树木。中央脾土亏虚了，不要说是阳痿，周身精神都会委靡不振。所以老师用脾三药补其脾，以养其真。就像给农田锄地施肥一样，令贫瘠的土壤肥沃起来。

施肥得保证土地疏松，土地如果处于板结状态，像水泥地一样，那施进来的肥料怎么能充分运化吸收呢？所以中焦肝脾条达运化正常才是水谷精微吸收敷布的根源。助肝条达，老师用柴胡、当归、蜈蚣；助脾运化，老师用枳壳、桔梗、木香，这样周身上下的气机因为肝脾中央被打通，而能够流动运行起来。老师特强调这一点，他认为，大部分现在阳痿的病人，纵欲过度是一方面，精神压力大，更是不可忽视的原因。所以疏肝畅脾，而不是壮阳补肾来治疗阳痿的观念，是当代中医界的主流思想。用简单的疏肝健脾顺气药，缓解精神压力，通常比用贵重的补肾壮阳药更能解决问题。因为肝郁脾滞的病人，你补肾壮阳，不但补不进去，反而容易郁滞化火，加重痈肿。《内经》中有"肝主宗筋"之说，而阴器又是"宗筋之会"。《内经》又说，失志之人，抑郁伤肝，肝木不能疏达，亦致阳痿不起。

这说明那些经常生气抑郁的人，也容易阳痿。并不是纵欲过度才会阳痿，思虑过度，气郁不达，导致气血暗耗，气血不能到达腰肾，能不腰酸腿软、阳痿乏力吗？

所以治疗大法还是离不开《内经》那句话，疏其血气，令其条达，而至和平。老师说，只要是双关脉郁的，辨证到位，这疏肝健脾的思路就可以治阳痿，而且这个思路还挺不错的。这就是在顺其性，用调肝的柴胡、当归、蜈蚣，畅脾的枳壳、桔梗、木香，无非就是让抑郁之气旋转起来，为我所用。好像大风来临前很闷热一样，来一场大风，人就很清爽舒服了。

阳痿第三方面的原因，才是年老精气衰竭，肾精不足，这是虚则痿，像这种纯虚的才适合虚则补之的思路，用些温肾壮阳的药，但前提是不能纵欲，否则会加重身体的衰老。

可见治阳痿的大法，不外乎就是强上、通中、补下，使上、中、下三焦的轮子能转起来。我们治病要从五脏上中下入手，"观其脉症，知犯何逆，随症治之。"

◎ 一味当归饮治老年便秘

下午大家聚在一起剪切当归，足有上百斤当归。所谓十方九归，当归用量相当大。药房一般不直接采购当归片，因为切成片的中药容易掺假。药房都是直接进当归个子，然后用剪刀把当归尾和当归身剪开。活血破血就用当归尾，补血养血就用当归身。而当归身和当归尾要用轧刀或剪刀切碎或剪碎。

当归味甘辛，性温，归心、肝、脾经，能补血活血，调经止痛，润肠通便。柴胡、黄芩和当归相配，常能引药入肝；红参、酸枣仁和当归相配，常能引药入心；生姜、大枣和当归相配，常能引药入脾；杏仁、桔梗和当归相配，能引药入肺；熟地黄、巴戟天和当归相配，能引药入肾。

古人云：当归为血家必用之药。为何？当归不但补血，还能行血，当归辛芳温润，既能补阴血，也能令阴气流通起来，既不至于滋腻为碍，也不至于亢阳为害，所以能养血活血，调经止痛。可见这一味当归就集顺其性、养其真为一体，既能流动血液，又能补养血液，两方面都吃得开，所以才为医家所广用。很多不学中医的人也知道当归这味药。

当归还能润肠通便，但前提是当归要重用，重用质重直走大小肠，通便下行之力大。赵绍琴老先生治疗血虚阴伤，大肠燥结不滋润的老年便秘，常用一味当归饮，即当归 50 克，浓煎频服，收效甚好。这是由于当归汁液浓而甘，养血的同时还能养津液润肠，中医认为津血同源，当归养血以生津，《药性切用》说当归"极善滑肠"便是这个道理。

老师治疗老年人便秘或妇人月经量少，精血不足，伴随便秘，通常是重用当归、白术，配合润肠三仁药（杏仁、火麻仁、郁李仁），效果比较好。

当地一退休老人，有十年的便秘史，大黄、番泻叶、麻子仁丸、润肠丸、黑芝麻、香蕉、苹果，这些能用得上的招儿都依次用过。不吃药，三五天都没有便意，排便艰难，排出来的大便很细小。老师说这是肠道气津不足，气不足肠管就细小。很多老年人气虚便秘，排便很细。这时要给肠道鼓足气，就像给车胎充气一样。这就是为何老师用补中益气汤配合一些润肠的药，能够从根源上治老年人气虚津亏便秘。肠道气津一足，排出来的大便又粗又大又快。老师说，别小看补中益气汤，只要重用白术和当归，它就是治疗虚秘的良方。

第199天　中医要知常达变

9 月 30 日

◎ 话疗要从性格上来话，用药要从五脏上来调

我们这个时代，物质生活日渐丰富，因为缺医少药而得的病少，但却因为心理情绪性格而得的病多。所谓"身病心治，心病身调"，一个中医师要两手抓，话疗和用药两方面都不可少。

在任之堂，有些病人听从了老师的劝导，把脾气改了，有些就因为看了任之堂的善书而大有启发，还没怎么用药，身体就好了很多，这也是老师要印送《化性谈》的道理所在。老师说，话疗要从性格上来话，用药要从五脏上来调。一切心理疾病离开性格来谈，都很难谈好。离开改变性格脾气来调心理疾病都很难调好。用药也一样，离开五脏升降出入来治病，就缺乏了根基。

今天这个病人，60 岁，男，天津过来的。腹胀五年多，失眠三十余年，检查发现有胆囊息肉、脂肪肝、高血压，浑身上下多处脂肪瘤。

我们看他面相，一脸刚毅，目光强硬。他主动过来跟我们聊天，想要帮忙捣西洋参。我们说，你性格刚强得很啊！他说，是啊！你怎么看出来的？

我们说，很明显，你的眼神告诉我们了。像你这种性格，年轻时风风火火，雷厉风行，容易干出番事业，但年老后身体也容易出事。他叹口气说，是啊！高血压好多年了，一直都控制得不好，胆也经常胀痛，晚上经常烦躁隐痛，睡不着

觉。最难受的就是每顿饭后都腹胀，吃了好多年的药，都没有治好。

我们说，你这些病都是一个病因，王凤仪的《化性谈》你看过没有？不要说是单纯的腹胀，就算是肝硬化腹水，很多这样的病，都是长期生气气出来的。

我们在医院实习的时候，观察过这些晚期腹水病人，绝大多数脾气都刚硬得很。高血压、中风、脑出血、肝癌病人大都有这种脾气性格。病有千般万种，但刚强的脾性就只有一种，这种脾性就像撒网的网眼一样，诸多的病症、病名就像网孔一样，抓住了网眼，所有网孔都能收起来。改改脾性，很多病症都会缓解好转。在任之堂这样的病例实在是不少啊！

他沉思了一下说，你说得很对，以前也曾经有人跟我说过类似的话，我就是这个脾气，但我也没有坏心肠啊！我们说，你脾气太刚了，虽然没有坏心肠，但却把自己的心肠给弄坏了。他说，那又是为什么呢？

这时，太阳正暴晒在二堰桥那一排排白色的水管上，我们指着那些白色的水管说，你看，相同的水管，在外面被太阳暴晒的，老化坏得快，很容易爆裂。而那些在桥底下穿过的，避免了暴晒，就耐用得多，不容易老化爆裂。

他说，是啊！我以前也在工地干过，把管道铺在地下，一是方便美观，二是持久耐用，不容易被阳光暴晒破损。我们笑着说，对啊，脾气刚的人，就像烈日炎炎一样，身上的血管经络都被暴晒得很僵硬，很容易破裂。你可以观察一下周围的人，得脑出血的，基本上都是长期脾气很刚，易怒的。这是因为，一方面刚强的脾气令血管压力变大，另一方面刚强的脾气还令血管紧张硬化变脆。

他望着那一排排水管，良久说，是啊，我以前都没想过这个问题，你说得很对。以前看了那么多医生，都没听他们说过这些东西，在这里你们给我说了，我以后就知道该怎么办了。

◎ 病邪降浊流行图

他非常高兴，就找老师把脉开了方，老师又教他练握固功。老师把脉也说他肝脉弦硬，肠道有积，不能浊降清升，要把他肝胆中的郁气赶到肠道去，然后再把胃肠中的浊气赶出肛门去。于是老师说，这个要按升降的思路来开方，然后就念方。

方药为：穿破石 50 克，玫瑰花 20 克，木香 60 克，山楂 50 克，鸡矢藤 40 克，扣子七 15 克，艾叶 5 克，苦参 5 克，小茴香 6 克，通草 10 克，红参 10 克。2 付。

《清静经》曰："降本流末，而生万物。"《内经》曰："浊气在上，则生䐜胀。"所以，不论是高血压、胆囊息肉、胁胀，还是腹胀，都可以用降浊的思路，把邪气从五脏赶出六腑，赶到肠道中，把肠壁黏膜的积滞化开，然后一并降浊而下。

这个方子里的穿破石、玫瑰花打通肝胆经，解肝郁；木香、山楂、鸡矢藤、扣子七消胃肠积，除胀气；艾叶、苦参，寒温并用，除大肠湿热；小茴香能令少腹胀气消散；通草理顺三焦水道。这十味药都是动药、通药为主，最后配一味红参，静药，补药，防止理气消积的药攻伐太过。

这病人吃完药后来复诊，最大的感受就是吃完药后没那么胀了，大便排得很多，血压也比刚来时稳定，晚上睡觉比以前好了。又继续守方，病人带药回天津。后来我们电话随访，他说，血压控制得很好，吃这药后整个人都比以前轻松了。

我们从这个案例里面得到了一个启发，就是高血压、胆囊息肉这些疾病的治疗，完全可以用通腑通肠降浊法。病人只要能保持大肠通调，浊邪不要留滞在肠腑内，腿脚身体都会比较轻松，气机流动也会比较顺畅，这都非常有利于疾病的康复。

老师说，你们要是弄明白了吃一口饭，喝一口水，从嘴巴进入，最后从膀胱、大肠排出来，这整个过程是怎么走，怎么运行的，如何气化，如何旋转，如何排泄，你就知道怎么去治病了。这是最平常的医学道理，却是最不容易弄明白的。你把平常的生理反应弄清楚后，那么多变的病理反应就不在话下了。中医叫知常达变。

我们再来看老师的用药思路很清晰。整条消化道都是一步一步往下降，胆汁、胰液也会通过输送的管道往消化道排。这期间不允许有郁滞，所以治病就像大扫除一样，从上到下，从里到外，从各个拐弯抹角，把污浊清扫到外面街道，然后再扫进垃圾桶倒掉。所以懂得如何打扫卫生，再懂得人体脏腑浊气是怎样通过消化道排出体外，这样就慢慢渐入医道。诚如《清静经》所说："如此清静，渐入真道。"

最后，就是身病还须心药医，那些来治病的病人，但凡只要能认识到自己性格上的不足，能反省，能做出一些调整，就有利于治病。那些能够从顽症痼疾中恢复过来的病人，并且活得有滋有味，你去观察他们，都是很善于反省自己、调整自己不良生活习惯的人。所以，无论医生，还是病人，都要努力地做这方面的工作。

今天是中秋，晚上老师设宴请大家共聚晚餐，摆满了两大桌，十几个学生，加上老师的亲戚好友，坐满了两个房间。我们今天也收到很多朋友及全国各地病人贺中秋的短信。我们走到二堰桥上，大家一起赏月。张琳费了不少心思，做了好几种月饼，都是在任之堂药炉子里烘烤出来的。

第 200 天 百合固金汤的歌诀

10月1日

◎百合固金汤治喘咳痰血

今天是国庆第一天，和昨天中秋一样，老师节假日不但没有休息，还要加班看病。我们发现这一条街上的大部分店铺都关门了，旁边的餐饮店，还有下面几家维修店，都休假了。在这条街上，只有老师的药房还开着，学生众多，病人满屋。

医不叩门。老师说，药房没有理由关门，所以即便是外出，也要有人坐镇。所以任之堂一年真正放假也就年底的三五天。

秋燥伤肺，《内经》说秋善病咳嗽。咳嗽咳久了，往往导致肺肾阴虚，咳痰带血，这是咳伤了肺络。这几天也碰到了几个这样的病人。

今天这个病人，女，35岁，略瘦。咳嗽月余，痰少，咽干口燥，心烦气热，咽喉部老觉得有东西。喝了雪梨膏，能缓解，但不能根治。

老师把脉，又看舌头，双脉沉细数，明显舌质鲜红，舌苔少。老师说，用百合固金汤。百合固金汤能滋养肺肾，又远离苦寒伤胃。咳嗽月余，痰少，是肺部津液不足，燥热之气上亢。咽干口燥，心烦气热，大有水亏火旺之象。所以抓住主症，舌红少苔，脉细数，就可以用金水相生、滋养肺肾的百合固金汤。

我们就背百合固金汤的方歌，结果发现忘了第三句，经老师提醒才补上。百合固金二地黄，玄参贝母桔草藏，麦冬芍药当归配，喘咳痰血肺家伤。真惭愧，还要老师提醒，方剂平时用得少了，虽然会背，但也容易淡忘，看来平时还要加强。

古人云，拳不离手，曲不离口。目的都是练到炉火纯青，练到骨子里去。练在平时，用在及时。那些对某一技能可以随机应变、脱口而出的人，都是背后下了大功夫，这叫厚积而薄发。背方歌口诀也是这样。

病人问，为何我每年秋天都要大咳一次？老师说，秋宜收，你木火太旺，故人消瘦，盗用肾水，容易肾虚。木火刑金，肺脉就亢得很，秋气收不下来，你性格又好强，往上冲，碰撞在一起，便咳血了。病人问，我这个什么时候能治好？老师说，喝几付药后会好些，但你脾气不改改的话，是不可能彻底治好的。

病人吃药后，果然咽干、燥热、咳嗽症状大减。雪梨膏力道不够，缓解不了的燥咳，而百合固金汤用上就缓解了。养阴润肺肾的力道，还是这百合固金汤强一些。

◎从浇水与降雨看百合固金汤治燥

百合固金汤，从脉象来看，是以滋养左路关尺、清降右路寸部为主。左尺阴虚，左关肝血少，故脉见细数，用生地黄、熟地黄、当归、白芍，既滋肾阴，也养肝血。病人脉象亢盛，下焦的水涵不住上越的话，就肺部燥咳不止。

燥是什么？我们可以取个象，就如同烈日下，沙漠之中，被晒得快要干枯的树枝一样，那就叫作燥。燥邪最容易伤肺脏，因为肺为娇脏。它主皮毛，上应咽喉，人体水分的减少都是从上往下、从外往内的。这是身体进化的自救反应。水分的流失都是先流失外周的，而水分要能够漫到外周去，也要脏腑根部能吸饱水。所以从这树枝干枯的象我们必须考虑到这树根部吸不到水了，土壤太干燥了，没有水去养根，水如果不去涵木，木自然容易干枯。故而我们必须先对它根部的土壤进行浇水。

人体脏腑之根在哪里？在肝肾，肝血肾精是濡养根部的。这里用生地黄、熟地黄养肾精，当归、白芍滋肝血。目的便是让脏腑的根部汲取足够的阴液，这样脏腑的华盖——肺才能够柔嫩，从枯燥状态恢复过来。

诚如佛经所说："譬如旷野沙碛之中，有大树王，若根得水，枝叶华果悉皆繁茂。"这大树王之所以能够枝叶华果繁茂，便得益于它的根深，能汲取到足够的水分，没有水分的话，大树王也滋润不起来。

是不是只浇水就够了？我们想一下，大旱的时候，你把水井抽干了，用来浇农作物都不够。所以用地水来救燥，是一时的，真正要救燥，靠的还是天水。天比地更至大，更广阔。天雨一场，泽被更久远。

这病人肺脉上亢，五心烦热，整个人就像干旱的天气状态，下面不断上升过来的津液不够上面的消耗，故而有阴虚火旺、水亏热亢之象。用熟地黄、生地黄、当归、白芍只是从下面滋其阴涵其水，但还不能真正解决上面火旺热亢的干燥天气。

这时我们就看百合固金汤另外六味药，是专门针对肺部的。肺为天空云朵，用这玄麦甘桔汤，滋阴清热润燥，加百合、贝母，更能够往下顺降肺气，如天布雨，六味药共同起到滋阴润燥、肃降肺气的作用。就好像久旱的天空来了一场甘霖雨露一样，大有久旱得甘露的意味。这样一场雨下来，就把燥热的根本解除了。

我们看整个方子，有下面浇水救燥的生地黄、熟地黄、当归、白芍，也有上面降雨救燥的玄麦甘桔汤加百合、贝母，这样上滋下润，燥热消除。所以用药，既要清降肺火，也要滋养肾阴，使金水相生，肝血濡养，上下交通，则病易愈。

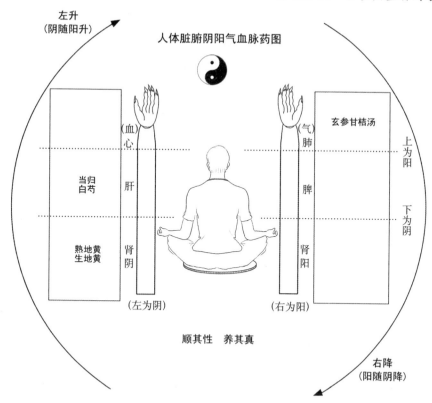

这样我们对舌红少苔、脉细数的咽干燥咳用百合固金汤，抓住这个主症不放松，理解就更深刻了。于是作歌诀曰：

> 百合固金治咳嗽，阴虚火旺痰不多。
>
> 舌红少苔脉细数，抓此主症不放手。

◎ 一篇精彩的留言

节假日期间，比平时增长了一倍的病人，结果不得不把一部分病人推到下午或第二天看。今天，我们期待着"如是我闻"的到来，因为如是我闻在老师博客上留了言，我们与他也素未相识，但文如其人，能写出这种文字来的人，肯定极有气质，极不简单。我们把他在老师博客上精彩的留言摘录如下：

禅宗"不立文字，教外别传，以心传心"，代代心口相传。中医虽不至此，然心法感悟，若非师徒相授，亦实难明了！四年前，余于偶然之机缘，涉猎灵素及长沙之学问，遂一发不可收拾，日夜颠沛于斯，流离于斯，以复兴中医为己任。然内经虽妙，苦失外经。伤寒固好，苦失胎胪。外经既失，则止知理论，不知运用；胎胪既失，则止知祖方，不知药解！惟求之于后贤，然金元四家争鸣，明清各派攻讦，吾等后学，歧路亡羊，不知所从。一度以火神为明灯，然四届扶阳论坛喧嚣过后，窃以为有走火入魔之嫌。阴阳互根，吾不知其谓！一朝灯灭，意冷心灰。医籍充栋，不知旨归。不意读到任师与太爷之传奇，从抓泥鳅到放风筝，从霜桑叶到凉井水，从张道长之"蒸笼炊饭"气化论到李道长之……未尝读过一医书，令人如此豁然开朗。高人指点，何其重要；曾陈二兄，何其幸运！十月一日，后学将前往十堰拜谒任师，企盼有缘随任师上山采药，未知任师准否？曾陈二兄可为引荐否？

我们任之堂经常有高手过来过招，学生们更是无比欢喜，无比希望热爱中医、修学中医的高手过来过招。这一次的国庆节也有一些中医学子过来，所以大家都在猜谁是如是我闻？

第 201 天　心神清静方知医

10 月 2 日

我们发现很多中医爱好者都是带病来学医的，所谓医门多疾，无病很难有深刻的医心。今天也有几个中医爱好者想留在任之堂跟老师学医。

老师说，适不适合学医，把完脉后再说。寸脉太亢、气机太乱的，不适合立即学医。这几个学生问，为什么呢？老师说，身安而后道隆。你好比是个钟表，如果钟表显示的时间不正确了，根据它的时间去校对其他的钟表，能校得准吗？你又好比是个秤，如果秤本身都称不准了，还能够把它当成称东西的标准吗？学医首先要把自己的身体调准，才能够把病人的身体调准。诚如《内经》所说，常以不病调病人。又说，以平为期。说的都是自己这杆秤要准，自己心中这架天平要平。湖面之水平静可以照万物，何况心平乎？心平气静是学医之基。

学生又问，怎么做到号脉时心平气静？老师说，素食可以让人气血干净。比如两杯水，一杯浊水，一杯清水，浊水浑不见底，清水却可以一目了然。所以水要先清，才能见万物。人神要先清，才能觉察到平时难以觉察的细微变化。

学生又问，怎么让心神清静下来？老师说，《清静经》说，夫人神好清而心扰之，故澄其心而神自清。你把心静下来后，就像一杯浊水放那儿不动，不去搅动它，自会慢慢沉淀，水便清了，一样可以照见万物。所以饮食清淡能够让浊水渐渐地变为清水，拥有一颗平静之心，能够让水不动乱而成透明鉴照状态。两方面都很重要啊！

学生又问，余老师，为什么来任之堂学习，都先要求背《清静经》《道德经》？老师说，得道多助，你在道的层面上把握好了，更能够灵活驾驭术。这是高屋建瓴的学习方法。学药主要是要靠你去领悟，其次才是去记诵，但你若不先记诵些经典，领悟便无从下手，好比巧妇难为无米之炊。这领悟经典靠的是静功夫。佛门修行到一定程度都讲究要闭关，要进入甚深禅定，为什么呢？深思才会真正有得。人平时的浅思考，就像浅睡眠一样，养不了精神，要不得。学医也要能够进入深思状态，就像人需要深度睡眠才有精神一样。我们看鸡孵卵，猫捕鼠，它们都是制心一处，心平气静，不受外界干扰，进入深深的静定之中，才能够制造些神奇。

诵《清静经》，还要照《清静经》去做，你的心能真静下来，那么你学习什么都容易学进去。为何其他专业本科都是四年，而学医却要五年？可见医学里面需要学习实践的东西太多了，如果你没有一颗清静的心，这些东西你们是学不进，记不住，也悟不透的。

第202天　简便验廉的养生小法门

10月3日

◎ 拍百会——升清阳

每天看病，都会碰到一些常见的小病小痛，比如头晕头痛、颈椎不利索、落枕、眼花鼻塞、手麻、肩痛、胃胀、乳房胀痛、腰痛、腿脚抽筋等。

有很多病症，任之堂可以通过一些简单的外治法，还有一些中医小方法，就大大减轻这些病痛，甚至完全好了。老师说，这些小招小法，不一定非得要我们医生做，病人自己学了，也能够自我保健。这样很多小毛病，一方面不用很辛苦地到处求医，另一方面还可以节省很多没必要的付出。

所以老师希望我们把任之堂常用的一些中医小招法整理出来，让更多的患者能够学习后受用。这样也就不至于一有病痛，便慌了手脚去寻医。毕竟连《伤寒论》的仲圣，也不鼓励大家一有不适就马上服药。他说，四肢才觉重滞，即导引吐纳按摩，不要让自己肌肤九窍闭塞，这样病邪就不会深入。如果又能保持让自己五脏元真通畅，那就能经常保持健康。而这些所谓的导引吐纳按摩之术，其实就是中医未病先防、有病早治的一些招法。而我们任之堂常用的一些小招法，目的无非就是顺其性，养其真，让五脏元真通畅，病邪自然消于无形。

第一法，拍百会。

有天早上，我们路经菜市场，有个阿姨叫住了我们说，你们余老师是不是会祛邪啊？他能不能治一些异病，我有个朋友就得了这病。我们便问她，你从哪里看到余老师祛邪啦？她说，我上次看病时，看到他在打一个病人的头，那个病人头晕晕沉沉的，打完后就说清醒了，好了。

我们笑着跟她说，那不是在祛什么邪，也不是治什么异病。那个病人是脑供血不足，左寸脉力道不够，老师帮他拍百会，是把他的气上调到头面来。

有人又问，这脑供血不足是血不足，怎么拍拍血就会足呢，这不大可能吧？其实这很好理解，中医认为血随气升，气为血之帅，阴随阳升，阳为阴之先导。老师拍百会，是因为百会是人体诸阳气之会，一拍打就把周身的阳气调了上来，阴血也随着聚上来，这样脑供血不足的状态就改善了。所以拍完后病人头晕好转，鼻塞也通了，甚至有些病人觉得眼睛也亮了，整个大脑都灵活了，就是这个道理。

有一些脑供血不足的病人，他们吃了不少补血的药，发现改善不大，但是通过这般拍打，效果却很明显。老师说，补进来的血需要这股阳气去气化，才能够向上养脑窍，如果缺乏这股阳气，它就是一团死阴，蒸腾不起来。我们帮他拍打百会，就是增强阳化气的功能。很多鼻流清水的，你一拍打完，鼻窍一开，清水就消失了，这就是阳化气的表现。

所谓拍打百会就是用掌在病人头顶上用适当的力度拍打，一般二十秒到一分钟就有明显效果。拍打百会的适应证，主要是头部阳气不足引起的头晕鼻塞，鼻流清涕，整个人晕晕沉沉的，缺一股阳气，头脑不清爽，看东西也昏花。

◎踩脚法——降浊阴

第二法，踩脚法。

踩脚一般是拍打完后，让病人自己去做的，它能够导浊气下行。踩脚对于脉势上越引起的失眠、胆汁反流性胃炎、咽痛、痤疮等病症都有一定的效果。

有个外地过来的女病人，有乳腺增生、胆汁反流性胃炎，晚上一吃饱，整夜都睡不好觉，平时觉得咽喉中有团气，吞不下吐不出。老师便让她到外面去踩脚。她看了老师的书后，很敬佩老师，对老师的话言听计从。

老师说，你双关脉郁，双寸上越，以前生了不少气，百病皆生于气，你这个气没法顺降下来，横逆在中焦肝胆脾胃，所以才有乳腺增生、乳房胀痛、胆汁反流性胃炎。这个气降不下来，晚上睡不好觉，脑袋像绷紧了的弦一样，没法放松静下来，所以你想长胖也没法长胖。

她又问，那我这月经量少是怎么回事？老师说，你那气血都让上越的脉势消耗光了，中间关脉又郁滞，气血下不来。女人经水不调皆是气逆。你这个气不往下引导，血就不能很好地顺降下来，所以你只要去跺脚就管用。

于是，她在外面啪啪地跺起脚来，每只脚各跺两三百下。老师跟她说，你那样跺，效果不明显，看看我怎么跺。老师使劲地跺了起来，声音是她的三四倍。老师说，这样跺，你大脑才不会想问题，气血完全往脚下走。人的大脑清静下来，你跺得越累，身体反而会越来越好。她听明白后，就使劲地跺，跺得额头都出汗了。上士闻道，勤而行之。这样的病人治起病来，效果都会比较快。

果然，她第二天来时说，昨天晚上我睡得很好，胃也不胀了。我们跟她说，脚底下很多穴位，包括所谓的消气穴太冲都在那里，你拼命地跺它，那些郁闷的气都通通消掉了。她说，是啊，我跺的时候，放了好几次屁，今天早上排便通畅多了，不知道是不是吃药的缘故。

我们跟她说，这和你跺脚是分不开的，跺脚可以引气下行，你跺完脚后，脚上出了很多汗，湿漉漉的，放了很多屁，你心脉没有那么亢了，所以觉也睡得好了，胃也不胀了。中医叫作阳随阴降。老师昨天把你脉象是阳亢上越，你跺完后，这阳亢上越之火便随着阴浊、脚汗、大便和屁通通往下潜伏。你那气血状态，由心位转到肠位，上下交通，寒热对流，晚上自然睡得好了。

这跺脚法是以降浊阴为主，和拍打百会升清阳是相对的。一个可以治脉势上越，一个就治脉势下陷，寸脉不足。一个像打水一样，从上面把阴血往上打，使阴随阳升。一个像拽风筝一样，在下面把上面的阳气往下拽，使阳随阴降。这样人体上下两端的疾病治疗就有思路了。

老师常说，我们讲这些小招法，但不要乐于小招法，不要被小招法所局限，要看到这些小招法背后的大道。当你们能从升清降浊去摸索感悟时，你可能不用拍打百会，就原始点按按头部的少阳经，把气血调上去，头痛、鼻塞这些阳气不足的状态立即就改善了。你可能不用跺脚，就点按脚上的太冲穴，揉捏三阴交，把气血引下去，烦躁、失眠这些阳亢的气逆现象就消除了。这样的话，有升清降浊的大道指引着，你再去看养生保健书籍，那些方法你都可以拿过来用，只需要观其脉势，随势用之。以上治下，以下治上，以左治右，以右治左，以前治后，以后治前。使得阴随阳升，阳随阴降，寒热对流，虚实互补，则病痛自然慢慢渐愈。

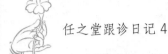

◎ 揉腹法——转气机

第三法，揉腹法。

揉腹法是各类法门里很温和的一种，如果说拍打、跺脚就像武将打仗，那么揉腹法就像文臣治国，不愠不火，所以揉腹法更适合一些慢性虚损性疾病，甚至肿瘤，都可以用这揉腹法保健疗养，不求速见功效，久修久练，无功可见，无德可言，而却人登寿域。

很多养生法门，其实不是我们自己首创的，它不属于任何人的版权，而是人体本身自救的本能。比如这拍百会法，人体自己觉得阳气不够，脑袋不够灵光时，就会拍拍脑袋，噢，这个我明白了。或者在不能决断一些事时，患得患失，其实脑力已不足，这时他自发性都会去搔搔脑壳。这也是通过把阳气调上大脑来、帮助决断的自救，所以皆可引申为拍打百会、按摩原始点。

而跺脚更是如此，形容一个人生气，气得直跺脚，这是很有道理的。因为人气急后，必须通过一种途径来疏泄自救，把身体的损害降到最低。但是很多人忘了这个功能，平时生气，产生了很多不良情绪，却不知怎么排解。很简单，到公园草地上，记住：水泥地板，不如草地黄土地，穿鞋又不如赤脚。你把脚茧跺得越厚，身体就越健康，跺过后，晚上睡觉，脚都是滚烫的，大脑也不想事，一觉就睡到天亮。

我们再看这揉腹法，人体又是如何自救的。原来人在吃饱饭后，有个自发动作，就是摸摸肚子，特别是吃撑了后，他就喜欢捋一捋，这样就会舒服一些。我们从这个象就可以领悟到揉腹法的精髓，凡是病人吃饭消化不良，容易有饱撑感，你再摸他双关脉郁，或者肚子大腰围粗的，这都是揉腹法的适应证了。只要能勤揉勤练，那些脂肪、肠道积滞一化开，真是无毒一身轻，肠通一身劲啊！

有个病人反映，练这揉腹法后，只用了一周多，本来大大的啤酒肚全消了，一下子减了十几斤，这是目前为止我们收集到的揉腹法效果最好的一个案例。病人自己也勤修习练，日夜不辍，有空就揉。揉完后，整个人精神都很饱满。

如果说上面有病要从下面治，下面有病要上面调，如果左右四周都有病呢？当然要从中间来梳理。中间就像十字路口，人体中间的躯干胸腹，特别是肚腹周围，归属脾所管，脾在五行中属土，土能旺四季，脾能旺五脏。李东垣的开创了补土派，徒子徒孙很多。而这揉腹法，不正是外治法里的补土派吗？所以老师只要摸到中焦关部有郁滞的，便说这样的病人都适合去练揉腹法，把里面的郁滞化开后，身体上下左右都有劲了。好比十字路口的车辆通畅后，南来北往都很顺畅。

揉腹法具体操作是：两手掌相叠，掌心贴在肚脐眼上。男的左手在下，女的右手在下。男的顺时针揉，女的逆时针揉。每天早上揉，人精神；晚上睡前揉，睡觉舒服。道家说，若要不死，肠中无滓。若要长生，肠中常清。这揉腹法不单是防病保健的小招法，它更是延年益寿的大道法。孙思邈的《千金要方》也很推崇揉腹法，古人也有仙人揉腹法，有兴趣的人也可以上网去搜索学习。

第 203 天　《伤寒论》与原方原剂量

10月4日

◎ 用经方不违仲旨

今天终于看到如是我闻了，原来他是从中山来的，是一名律师，我们喊他亮哥。同行的还有一位锐哥，也是法律工作者。亮哥说，我是学经方的，主攻《伤寒论》，用脉证对应治好了不少熟人，而且是用《伤寒论》的原方原剂量。

我们一听，按《伤寒论》的原剂量，那不是现在所说的超大剂量吗？亮哥点头说，是的。我母亲两年前发现有早搏，脉象从人迎、寸口、跌阳三部皆切得结脉，四处求医，吃了很多中药，包括炙甘草汤，都没什么效果。我当时就纳闷，脉结代，心动悸，炙甘草汤主之，用炙甘草汤没错，为何无效？思来想去，当时每味药的用量是按常规用量 10~15 克，水煎服。是不是剂量和煮药方法有问题呢？想到这里，把心一横，有是脉，用是药，跟着医圣干，准没错。况且自己几年来应用麻黄汤、桂枝汤、小柴胡汤、四逆汤、温经汤等经方，按原剂量治愈了自己和不少亲友的疾病，从来没有因为剂量出过问题，于是我决定用炙甘草汤原方：生地黄一斤（250克），炙甘草四两（60克），生姜三两（45克），人参二两（30克），桂枝三两（45克），阿胶二两（30克，打粉烊化），麦门冬半升（80克），麻仁半升（60克），大枣 30 枚（按东汉衡制一两=15.625克，东汉量制一升=200毫升换算）。又特地买了一个超大砂锅，严格按照方后的煮药方法：用七碗酒（1400毫升），八碗水（1600毫升），先煮八味，小火足足煮了 3 小时，煮剩三碗，阿胶烊化。

煮好后，我先试药，味道相当不错。观察了 2 小时，没什么不良状况。于是给我母亲喝，每次喝一碗，一日三次，母亲也说这药很好喝。次日一大早，我给母亲摸寸口脉，很惊讶，结脉消失，只是 1 付药啊！我有点不敢相信，再摸人迎、跌阳，亦无结代。再请其他医生诊脉，结论相同。现在两年多了，一直没有复发。

我们也不禁佩服起亮哥的胆识来。我们问亮哥，你是学法律的，也知道药典规定的药物剂量相当小，为何你还敢这么大胆地用药？亮哥说，经方能起疑难大病，覆杯取效，这是历史上反复证实的。为何现在很多人说经方好，但却没有经方的效果，除了辨证不准，我发现不少人随便变化经方的剂量，师心自用。我自己这几年体会经方，只要我用过的，我都敢大胆地说，效果都非常好。

　　接着，亮哥转话头又说，我们现在的才能跟仲圣比起来，那是万不及一啊！故而我学习经方，不敢随意违背仲圣《伤寒论》制订的剂量、比例。

◎刘绍武老先生的"三部六病"

　　晚上何医生准备回去了，大家一起齐聚任之堂。老师泡了上好的红茶，说，今晚我们就叫作茶话会吧，围茶夜话。你们有河南、山东过来的，也有中山、江苏过来的。我们任之堂有个不成文的规定，就是相互交流，把你们认为最拿手的绝活，在临床上认为最好的东西都分享出来，大家相互提高。这样围着一圈有十个人，每个人教一招，那么十个人起码都能掌握十招，如此大家汇聚在一起就更有意义了。

　　今天晚上 10 点何医生要坐火车回江苏，所以由他来献宝。何医生是搞针灸推拿的，多年来也一直研习传统文化，还拜名师学习太极拳与大成拳。

　　何医生说，我也没什么宝贝，但这么多年我用刘绍武老先生的"三部六病"学术思想来把脉用药，发现临床效果不错。所以在这里我向大家推荐一下刘绍武老先生的"三部六病"。他老人家的一些脉法和余老师所说的脉势极为相似，比如上鱼际脉、聚关脉、长弦脉、三不等脉。这是刘老临床上总结出的最常见的四种脉象。

　　20 世纪 70 年代，刘老的弟子随刘老门诊时，对几千例病人进行统计观察，发现尽管病名复杂，病情多样，但都不出这四种脉象的变化范围。虽然有些是两脉或三脉复合的，但总不出这几个原理，热则气亢，为上鱼际脉；实则气郁，为聚关脉；寒则气凝，为长弦脉，就是寸脉以下弦劲有力；虚则气乱，为三不等脉，即脉象大小不等、快慢不等、强弱不等。刘老凭脉用药处方，结合舌象，每日门诊量常达百人以上，他通常两至三分钟诊治一患者，每诊必准，每治必效。

　　这般神速有效的诊治，常令患者觉得神奇，学生觉得不解。刘老却淡然一笑道，这四脉定证，如同航海家的指南针，在风平浪静、晴空万里时，或许作用不大，但在波浪滔天、暗无天日时，却是一盏明灯，能为迷途者指示方向。学者如能通晓四脉，把出三不等脉势，就可以毕业了。

　　说完，何医生又给我们介绍刘绍武老先生的"协调疗法"思路。何医生说，三部六病中最多见的就是少阳病中小柴胡汤的加减。刘老认为小柴胡汤理法完备，寒热虚实，升降出入，相互协调，正常人无大的寒热，都可以用小柴胡汤。

小柴胡汤虽然仅有七味药，但它的组方结构却能达到"上焦得通，津液得下，胃气因和，身濈然汗出而解"的效果。刘老治疗慢性疑难杂病，常用这小柴胡汤加减法，有很多案例都是守方服用近百服，故人称"刘百服"。

我们大家第一次听说这样守方百服给病人用药的，对于很多四方求医、治无头绪、思虑过度的病人来说，他们往往蜻蜓点水，吃几付中药，就不断地换医生，结果医生也不能很好地跟踪治疗。而刘老的这种坐镇从容、放长线治慢病的思路，可以说是给病人和医生都下了一颗定心丸。

刘老形象地比喻道，行百里者，半于九十。就像走路一样，要走一百里才到达目的地，结果你只走了九十里，不能算是到达目的地，甚至差一步都不能算到达，治病的疗程和走路的路程含有同样的道理。

当然刘老也有治疗急性病一两服药覆杯而愈的，但更多是治疗慢性疑难病，很多病人服到七八十付药时还没有什么动静，但服到 120 付时就见效果，这样的例子在刘老的医籍中随处可见。从这里我们可以看出，病人的疾病，"冰冻三尺，非一日之寒"，医生治病也不能贪功急进，就像岳美中老中医所说的，"治慢性病，要有方有守。"病去如抽丝，很多病的治疗是需要过程的。

随后老师就上网买了刘绍武老先生的三部六病系列书籍，我们大家看后，果然大长见识。因为刘老的书不局限于偏方秘方，他是站在医理、脉法的角度来用药的，所以读起来收获很大，脉法和用方思路都扩宽了不少。

今天晚上的交流会，大家都受益很深，能得一本好书就像得一位良师一样，何医生介绍的刘绍武"三部六病"丛书，不仅是一位良师，那可是一批良师啊！特别是我们还处于脉法用药疑惑阶段的，看后明晰了不少。

第 204 天　调脾剂与养心方

10 月 5 日

◎ 长期腹泻用荆防败毒散

亮哥说他一开始学医，就开始走经方之路，走先难而后易之路。他认为在没有学好经方的情况下太早接触时方，会由于时方灵活易学，以后就很难再花苦功去钻研古奥难懂的经方了。所以这几年来亮哥都用经方，很少用时方，故而对时方忽视了。但今天老师用时方治愈一个腹泻几年的病人，这让亮哥的想法发生转变。毕竟时方它能流传下来，就有它存在的价值。

老师也说，无论经方、时方，都还是在术的层面上，我们要在道的层面上来用方，以道御术，这样经方、时方都可以为我所用。

我们来看一下这个病人，他三十来岁，清瘦，经常腹泻或大便不成形，至今已有七八年。陆续治了三四年，都没有好转。参苓白术散、资生丸、附子理中丸、桂附地黄丸、四逆汤这些健脾补肾扶阳的思路统统都用过，甚至承气汤这些通因通用的思路也用过，都没有改善。他自己病久了，也懂了不少医理。

老师一搭脉便说，双脉下陷，清气在下，则生飧泄，用荆防败毒散。

病人还说，腰背由于长期腹泻，有些酸痛。老师说，再加金毛狗脊引药入督脉，葛根升清阳，扣子七散郁热，以其久病入络，必有瘀血故。

开了 2 付药，结果病人服完第二付，大便即成形，并且是金黄色的。病人高兴地说，吃药后神清气爽，比以前有劲多了。

亮哥在旁边抄方，也深有感触，想不到 2 付荆防败毒散就解决了几年腹泻的困扰，看来这时方用好了，也是一剂知，二剂已。

方药为：荆芥 10 克，防风 10 克，羌活 8 克（后下），独活 8 克，柴胡 10 克，川芎 10 克，枳壳 10 克，桔梗 10 克，红参 15 克，茯苓 20 克，炙甘草 8 克，葛根 30 克，金毛狗脊 15 克，扣子七 10 克。2 付。

◎从炉火小与木柴湿看荆防败毒散

这个荆防败毒散就是以风药为主的思路，风药能祛风湿，能升清阳，也能够疏肝。所以对于久泻的病人，肠道有湿热或寒湿，清阳瘀积在下面升不起来，加上久病，人又很郁闷，肝气不疏，风药可谓三方面都照顾到了。

老师用这个方治疗清气在下、湿浊留连引起的大便不成形或腹泻。通常把荆防败毒散里的柴胡换为葛根或白术，目的是增强升阳除湿的效果。

我们看荆防败毒散，它治疗下焦肠腑湿泄，反而用的都是肝脾往上升提的风药或气药，如风六药，荆芥、防风、羌活、独活、柴胡、川芎，我们把它放在肝部，是因为肝为风脏，主春，这六味药提拔左路清阳，使阴随阳升。

就像地面水湿重时，只要晒晒太阳，吹吹风，地面的水湿很快就干了。人体的大肠也一样，我们用药不外乎就是让肠道的湿浊温散流通，温散者用药偏温，流通者用药偏辛。而这风六药都是以辛温为主的祛风胜湿之药，故而能够把肠道水湿疏通风干。

就好像洗完澡后，头发湿，又想早点睡，要弄干它，最快的办法便是用电吹风。为何风扇效果不如电吹风呢？因为风扇吹的是凉风，电吹风吹的是热风。热风就是辛温之风，辛温之风就是风药的特点之一，能够令水湿速干。所以病人才吃第一付药，大便不仅成形了，而且还出现了从来没有过的金黄色。

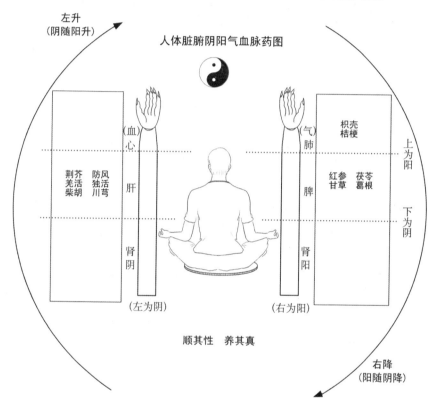

接下来我们看右路，右寸部肺所居，用枳壳、桔梗，一升一降，符合肺部一开一合的动作。这两味药是气药，专门升降开合胸膈部气机。古书里说，膈上不宽加枳桔，就是说胸膈中大气不能顺利地旋转，郁在那里，加上枳壳、桔梗两味药，就能够把郁结在胸膈中的气通开，就好像烧火用的风箱一样，这肺的开合就如同风箱，枳壳、桔梗二药，就相当于给身体鼓气。

为什么要鼓气呢？仲景说，大气一转，其病乃散。特别是对于这些寒湿困重之病，更要去旋转大气。就好像药材放在潮湿不流通的地方，特容易发霉腐朽，但是放在空气流通的地方，它就保存得长久。人体也一样，流水不腐，户枢不蠹，皆在于动也。肺主周身之气，它动起来后，肠道里的湿浊就容易被气化，因为肺与大肠相表里，下病可以上取。

我们再看病人，以前大便不成形，消化不良，这就好像炉中的柴是潮湿的。潮湿的柴有个特点，烧起来很费劲，燃烧不彻底，而且老冒黑烟。我们把这取象到肠道中去，潮湿的肠道是黏腻的，吸收功能肯定下降，所以排出的大便都是未被彻底消化的，如同未被彻底燃烧的木柴一样。

怎么才能让木柴彻底燃烧呢？很简单，就是把木柴吹干晒干。我们只要把木柴在通风处多晒几日，或者在烧柴的灶口加上一个鼓风机，这风一吹进去，即便是木柴有些潮湿，烧起来的火也很旺，这个就是平常所说的，风助火势，火借风威。

人体也是这样，一息元阳之火在下焦，如同炉火要烧熟锅内的食物，但是平时又老吃水果、喝凉饮，尽往里面添加寒湿的木柴，这元阳之火就显得晦暗无光，难以烧旺。这时我们需要的不是直接点火，我们要借风。烧过柴火灶的人都知道，当那火光若隐若现，烧得不旺时，只需要往里面吹吹风，那火势就慢慢起来了。火势起来后，即便柴火有些潮湿，也能够烤干，燃烧彻底。

这一息真阳之火，得风气宣通，带来足够的氧气，烧得越来越旺，腹中食物就会被运化得越来越彻底。这样寒湿一去，食物吸收一增强，不仅大便成形了，而且人也精神了。

左路的风六药，加上右路的气二药，其实目的都是在给灶炉鼓风吹气，灶下真阳之火由晦暗变为光明，寒湿腹泻之症一下子就转为大便成形之象。所以老师说，当你懂得了这个道理，你用 5 克、10 克的独活，加一味风药，照样可以很快让大便成形。或者用点苍术、防风、柴胡，如同痛泻要方一样，风气一转，痛泻立止。

我们再看右关部脾胃，老师常用四君子汤加葛根，目的就是恢复脾胃运化升清之功。治湿如果不治脾胃，非其治也。而湿性却是下注的，我们该怎么治它呢？当然要顺脾胃运化升清之性，以四君子汤补其中，配上葛根升清阳，这样脾胃一运化起来，就能在根本上起到治湿泻的效果。

至于老师在这方子里加入金毛狗脊、扣子七之类，是在兼顾病人腰酸痛的症状。

所以整个方子，经用这脉药对应图一分析，思路就愈加清晰。对于腹泻下陷者，我们就调肝脾以升举之。这样我们再看荆防败毒散，它为何可以逆流挽舟，里面的道理就清楚了。

◎ "不二碗"与"应量器"

中午亮哥买了菜到我们宿舍来，他负责洗菜，锐哥亲自下厨，做了几个素菜。

这让我们都觉得很不好意思，请客人来吃饭，居然是客人自己下厨。

　　我们发现那些社会地位越高越有修养的人，待人处事越是谦和有礼。那些学识越丰富越广博的人，做人往往越是低调包容。如同大地，敦厚处下而能承载万物。又如同稻穗，空虚的年轻状态是向上的，到了真正饱满充实的时候，这些沉甸甸的稻穗，它的头却是往下垂。来任之堂交流的学生和社会各界中医爱好者不少，越有水平的，他们越是低调。像亮哥他们跟名师都好几年了，锐哥学习中医也十多年了，到我们宿舍来，居然表现得比我们还要谦虚。

　　亮哥看着客厅墙上挂的这幅字，问是不是有深刻的含义？我们跟亮哥说，吃完饭后再详谈，饭食期间我们是止语（即食不言，吃饭期间不说话）的，这也是我们近来才逐渐养成的好习惯。古人叫"食不言，寝不语"，这六个字不仅有利于消化睡眠，还有很深刻的道理在里面。如果没有亲自去实践，很难从字面上体悟到深刻的东西。

七分饱胜调脾剂
食不言乃养心方
非时不食

　　锐哥的小炒青菜，果然是广东手艺，朴素淡雅，清淡可口。整个吃饭过程二十多分钟，七个人没有说一句话，大家都非常专注地进食，不急不缓，平静安详。

　　饭后，亮哥先说，刚才听说这幅字里面有深刻的道理，愿闻其详！

　　我们说，这也是我们来任之堂后形成的习惯。以前在广东虽然知道这几句话很符合养生之道，但自己却没有亲自去做。来任之堂后，发现每天要学习应对那么多事情，既要跟老师把脉抄方，还要写好跟诊日记，还经常上山采药。这么多的事情，如果没有一定的心性功夫很难把它们做好。就拿抄方抓药来说，没有一颗非常静的心，很容易出错，所以我们就想到要加强修养。

　　亮哥说，这几句话就有利于加强养生修养？我们说，是的！按照这几句话去做，就容易拥有一颗平静的心。修养纵有千般法门，最终都会落实在心性上，就是让心平静下来。像第一句话"七分饱胜调脾剂"，我们现在吃饭做到"不二碗"，就是说盛一次饭就盛足，好吃也不多吃，不怎么好吃也要吃完。这样三顿均衡，脾胃就受用。不会因为太好吃而吃撑了，也不会因为平淡的饮食而生厌倦心。

　　古代的修行人，他们手中托的碗叫作钵，只有一个钵，这个钵又叫作应量器。就是说要量力而行，量自己的福德而接受供养或进食。他们一般最多是托七家，如果托到第二家就把钵托满了，也不会生贪心，再去第三、第四家托，如果托完七家还没有托满，也不会再去托第八家，他们会回来反省自己福德不够。所以这个七分饱是非常高的一种养生境界，久而久之，个人的自制自强能力都会增强，身体也会有节律感，因此受用无穷。

◎眠食中的升降出入

亮哥又问，这"食不言，寝不语"在医学上有什么妙处？"食不言乃养心方"又怎么解释？我们说，这六个字就是升降出入的写照。升降出入是医中大道，更是养生大法。我们看食不言，为何要不言？因为吃饭是一种食物降下的过程，而说话却是一种能量往嗓子、嘴巴升发调用的过程。如果吃饭说话，有形之食物和无形的能量气机就会在咽喉、食管、胃这里冲击碰撞，食物想往下行，能量想往上冲，在这里纠结，久而久之，慢性咽炎、胃炎、反流性食管炎都来了。

大家可以观察，吃饭爱说话的人总容易呛到，而且吃完饭后觉得消化不彻底，这呛到就像往来的车辆碰撞了，这消化不彻底是因为吃饭时气血都要往胃肠里面聚，目的是帮助消化，但你却把它们调用到脑袋、嘴巴上来，说话想事情，调到眼睛上来看电视，这样大脑充血，胃肠缺血，胃肠一缺血，它就没法彻底消化吸收，各类慢性胃炎从此而作。所以说养生就在平常的细节之中，吃饭止语，食不言，不是老祖宗没事就立规矩来约束人，而是他们看到这里头深层次的意义，才立了这些规矩，目的是要保护我们的身心健康啊！

很多人整天赴宴应酬，基本上没有哪顿饭是真正安心为自己而吃的，即使在家里吃饭，也是聊着工作杂事，看着新闻报道，满脑子处于静不下来的充血状态，这样吃饭的降气和思考的升提就在抢夺气血，人能不生病吗？把自身当作战场，这样身体能好吗？这也是为何老师要创立胃炎散，因为时代胃病太多了。各类反流性胃炎，吞酸嗳气，这种上逆的行为，大部分都是和上面头脑静不下来忙着思考烦恼、说话是分不开的。你神气都往上调，这食物它能降下来吗？它不降下来，那胃能舒服吗？按医理说，胃以降为和，胃不降，这病就来了。这不良的吃饭习惯还容易吃出心脏病，心胃相连，心火要下去暖胃土，胃这个轮子降不下去，心气就舒展不开，就像很多老人稍微吃饱一点，就心慌难受。长期饮食过度，狼吞虎咽，更会加重冠心病。所以说，食不言，细嚼慢咽，它不但能养胃，更能养心。

那些禅客常说，禅在日用生活中，在吃饭睡觉里。为何世人多不得禅道呢？世人不每天都在吃饭睡觉吗？他们为何不得道？原来他们吃饭时不肯好好吃饭，不断说话，睡觉时也思虑无穷。

亮哥又说，"食不言"三个字就有升降道，那"寝不语"呢？我们说，寝不语就是出入道。你看我们白天神往外出，阳气布在外面，它就有各种功能活动，而晚上呢？神就往内收，叫阳入于阴，人就能休息睡觉，安于房宅之中。为何要寝不语，睡觉时也不可以多说话，因为说话是一种把神把阳气往外调的过程，是让人体不断地去兴奋，而睡觉就是一种阳气神往内收的过程，是让人体不断地去静定，就像湖面要止水澄清一样。你说一句话就等于往湖中抛一块石头，这样反复说，湖水便没法平静，这神想要安静下来，血归于肝，精藏于肾，结果却发现安静不了，老被调出去。就像你本来白天工作就行了，但老板却要你上夜班，让你不得安睡，久而久之，你能心平气静睡个安稳觉吗？这是常理，谁都知道，但未必谁都能做到。像睡前说话、玩游戏、聊天上网，这些都是违背了"寝不语"。所以现在失眠的病人越来越多，烦躁抑郁、精神不振的病人越来越多。你让神都不得安寝，这身体能好吗？

可见"食不言，寝不语"表面上是古代的规矩，其实却是为我们当代人身心健康保驾护航啊！曾国藩曾说，养生之道，眠食而已。就一个睡眠，一个吃饭，如果都搞不好的话，那还谈什么养生治病呢？没有好的睡眠，神就得不到休养；不能吃顿安心的饭，精气就得不到滋养。这样人之三宝——精、气、神，真是成也眠食，败也眠食啊！

◎ 食其时，百骸理

亮哥笑着说，嗯！那个"非时不食"又怎解？我们说，《黄帝阴符经》里有句话叫"食其时，百骸理"，这里面有两层意思，一是要吃时令的食物，你身体需要什么，大自然早就在这个时令季节给你安排什么了。像冬吃萝卜夏吃姜，不劳医生开处方，这俗谚本身就是养生的至理名言。当然还有更深层次的意义，就是不到规定的时间不轻易吃东西，就比如说一天我们就吃三顿饭，不缺早餐，故不得胆结石，不多加夜宵，故不得"三高"。《黄帝阴符经》说："人知其神而神，不知其不神之所以神也。"人们都知道人参、冬虫夏草、鹿茸这些药物的神奇功效，却不知道把三餐吃饱吃好这些非常稀松平常的习惯里就有神奇之处啊！

亮哥说，这怎么解释呢？我们说，举个例子，这是我们当地一位 97 岁老太太的养生之道，真人真事。这位老太太比我爷爷还要大一轮，身体却比我爷爷还要好，97 岁的老人家，还经常串门拉家常，上集市买菜，家务自理。整个家族吃饭五代同堂啊！充满天伦之乐，儿女也很孝顺，她的孙子们都经常给老人买各种补品以及各类奶制品、营养品。但奇怪的是，老人都不怎么吃，左手接过来这些东西，右手就分给孩子和邻居了。大家都觉得很奇怪，有一年我们就去拜访她，问她有什么养生之道，她笑着说，一日三餐，一生平安。这八个字，我们听后感触太大了。

现在很多人的身体为什么不平安了，把三餐都搞乱了，所以身体的消化器官也都乱了，该消化吃饭的时候他不吃饭，不该消化吃饭的时候他却给身体塞东西了。这样饥饿的时候就饿出胃病来，饱撑的时候就撑出三高、脂肪肝来，造成肝气不升、头晕眼花、鼻塞、易生气，以及胃气不降，口苦、咽炎、食管炎、胃痛、胃胀等。所以小柴胡汤升肝降胃的思路，在我们这个时代非常好用，甚至有这样一种说法，小柴胡汤证有诊断之失，而无治疗之误。

现在我们都跟老人学了，也开始非时不食，来任之堂学习的学生们听后，都非时不食了。坚持一段时间没怎么吃药，身体也比以前强多了，可见人体最需要的不仅仅是营养，还有规律。老师也经常劝病人说，这个时代的人，都不是饿死的，而是撑死的。饿病的没有几个，乱吃把身体气机吃乱的很多。

为何这么多郁脉的病人，五脏郁滞皆由于阳明肠胃不能很好地通降。能消化的五谷杂粮都是大补，不能消化的人参、鹿茸都是负担。所以说身体更需要的是一种规律与秩序，非时不食就是在养成一种不乱吃东西的规律与秩序。

第 205 天　《内经》的寿康之道

10 月 6 日

◎ 两杯水的故事

今天川仔给我们讲了一个故事。有个小和尚诵经久不明，经常诵头忘尾，跟不上同门师兄弟，有些丧气，便产生退道之心，于是他就向师父诉苦。师父叫他拿两杯水到外面，外面冰天雪地，一杯水放一边不动，一杯水不断地在手中摇。小和尚照做了，几个时辰后回来了。老和尚问小和尚，放在一边的水结冰了吗？小和尚说，结了。老和尚又说，搁在手上不断摇的水结冰了吗？小和尚说，没有结冰。

老和尚说，这就对了。众生根器没有愚智，诵经做功课也是这样，放弃不做的，就像那杯冻成冰的水一样；每天都在坚持精进的，就像那杯在手中不断摇动的水。你要做哪杯水呢？小和尚听完后，若有所悟，于是不敢放松，精勤不倦，不出几年就成为寺里最优秀的弟子。

我们发现，很多人学中医，刚开始很勤奋，但学到一定程度，就像爬山爬到半山腰，累了困了，有些爬不动了，便开始懈怠。心血来潮时，连着看好几本书，事情一多，懒劲就发作，索性把医书丢开，很长时间都不去管它。紧的时候就像上足发条的闹钟一样，松的时候就像拉不直的面团。这样修学有个比喻很形象，叫作打摆子（发疟疾），忽冷忽热，时而紧凑，时而松懈。

老师给大家打个比喻，以火来烧水，火不能维续，时旺又时止，水终不得沸。我们要烧一壶水尚且需要不间断的火力，更何况要捶炼出纯粹的医道呢，那就更需要不间断的时日来熏习。佛家喜欢用流水、木鱼来表法，当敲木鱼时看到的不是表面的道具，而是效法鱼的精神，我们看这鱼，它白天黑夜双眼都不闭，炯炯有神。这启示我们修学医道，要勤奋精进，就像逆流撑舟一样，不进便退。故曰：

修学如驾逆流舟，稍微松懈便下游。

若不从此勤精进，何时才能到滩头。

◎一味扣子七治头痛

老师的方子大的二十几味药，小的两三味药，甚至一味药。两味药的党参、猪鞭治腰痛如神，一味药的鸡矢藤化积最妙。今天还要再提到单味药的神奇。

有个外地的病人，女，五十多岁，偏头痛治了几年都没治好。老师把脉后说，你这头痛久了，血脉有瘀滞，堵住了，外有风寒束闭，加上你平时容易计较，所以你这个头痛老好不了。人都不喜欢听到自己的短处，她有些不服气地说，我很好啊！从不跟别人计较。

老师笑着说，不计较，就不得这偏头痛了。你平时太紧张了，人要平和要淡定，如果你的心像一盆水，那么一阵风吹来，这盆子也会摇动。如果你的心像一个池塘，一个石头丢下去，它照样会震动好久。如果你的心像一个湖泊，船在上面走也无动于衷。如果你的心像大海，狂风暴雨飓风，它一样可以包容受纳。

这里有个药粉，你可以试服一下。然后老师就给她一味扣子七粉，她正头痛得厉害，只服了一次，扣子七粉 5 克，随后就有所缓解了。老师说，还要看她过几天复诊的情况，我们好好观察一下。后来发现，果然一味扣子七治头痛，效果很好。

老师说，这扣子七不是风药，却有风药川芎、柴胡透郁热之效；不是虫类药，却有蜈蚣、穿山甲疏通瘀血之妙，真是难得的好药！但由于扣子七只能在海拔高的地方采到，一般在两千多米以上的高山，所以药物资源非常难得。所以老师一直都省着用，甚至还舍不得用于汤剂，而是直接打粉给病人冲服，尽量节约药材。

为何一味扣子七可以用来治疗郁滞头痛？扣子七又叫竹节三七、珠儿参，质地坚硬，比三七的个头小多了。这些质地刚硬的药物，里面的气机要能够流通，就有更强大的通破之力，所以高峰上产的这些坚硬之药大都有破积之功。故曰破积之药产高峰。这高峰对应的是人的头脑，所以头脑乃至周身有积聚郁滞不开通的，它就能够透达破开，不管你头部是气滞还是血瘀，扣子七对这种郁滞性头痛都管用。

◎ 扣子七采药记

这是老师去太白山采药回来后写的一篇关于采挖扣子七的文章，现摘录如下：

第二次听到扣子七是在海南，参加油麻菜组织的道医会。会上老道长多次强调治疗癌症的药方，其中一味是纽子七，当时大家不明白什么是纽子七，上海的崔老师说，就是珠儿参，又叫扣子七。

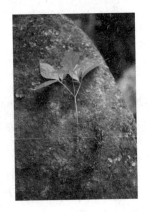

听到"扣子七"三个字，我的神经一下子活跃起来，老张多次讲扣子七的场景立即浮现在眼前，结合道长的讲解，我似乎对老张的话有了进一层的认识，这味药看来真是一个宝啊。扣子七呀，看来要好好了解了解你这个朋友了！

从海南回来后，按照老道长的思路，用扣子七治疗了一些癌症患者，前列腺癌、肺癌、胃癌，效果不错。按照老张的思路，治疗了一些头痛患者，疗效也不错。我与扣子七慢慢熟悉起来，呵呵！

第一次近距离接触扣子七，是 2012 年 5 月，在太白山，我们一行六七人，当在山谷中看到扣子七时，所有人都很惊喜。珠儿参为多年生草本。根茎细长，横走，节处膨大。茎单一，茎顶有 3~5 片掌状复叶轮生，每片掌状复叶由 5 枚小叶组成，小叶宽椭圆形，边缘有细密锯齿。花期从茎顶抽生花茎，上着生伞形花序；花小，绿白色。浆果状核果，熟时鲜红色。7~8 月开花，9~10 月结果。

一边拍照，一边采挖，一边欣赏，一边回忆，这种感觉真的很好，神交已久的朋友，一下子走近了很多。

离开西安时，毛水龙老师送给了我一本他著的《秦岭七药》，其中对扣子七的描述比较详细，使用搭配也作了介绍，但印象最深的还是其中的一段话：纽子七功效最奇，善能祛风镇惊，去骨中伏火，解暑养阴，去邪养正，故能专治骨蒸干血劳及顽孽病……

离开太白山后，我带回一些扣子七，运用于临床，疗效的确神奇。治疗头痛多例，均有很好的疗效。有些患者头痛多年，服用后几天就能治愈。曾有位外地的患者，头痛多年，到达十堰时已近黄昏，当时头痛难忍，煎药不及，我将扣子七研成粉后，让其冲服，当晚疼痛缓解，次日就诊时头痛已愈大半。

此药配合活络效灵丹，治疗肩臂痛，疗效也很好。曾有位东北的阿姨，臂痛数月，多方治疗无效，不得已求医至十堰，按此治疗，两天见效，一周即愈。

头痛、风湿关节痛、癌痛……似乎很多疼痛，用此均有很好的效果。

通则不痛，此药去痛良效，得力于其有很好的穿透力，能将郁积的气机得以透达，这样就从根本上治疗了很多疼痛类的疾病。

现实中，很多疾病都与气血经脉瘀滞有关，用扣子七的目的，不就是《内经》所说"疏其血气，令其调达，而致和平"？而且此物属于五加科人参属，原本就有补益之力，疏其血气，而又不伤正气，真是难得啊！况此物归心、肝、脾、肺、肾经，五脏均到，不能不说，其称为"七药"，名副其实，七也，奇也。

穿透力与穿山甲有得一比，穿的同时，还将邪气外透，不容易啊！补益力与人参有得一拼，补而不滞，难得！能归五脏六腑，通达四肢百骸，外走皮肤，内透骨髓，真乃奇药也！

难怪在太白山上，毛老师说，大多数疾病，用此药后都会有神奇的效果。

第206天　经方原剂量及煮服法的反思

10月7日

◎痔疮出血，肛门灼痛——乙字汤

第5个病人，男，35岁，头晕，痔疮出血，肛门灼痛，左右寸皆亢盛，左寸稍弱，舌苔厚腻。老师把完脉后说，你不单有痔疮，还有咽炎，而且咽炎还不轻。

这个病人是别人介绍过来的，他没说自己有咽炎，但听老师这样一说，先是惊讶，然后再点头说，是的，十几年的老毛病了，人家听不出我说话声音哑，但我自己却深有体会。大夫，这咽炎和痔疮能一起治吗？

老师说，可以用中药来控制，但断根还要你来配合。至于咽炎，你平时只要少说话，少熬夜，自然就会好转。而痔疮也是，你只要少吃荤，多吃素，少坐电脑旁，多散步，把不良的生活习惯稍微调整一下，你这些病都不是大问题。

老师让我们给他开乙字汤和通脉饮。乙字汤治疗痔疮是特效方，前面多次介绍了。通脉饮是治疗头晕、脑供血不足的三味药，即葛根、川芎、丹参。然后再加上龙骨、牡蛎、红参、银杏叶、乳香、没药。龙骨、牡蛎助其收降，这都可以理解，但为何要加入强心的红参、银杏叶，疏通血脉的乳香、没药呢？

老师说，痔疮和痤疮一样，你把它看成是一种疮，是一堆包块瘀血。它会痛，会痒，是血脉不得疏通的缘故。《内经》里说，诸痛痒疮，皆属于心。心主血脉，治疗疼痛、疮要强心通血脉，这样好得快。不能只是看到表面的寒热而用温清之法。

方药为：柴胡 10 克，升麻 10 克，黄芩 15 克，生大黄 15 克，当归 15 克，炙甘草 8 克，葛根 30 克，川芎 15 克，丹参 20 克，龙骨 20 克，牡蛎 20 克，红参 20 克，银杏叶 30 克，乳香 8 克，没药 8 克。3 付。

这病人服了 3 付后来复诊，说这个方子非常管用，吃完后肛门不痛了，大便也不出血了，要求再抓 3 付药。老师把完脉后又给他抓了药。

大家对乙字汤治疗痔疮的效果，算是再次见识到了。这个方子治疗了很多痔疮病人，是临证实效不错的验方。

◎乙字汤脉药图

我们来看这首只有六味药的乙字汤，它在脉药对应图里正好是左三右三，偏于在中焦肝胆脾胃作用。痔疮的病机一般分两方面，一个是湿毒下注，一个是气机下陷。所以治疗时，一方面要顺其性，帮他把湿毒从肠道排出去；一方面要照顾到人体气机升降，下陷者升举之，需要把气机提一提。所以乙字汤用的还是升降的思路。

降是降其浊，泻其热，用到黄芩、大黄两味药。黄芩既泻肺火，也泻胆火。大黄能够泻整条消化道之火。有的医家单用一味大黄，就可以治痔疮。因为大黄除了清热解毒之功，还有活血化瘀、推陈出新之效。它常常是治疗痔疮的主帅，是整条消化道的清道夫。

黄芩和大黄两味药，一上一下，肺与胆、大肠，亢盛的湿毒都能够借肛门排出，以减轻肠道压力。痔疮肛裂疼痛出血的症状就能随着减轻。

然后是升提的柴胡、升麻两味药。所谓升降相因，欲降先升，欲升先降。它们总是相互循环的，升脾有助于降胃，升肝有助于降胆、三焦。柴胡、升麻把肝、脾往上一升，胆、胃、肠道、三焦湿毒浊气就能往下降，大有提壶揭盖之妙。虽然它们两个剂量不大，作用却也不小。

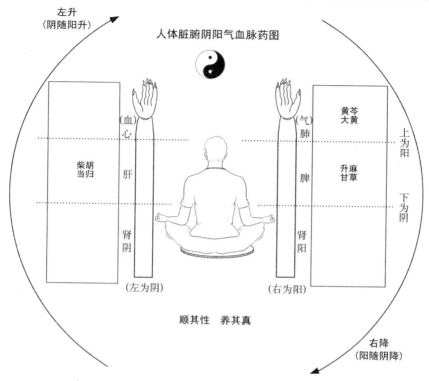

生甘草清热解毒，也能调和诸药。当归在这里能够令血有所归，痔疮那团瘀血可以看成是病在血分，当归能引药入血分，它在这里地位也是不可忽视的。所以这甘草、当归，一气分一血分，一左一右，能调和气血。故曰：

> 双降双升双调和，六味药名乙字汤。
>
> 肛裂出血有痔疮，双寸上亢此方良。

◎ 神奇的大柴胡汤

今天中午，锐哥坐车先回广东了，亮哥舍不得走，于是把车票退了，打算再推后两天。吃完饭后，亮哥给我们介绍广东省中医院芳村分院的情况，说那里有一个中医经典临床应用研究基地。其特别之处在于用中医主导的方式来办 ICU，是全国首开先河之"特区"。国医大师邓铁涛、朱良春、路志正、颜德馨、张学文以及李可老中医等六位中医大家都是这个基地的高级学术带头人，也是一个中医师承基地，他们都有传承弟子在那里。那里能用中医的就用中医，能先用中医的就先用中医，能用经方的就不用时方，用经方必用原方剂量，按照一两等于 15 克的剂量来用。那里接收的很多病人都是西医没法治的。或许有人会问，纯用中医如果出了医疗事故怎么办，这么大剂量地用经方不怕出问题吗？

亮哥说，原来他们医院的领导早想到了，给他们拨了一千万作为医疗事故风险金，让大家放开手脚干，也想看看这经典中医治疗急危重症的生命力。想不到两年过去了，救治病人无数，始终都没有动用到那一千万，到那里治疗的病人，有效率高达80%以上。他们那里不单是中药内服，还有针灸、砭石，各种有效的民间中医疗法，能用得上的他们都用。

亮哥给我们举了一个案例，说是他朋友的母亲，偏瘫两年多了，六脉浮中沉皆弦硬，口苦，咽干，胁痛，眼花。亮哥又说，我摸过这病人的脉，那弦硬的程度，就像绷紧的钢丝绳一样。像这个病你们会用什么方呢？我们一想，这不是小柴胡汤证吗？难道小柴胡汤就能解决这么重的病？于是我们便说，如果病人只是口苦、咽干、眼花、胁痛，那就用小柴胡汤。但这病人脉这么弦硬，恐其肠道有积，加之长期偏瘫在床，腑气不通。所以这个病人还要看她的大便硬不硬，通不通，如果大便不够通畅的话，那就要用上大柴胡汤了。

亮哥一拍大腿，笑着说，厉害！一说就让你说中了。这个病人在经典中医基地里，医生就用了大柴胡汤，而且是原方原剂量。1付药下去，排了很多大便，第二天脉就缓和了，之前那种弦硬之感荡然无存，病人胁痛、口苦症状也大减，以前爱发脾气，现在也好多了。我目睹这个病人从头到尾的变化，这经方的效果，用覆杯取效来形容，是一点都不为过啊！

我们一想，这大柴胡汤正是升降理法的集中体现。老年人最需要推陈出新，最怕肠腑积滞不通。而大柴胡汤里有两味主药，柴胡和大黄，一个升发清阳之气，一个降下浊阴之邪。而且《神农本草经》记载的药物很少提到推陈出新之功的，而柴胡和大黄就有这个功效。看来，经方里面也有玄妙的升降思路啊！

以后回广东，一定要找机会到这家医院长长见识。

◎ 经方原剂量治疗带状疱疹

接着又讲了一个他用经方原剂量治疗带状疱疹的例子。亮哥说，我这几年是真正尝过《伤寒论》甜头的，人家都在讨论经方有没有效果的时候，我已经在享受这种成果了。只要我用过的经方，很少不效的，而且很少有超过3付的。

就说一个得了带状疱疹的亲人吧，她先是发热，不出汗，继而开始长疱疹，在脖子、胸口围了半圈，又痒又痛，难受得直掉眼泪。一摸脉，浮而数。我就想起郝万山教授讲《伤寒论》里"刘渡舟三用麻黄连翘赤小豆汤"的典故。有一分脉浮则有一分表证，且皮肤在表，肤表痒痛也属表证。病人无汗而脉浮，麻黄就有依据；脉浮而数，连翘就有依据；皮肤病多因瘀热湿邪，且诸痛痒疮皆属于心，赤小豆色红入心，兼利湿热，用之亦有据。广东夏天湿热喜喝"红豆沙"糖水皆因于此。

想到这里，我给她开了麻黄连翘赤小豆汤的原方原量：麻黄二两（30 克），杏仁 40 克，赤小豆一升（300 克），大枣 12 枚，生姜二两（30 克），炙甘草二两（30 克），连翘根没有，以连翘二两（30 克），生梓白皮没有，以桑白皮一升（90 克）。

就这样八味药，按《伤寒论》原方的煮药要求：用水一斗，即 2000 毫升，约十碗水，用大砂锅来熬，熬剩三升，即 600 毫升，约三碗，半天内分三次喝完。我跟她说就当"红豆沙"喝吧，呵呵。她说这个药太好喝了，结果 1 付药喝完，痛痒若失，绿豆粒大的疱疹变得像米尖那么小。她很高兴地问我，这病去了七八后，还要不要再来一付？还要不要再来这么大剂量？我犹豫了一下，当时还是对经方剂量缺乏足够之定见，于是就改用 10～15 克的常规剂量，还加了点金银花、蒲公英，想不到一变动就坏了，病人服了这付药后，疱疹复起，又痛得直哭。我当时立刻反思，是否病重药轻了呢？于是我赶紧按原方原量再给病人开了 2 付，煮法照旧。2 付药下去，疱疹彻底好了，也没有带状疱疹患者愈后常见的神经痛等后遗症。

亮哥是一个很善于总结反思的人。他说，治疗这例病人后，对他的触动特别大，经方的剂量是安全的。经方的药味组成、剂量、比例、煮服法极富深意，是不可以肆意更改的。其加减出入必须遵循严谨法度！以最常见的桂枝汤为例，药味组成不变，桂枝用量增加二两，就变成桂枝加桂汤；芍药用量增加一倍，则变成桂枝加芍药汤，功用均与桂枝汤完全不同；在此基础上增加一味饴糖，则又变成小建中汤，功用又与前三方完全不同。如此情形，在《伤寒论》中并非特例，而是俯拾皆是，不下于几十处。由此可见经方加减出入的法度是多么严谨。

那么，我们还能说经方和剂量可以随意加减吗？还敢说自己擅改经方的行为是用古方而不泥于古方吗？经方的组成和剂量不是不可以更改，但是，当你改变了桂枝汤的剂量后，尤其是桂枝与芍药的比例为 1：2 或 2：1 时，请你不要再把它称作桂枝汤，用之治疗风寒外感无效，请不要责备经方无能。

《伤寒论》方后的煮服法，其实这个最值得呐喊一声，为什么呢？《伤寒论》方后皆附煮服法，统计之后吓一跳，其所用笔墨居然比药方文字还要多。汉以前没有造纸术，文字只能写在竹简上，故著书立说者皆惜墨如金。而《伤寒论》历来更是以"简而奥"著称，为何要花费如此笔墨、不厌其烦地反复交代每方的煮服法呢？仲景是喜欢废话的人吗？答案只有一个：医圣认为煮服法非常非常重要，不交代清楚或不严格按法煮服会导致方药无效，甚至更坏的结果！

还是以桂枝汤为例，其煮服法告诉了你这个方是用七碗水煮剩三碗分三次喝，不是煮剩一碗一次喝的，否则会出问题；而煮剩三碗则每一碗的桂枝、白芍等的剂量只有 15 克左右，每次喝进去的剂量实际上并不大。其他经方也大多类似（急症除外），单次喝进去的量都不大，所以说经方的剂量到底大不大要结合煮服法来看。倒是服药频率较密，桂枝汤一付三碗半天服完，间隔短，不是常规的隔 4 小时。未效者一天可服至三付九碗之多。其他方剂也以一天三次居多，以保持血药浓度，一鼓作气，祛邪外出。而非现时相沿习用的一天一次、次日还复煮的中药调理式煮服法。一般认为西药比中药取效快，人家西药都要一天三服，中药按一天一次这种服法，能不"慢郎中"吗？中医是慢郎中还是快郎中，这或许是个分水岭。此外煮服法中还详细交代了啜稀粥、温覆取微汗等药后护理及饮食禁忌，等等。可惜现在几乎无人在意这个了，"水煎服"三个字就代替了一切。

现在人们把仲景供奉得很高，称之为医圣，但不用他的方，不用他的剂量，蔑视他的煮服法。即使有人应用经方，但又不按《伤寒论》原方剂量和比例来用，又随便加减药味组成，还不按方后的方法来煮服，师心自用，这样偶尔效果好就得意，效果不好就赖经方不行。所以现在我们讨论经方，要先问一下我们有没有真正严格按经方原意实践过，如果没有的话，又有什么讨论的意义呢？

想到中医被很多人判为慢郎中，渐渐丧失了急危重症的阵地，这是不是和上述原因有关系呢？中医若真是慢郎中，在以前没有西医的时候，国人又是怎么治疗急危重病的呢？很多中医师都不愿意去冒这个剂量的险，在规定的小剂量范围内用药。这对中医来说，无疑也是绑着手脚给病人治病。要取效尚且不易，更遑论要救人于生死之间了！

第 207 天　不通则痛，不荣则痛

10 月 8 日

◎ 开膏方的三个要点

老师以前在药厂工作过，对于制药很有研究。每年秋冬应病人要求，老师都要开出好多膏方。《内经》说：春夏养阳，秋冬养阴。膏方，特别有利于滋养阴精，宜秋冬服用。老师说，膏方是要病人常服的，首先一条就是要保证熬出来的膏方要好喝，喝得皱眉的膏方，不算是一个成功的膏方。所以你开出来的膏方，那些药物的性味，你都要亲尝亲试过。第二，膏方偏于滋腻，肠胃好的人喝了可以吸收，可对于一些肠胃不是很好的人，却要注意加些醒脾和胃、行气化滞的药，如陈皮、生麦芽、山楂，要保证病人能充分消化吸收。第三，就是妇人感冒或经期停服膏方，只要过了都可以照常服用。

今天也熬了几料膏方，其中有一个病人，女，35 岁，喝了几付汤药后，感冒好了，掉头发也没那么厉害了，就是手脚还有一些痹痛。她看这么多人都服用膏方，而自己是慢性病也不可能长期喝汤药，不如膏方方便，于是也想让老师开一付膏方。

老师跟她说，我开药方给你，是帮你保暖养阴的。你自己也要懂得保暖，秋冬天不要再穿裙子了。你穿裙子，风寒什么的都往里面钻，哪有不得感冒、风湿的。你别看一时好像没什么病，这些寒气是一天一天累加起来的，叫作伏寒，将来一病就是大病。这样的人我们平时见多了。现在我们医生给你的建议，都是无数大病的人用生病换来的教训，你要听得进去啊！她笑着说，以前也没医生说不可以穿裙子啊！老师说，你脉这么沉细，月经期间也不要碰冷水，就算是热水澡也要少洗。

她又问，衣服怎么办？不可以不洗啊！老师说，衣服早一天洗晚一天洗臭不了，经期身体处于疏泄状态，寒邪容易直中子宫，长期不知预防，得了阴病可不好治。

然后老师就念膏方：黄芪 500 克，当归 120 克，鸡血藤 200 克，熟地黄 300 克，白芍 300 克，川芎 120 克，桂枝 150 克，红参 150 克，白术 300 克，天麻 120 克，阿胶 150 克，蜂蜜 4.5 斤，熬膏。

病人还说她周身上下有时都会痛。老师说，上下经络痛，用一味药都管住了，就是丝瓜络，可以加一味丝瓜络。丝瓜络，它络脉纵横，条达疏通，直接通利三焦水道，三焦在周身无处不到，能够让水湿流动转起来，不郁在一处，就不会作痛。

◎ 通补三药治痹证

老师这个膏方里的前面三味药很重要，黄芪、当归、鸡血藤，这三味药叫"通补三药"，专治各类风湿痹证，经脉不通，气血又不足。这时除了补的思路要用上，还要让它流通起来。所以老师用黄芪、当归这补血汤的思路，补益虚弱的气血，再用鸡血藤，这藤类药善于通血脉止痹痛，疏通痹阻的经络血脉。

这种组合，正符合《内经》治痹痛的宗旨。《内经》认为，凡痛症都逃不出两大原因，一是不通则痛，一是不荣则痛。不通的要去疏通，好比把沟渠通开，这样堵住的水才能奔流不息。压力通开后，局部便轻松了。局部一轻松，拘紧的痛感就会消失。不荣的，你要去滋养它，就好比源头要有水，整个泉流才不会干涸。河道上游没有水，下游就自然干涸闭塞。人体经络血脉也是这样，它必须要有充足的气血做后盾，才能够循环不息。通畅的血脉加上充足的气血，如同通畅的河道加上充足的水源，水流无所阻滞，人体血脉流通不止，这样身心就很舒适。

它们两者之间，任何一方面有问题，都容易发生疼痛。所以治疗起来，通常是通补兼施，双管齐下。以黄芪、当归补源头，滋荣万物；鸡血藤通脉络，畅达管道，一个是养其真，一个是顺其性，一个治其不足，一个疏其有余。痹证日久，大都是虚实夹杂，不能相互对流。用这个思路，让周身气血循环，使有余者泻之，不足者补之，身体自会慢慢协调起来。这通补三药的创立，便符合《内经》宗旨。

当我们用《内经》的思路再去看《伤寒论》仲景治疗虚劳血痹的黄芪桂枝五物时，我们的思路很快就理顺了。黄芪桂枝五物汤也是通补兼施的方子，它以黄芪、白芍、甘草、大枣养其真，补其气血，治疗虚劳的一面，也就是不荣则痛。同时它又用一味桂枝以通其经脉，治疗痹痛的一面，也就是不通则痛。桂枝能够温通经脉，它是顺其性的。黄芪桂枝五物汤虽然只有五味药，却是顺其性和养其真兼顾，补其不足和泻其有余同调，使虚实对流，痹证自愈。这个方子在临床上检验过，效果相当不错。我们观其方，更要看到方子背后的理法，这理法便是通补的思路。

这立法比立方重要多了，因为你懂得立法后，它就能够贯通好多古方，就像抓住了葡萄藤，满架的葡萄尽在其中。又像抓住了主干，满树的叶子全收手掌。所以我们读仲景书，要看到方背后的法，读《内经》要看到道里头昭示的法，这样学医就越学越简易。如果越学越费劲，那不是学医的真正大路。古人说：不根于虚静者，即是邪术；不归于易简者，即是旁门。那些传世的古方，真正的思路都是大道至简的，一旦让我们领悟到了，理解透了，遣方用药，治起病来，便容易得心应手。

◎ 空心石与老龙须

乡村医生老冯昨天回去了，今天宝松也准备回山东了。不过走前，宝松急着问老师一味药，什么叫老龙须？这个方子是草医郎中传给老师的。

"治疗严重坐骨神经痛，在大小医院治疗都不见好转时，病人痛得难以下地走路，需要人护理，这时就用空心石、老龙须、葱，熬水，让病人晚上服一大杯。

剩下的药水擦病人胯骨上下来回半个小时，患者第二天走路就恢复正常了。为了不复发，可用五条猪鞭，加党参 30 克，每天晚上服一次，吃肉喝汤，连续七日，坐骨神经痛便不再发。"这段话是草医郎中的杀手锏，但宝松弄不清楚什么是空心石？什么是老龙须？搔着头去问老师。老师先是跟他说，等下次你来后，再传给你吧！但宝松却说，老师，这次就说了吧，我回去可有大用。

于是，老师就笑着从药柜里取出了空心石，是一个打碎了的空心石，里面果然是空的，老师说，这要整个用，不能有任何的损失。

宝松又问，那什么是老龙须呢？老师笑着说，老龙须就是威灵仙。宝松一拍脑袋说，真有意思，我明白了！原来这老龙须是民间的俗称，那些老药工都喜欢把威灵仙叫成老龙须或黑须公。我们跟老师去牛头山采的最大的威灵仙，藤就有五六米长，根非常稠密，很多须，一株大威灵仙的根须可以多达数十条，采药时一不小心就容易挖断，这些根须是入药的重要部位，刚采挖时是黄黑色的，阴干后变成黑褐色，非常威猛，故广东民间称之为"黑须公"。

《威灵仙传》中记载，威灵仙去众风，通十二经脉，朝服暮效，人服此，四肢轻健，手足微暖。书中记载了这样一个案例，有个病人手足屈伸不利，"不履地者数十年，良医殚技莫能疗"，病人的亲属就把他放在路边，祈求他人治疗。有一天，有位僧人路过，心生慈悲，便说，此病一药可治，但不知此地有此药否？然后他把药的形状讲了一番，便请人进山去找，结果真找到了，这药就是威灵仙。这病人服用后，"数日能步履"。所以古人解释威灵仙时说，药性威猛，功效灵验。黄宫绣解释说：威灵仙者，性极快利，通达经络，无处不到。威喻其性，灵喻其效，仙喻其神，诚有殊功。

◎ 腰痛方中的全蝎

谈到坐骨神经痛，还有腰痛，就必须谈到昨天老冯走之前也献了一个宝，就是专治这病的。现在很多人都有腰椎间盘突出、腰痛、坐骨神经痛。我有个方子，五味药治腰，挺有效的，治了很多病人，基本都有效。大家洗耳恭听，老冯就说，杜仲 30 克，桑寄生 30 克，川续断 30 克，全蝎 16 克，小伸筋草 20 克。

老师一看这个方子，就把这个方子的精髓说出来了，秘密全在全蝎这味药上。杜仲、桑寄生、川续断，这三味药比较平和，我们也经常用。小伸筋草，能伸筋舒筋，也很平常。这方子就是全蝎这味药起到了关键作用。全蝎乃治风要药，止痛神品，对于顽固风湿腰腿痛，它能走筋窜骨，内消壅滞，外散郁结。现在用来治疗癌肿或脉管炎、顽固性头痛，应用很广。全蝎 10 克就很厉害了，现在也卖得比较贵，这用了 16 克，虽然方子只有五味药，够猛的了。

老师治疗带状疱疹后遗症神经痛时，常会加入全蝎，用它治顽固性的经络神经痛效果是比较明显的。中医皮肤病专家朱仁康老先生就善于用全蝎治疗带状疱疹神经痛。他说，皮肤病以痒者居多，疼痛者偶尔有之，惟独带状疱疹，古人叫腰缠火丹，疼痛最为厉害，特别是老年人得之，苦不堪言。朱老先生曾治一老翁，前医用龙胆泻肝汤治疗后，带状疱疹虽然消了，但疼痛仍然像针刺一样，久久不能消除。这是湿邪去了，但浊毒还留在那里。朱老先生便在原方的基础上加了全蝎，每次研末 3 克冲服，早、晚各一次。五天后疼痛就基本控制了，再吃了五天，痛止病消。

从此朱老先生便体会到：腰缠火丹是湿热毒邪为患，热偏胜者用龙胆泻肝汤，湿偏胜者用除湿胃苓散，大多获效。然而往往由于湿热未尽，余毒未解，滞留经络，遗痛不止，今取全蝎以剔解毒邪，毒解络通，故能止痛矣。

第 208 天　四方山采药

10 月 9 日

◎ 太溪脉与附子

国庆节刚过，很多外地病人都各归其位，该上班的上班去了，该上学的上学去了，这两天任之堂总算是轻松了点。

今天上午看了几十个病人，有很多病人都需要摸脚上的太溪脉。有个病人，男，40 岁，常吸烟，舌苔垢腻，吃饭没有胃口，腰背发凉，双手寸脉弱，尺脉沉细。

老师说，摸一下他的太溪脉。我们叫病人脱下袜子，一摸太溪脉，不弱。老师又问他，晚上梦不梦鬼怪？他说，鬼怪倒没有，有时梦见一些死去的亲人。

老师便说，把桂枝量加大。原来是桂枝汤合平胃散。合方可以治疑难，加强药阵的协同作战力量。亮哥也在旁边看，他很奇怪，因为任之堂除了双手号脉外，还有一种独特的把脉用药，就是号太溪脉。

亮哥便问，号此脉有何意义？老师说，如果病人太溪脉不弱，腰背凉的话，桂枝就可加大；如果病人太溪脉弱，甚至摸不到脉时，附子量就要加大，要重用附子。

亮哥又问，这太溪脉是不是也和寸口脉一样，要分寸关尺、浮中沉？老师说，寸口脉是手太阴脉，肺朝百脉，所以能候五脏气。太溪脉为肾脉，肾主腰脚，一般只论强弱，不细分。严格来说，手比脚要灵活，所以寸口脉比太溪脉要微妙。太溪脉可候出肾阳足不足，决定用不用附子。寸口脉则五脏气皆可候出。

这个病人吃完桂枝汤合平胃散后，最明显的反应就是背部不那么怕凉了，而且吃饭菜比以前香了。很明显，因为病人舌苔退了，没有刚来时那么厚腻，所以味觉、胃气也就出来了。

这桂枝量一加大，病人的心脉就有劲了。所谓离照当空，阴霾自散。心脏就是一个离卦，离火制造出来后，那些寒湿、阴梦就消散了。所以大凡梦到过世的病人，只要摸到寸脉不足，老师一般用桂枝加红参；摸到尺部肾阳不足，或太溪脉无力，必加附子，培养出来阳气后，脉道鼓动力足，阴寒之证就消散了。

◎ 木瓜治疗风湿痹痛的故事

下午老师说，远的地方去不了，就去一趟四方山吧，看看有什么意外的惊喜。于是大家一起坐 4 路公交车到四方山脚下。想起几个月前，春天时来了四方山，现在是秋天了，算是故地重游。

这次上四方山，果然有意外的惊喜，一是捡到了橡子，二是采了一大药篓的皂角。这些内容我们都写进任之堂采药记里了，这里就不多重复了。但有味药还是要提一下，就是以前没有采过的，那就是木瓜。

木瓜有两种，一种是南方热带水果番木瓜，可以作蔬菜生吃或炒了吃，这种木瓜在水果店里有卖，原产于热带美洲，属于舶来品。古代习惯将国外称为番邦，故从国外引进来的木瓜又称番木瓜。

另外一种又叫药用木瓜，就是我们今天看到的蔷薇科落叶灌木，这种药用木瓜又叫铁脚梨。由于它产于安徽宣城，故又称宣木瓜。它的皮是皱的，又叫皱皮木瓜，不宜鲜吃。这种宣木瓜酸温，入肝、脾经，能舒经活络、化湿和胃。老师治疗湿邪引起的腿脚拘挛，常选用木瓜配炒薏苡仁、白芍、威灵仙、川牛膝。

说起这木瓜治疗风湿痹痛的功效还有一个故事呢。原来，《普济本事方》中记载，安徽有个人外出，突然腿脚肿痛不能走路，只好坐船回家。在船上，他将双脚放在一个麻袋上，下船时突然发现自己肿胀疼痛的双脚居然好了很多。于是，惊奇地问船家，袋中所装何物？船家答曰，木瓜。这人也很有悟性，回家后就买了一大袋木瓜，切成片，装在大麻袋中，每天将脚放在上面，不久他的腿脚痹痛就痊愈了。可见这木瓜能舒筋除湿治痹。

回来时，大家在地上捡了四五个木瓜。老师说，这木瓜你们放在衣柜里，不久整个衣柜会散发出一股奇特的清香。

◎ 大医精诚的李可先生

今晚，我们和王蒋、向辉，还有亮哥等人，围桌夜话，没有茶酒，却不显任何疲态。古人说，有缘千里来相会，有缘彻夜谈不倦。这种状态我们宿舍今天体会到了。谈到 3 点多，大家还以为只是 12 点，根本不知道时间过得这么快。最重要的是每个人都畅谈，都很开心。

亮哥做律师久了发现，最高明的律师不是打赢官司，而是让双方高兴地和解，大家都和谐！否则，打赢了官司，却制造了怨气。冤家宜解不宜结啊！这句老俗话能够千年常新，有非常丰富的内涵，可不是我们一时半刻能领悟到的。里面的医道、律师之道、处世之道都有啊！

不懂中医的人都知道有一味中药叫甘草，又叫国老。很多医生开完方后，都会后面附上一味甘草，因为它能调和诸药。所以说，在中药里若说有一味药和各味药关系处得最好的，那就是甘草了。这甘草也给我们一个表法，就是人际关系要处理得好，就要善于用和法。与人为乐，与人为善，与人和气。

亮哥交游很广，他拜访了刘力红老师，又有缘拜见了李可老中医。刘力红老师送了亮哥七八种附片，教亮哥怎么识别应用。而亮哥第一次见李可老中医时，跟李老握手，发现李老掌心很暖，下盘很稳，没有任何架子，非常有亲和力，李老还居然拉亮哥一起吃饭。亮哥说，李老年迈，他的弟子常会帮李老挡驾，不让李老看病耗神，但李老却来者不拒。李老头发全白，精瘦，走起路来稳健利索。原来李老是从基层出来的，有时遇上病情危急的，病家夜半拍门，口中含上一片生姜，就摸黑赶几十里山路去救人一命，这就是"一心赴救"，这就是大医精诚啊！李老已经不是活在医生个人的安危上了，而是活在中医的理想与大愿之中。

亮哥说，一个人长不长寿，跟他懂不懂养生，不完全一致。李老比谁都懂养生，但他却为了病人屡屡犯养生之忌，以致现在八十多岁，身体消耗严重，再加上这几年为中医摇旗呐喊，奔走呼号，所以他这两年老得很快。大家看了油麻菜拍的李可老中医的照片，都非常心痛。因为李老可是中医界的脊梁，他让中医人长了不少志气与信心。当问到李老属于中医何门派时，李老坦然地说，他不属于任何门派，如果硬要说的话，就勉强说是个古中医派吧！李老认为不要有什么门派思想，有门派就会有偏见。李老又说，我要收回一句话，以前我说过阳虚之人十有八九，阴虚之人百中一见。当时说这句话是想矫枉，现在扶阳思想已经扳过来了，就不要矫枉过正了。当老师听到亮哥这样传达李老的心声时，老师肃然起敬道，以前对李老看得还不够深，现在听到一个老人家都能收回以前说的话，足见其为人！

当提到中医界要怎么继承复兴时，李老淡然地说，中医界不缺乏某一专长的医生，专著专集，汗牛充栋，但就是缺乏能把中医宣传推广、弘扬光大的人。比如现在油麻菜拍摄中医，还有李老对梁冬传播中医也有期许。

亮哥也希望我们继续走好这条路，既能临床实践中医，又能推广弘扬中医，既有临证的心得，又能把这种心得通过通俗易懂的语言分享给更多需要的人，这是继承与发扬两不误的事。对于亮哥的寄望，我们愿乐为之！

第209天 一补一利一敛的五子衍宗丸

10月10日

这几天老师用五子衍宗丸加味治疗胆结石的病人。按照常理来说，治疗结石，从病名上来看，一般都会想起用三金排石的思路，如金钱草、海金沙、鸡内金，可老师一般很少把这些药作为主药。

亮哥在旁边说，这个病人脉应该是弦还是滑？老师笑着说，学脉，刚开始很容易陷入误区，号脉不是先把二十八种脉象号出来，而是先要把脉势号出来。这个脉势是往下陷还是上越，是中间郁住还是中间虚弱。就像武当山或太白山一样，你看到的不是一座山，而是一连串的山脉，一个接一个的山会构成山势。观山观的就是这山势，把脉也要先把出这脉势。脉势出来后，再具体到某个点上。

亮哥问，这个病人胆结石，用羌活、独活、乳香、没药、炒薏苡仁是什么道理？

老师说，你不但要忘了二十八种脉象，还要忘了他的病名。首先，中医治病用的就是取象。这个脉是中间鼓起来的，就像一条蛇吞进了一只老鼠，老鼠在蛇的肚子中间鼓起来，这就是中焦堵得厉害的脉象，这个脉势很容易摸出来。

用药说简单也简单，就是怎么把这中焦郁堵的东西疏散开。这个郁堵可产生多种疾病，像胆囊壁毛糙、胆结石、肝囊肿、胃痛、痤疮，甚至乳腺增生，如果我们追着每个病去治疗，那就无穷无尽，没个着落。如果我们回归到中焦郁堵这个脉象来取象用药，就可以收到执简驭繁的效果。

亮哥又问，这个病是寒湿还是湿热？老师说，我们治病用药，最重要的是取象，不要轻易下诊断，因为你下的诊断出来后，往往容易出错。像一个包块，你说它是寒还是热呢？它可能寒热错杂都有。你说它是实还是虚呢？它可能本虚标实。所以我们号脉不能一下子就号出弦滑或寒热来诊断下药。这样很容易误导。

我们要退一步，看到这个病人上、中、下三焦三团气分布状态不同，气聚在中焦，就把它往上、下疏散；聚在上焦，就把它往中、下引导；聚在下焦，就把它往中、上升提。

《内经》说："粗守形，上守神。"一般人看的是疾病的症状、名称，但真正的行家看的却是病人的神足不足，气机是怎么分布的。比如，这个病人肝郁化火，伤了肾水，我们要滋水涵木，所以用五子衍宗丸。中焦关部郁滞，周身上下会有游走性疼痛，这是有风，有情志郁结，所以用羌活、独活、玫瑰花，把中焦郁结的风气疏散往上面提。病人已经形成有形病理产物，是瘀血，是痰湿，我们就用乳香、没药把积滞化开。用炒薏苡仁把湿浊往下分消利去。所以用药的目的都是把郁结在中焦的那团气往上、下疏导开。这个病人如果从高处来看，就是内外不统一，上下不协调，我们医生就是让它统一起来，让它协调起来。要尽量站在气的层面上思考问题，避免在形的层面上去思考。

亮哥又说，肝郁化火，伤了肾水，为何不用熟地黄、黄精？老师说，熟地黄、黄精补进去，对于脾胃虚弱的人来说，未必能转化，容易出现消化吸收的问题。但五子衍宗丸这些种子类的药物是直接补精的，水与火相互炼化才成为精，大自然的种子就是地上的水和天上的阳光相互炼化形成的精华。你看那些凡称为精的东西，比如糖精、味精、鸡精，都是经历过反复炼化的，才叫作精。只要用一点就有强大的效果。所以这些种子类的药物，能把精藏到骨髓里。

选用五子衍宗丸还有另外一个道理，那就是五子衍宗丸本身就是一个名方。它有枸杞子、覆盆子、菟丝子直接补精，还有车前子把浊邪从小便利出去，再加上五味子防止精气走泄消耗得太多，它能够把精气收敛起来。就这五味药就含了三个理法，一补一利一敛。补是把好的东西装进去，利是把不好的东西排出来，敛是把好的东西回收，不要漏掉。

老师说，这三个法是有道的，它符合人体新陈代谢、推陈出新的特点，浊阴要利出去，清阳要能够巩固住，邪气要有出路，正气要能常存。这敛之法，就是让正气常存，但前提是要把湿浊排泄出去。就像一杯浊水，你再往里面装清水，它还是浊的，你把它倒掉再装那就是清水了。所以倒浊在补新之前，用车前子利浊，枸杞子、菟丝子、覆盆子补新，五味子收敛固住，就很符合肾主封藏、排泄浊湿的生理特点。

可见用药，当先精通人体生理为第一，生理出现了问题，才会演变出各类疾病。我们本着《内经》治病必求于本的思想，帮病人调理身体，不外乎就是恢复脏腑的正常生理功能而已，这样就不会被病名所掣肘。

　　我们从一补一利一敛就可以去看名方里的道。道是不变的法则，疾病是万变的象，我们中医要学不变能应万变的东西。就像两千年前的肾是藏精泻浊，两千年后的肾一样是藏精泻浊。所以两千年前用补、利、敛的思路，两千年后还是用补、利、敛的思路。千百年来的名医都在这常规思路里开辟自己的天地。

　　一般而言，患胆结石的人，平时心情比较烦乱，睡眠不好，容易腰酸，后来也容易患肾结石。而肾结石的病人，大多不一定有胆结石。为什么呢？因为胆火长期消耗肾水，久了肾排泄功能就减弱，不能把邪浊排出去，所以治疗胆结石又腰酸的病人，除了补肾精外还要加一些利浊的药物，这五子衍宗丸就是补利兼顾的。

　　亮哥听了后，感慨地说，真是豁然开朗啊，我这次来得实在是太草率了，我应该好好地把老师的几部书通读一遍，这样再听老师讲，收获就更大了。不过这次来也确实收获了很多意外的惊喜。

第 210 天　超载与通肠减压法

10 月 11 日

◎ 通肠法治疗心脏病

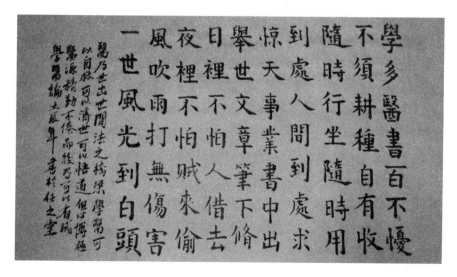

亮哥要走了，我们送给亮哥一张字画——《学医论》，这首《学医论》是我们改编自古代的一首《读书论》而成的。亮哥看了，也很受鼓舞，说，学医是出世入世的桥梁，是进可入世做事业，退可入山清修养生，由医而悟道的行业。尤其是中医，它是中国传统文化的基础上开出来的一朵奇葩，学医能够把中国所有传统文化带动起来，既解决物质生活的问题，又圆满精神追求的问题，真是太好了！

今天要谈到一个病人，她是浙江过来的，女，五十多岁，吃了十多年的抗抑郁药。老师一摸她脉就说她思虑太过了，她说她的女儿很不让她放心。

老师说，年轻人有年轻人的想法，你女儿能自立自强，应该感到高兴。这患者说她头晕，平时容易心慌，汗多，一年前还患了高血压，现在双腿沉重得不得了，稍走远一点就觉得难受。这次来任之堂也是慕名而来。

老师叫我们摸她的太溪脉，数，轻取易得，这明显是下焦有湿邪，郁久化热。

老师问她平时大便通不通？她说还可以。

老师摸脉后说，你小肠脉不通，大便是通而不畅吧！她点了点头。于是老师叫我们给她开麻子仁丸为底方，并加重用白术，还有一些理气的药。

老师说，用通肠法来治疗心脏病心慌、头晕、多汗症，这是我们临床上比较成功的思路。方药为：火麻仁 20 克，杏仁 15 克，白芍 20 克，大黄 10 克，枳实 15 克，厚朴 15 克，炙甘草 8 克，白术 40 克，香附 10 克，郁金 20 克，玫瑰花 30 克，丝瓜络 20 克，红参 20 克。2 付。

这病人吃完 2 付药后来复诊，她说，有个症状变化不好意思说。老师说，都是病人和医生，有啥不好说的。她便说，我这么多年来从来没有拉过这么长的大便，吃了这药后，足足拉有平时三四次的量，大便足足有一尺长。

老师说，你拉的是败浊之物，又不是米饭，你怕什么。她说，我没有怕。老师说，拉完后整个人有没有觉得清爽些？她说，头不怎么晕了，汗也没有刚来时那么多，心慌好些了。

老师说，这个方子我们用麻子仁丸帮她润通小肠，再加入红参、白术，给整个脏腑一股动力，然后配上玫瑰花、郁金、香附这些解郁治疗抑郁症的经典药阵，我们称之为郁三药，病人吃了从胸到腹都觉得宽畅，这就是郁解气顺的表现。病人自己也说，整个精神状态比刚来时好多了。

于是守方续调，毕竟陈年垢积不是排泄一两次就能排得干净的，所以老师又在原方的基础上加了川楝子和乳香、没药这些既走气分又走血分，行气活血的药。这些药走的层次更深。

◎麻子仁丸脉药对应图

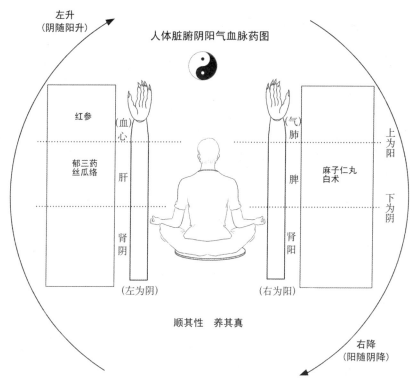

我们看这个图就可以看出很多东西。这病人肠道郁滞，还有情志抑郁，加上心脏功能受累，所以老师从三个脉点去调。麻子仁丸加白术，通肠排浊，去宛陈莝，治其有形积滞，缓解心脏压力。郁三药加丝瓜络，调畅肝部气机，治其无形抑郁，令气机条达。红参作用于心脏，安精神，定魂魄，强大心脏功能，缓解心慌、气短、多汗。三个思路，就把病人的病根、主诉都考虑到了。

病人服用后，果然肠通气转，神清气爽。老师说，我们用通肠法不是通一两次就够了，刚开始通的可能只是大肠前一截，或者大肠表面的东西，好比抹桌子，你轻轻在表面抹一两次是抹不干净的，还要再用力地来回多抹几下，这样才算彻底干净。人体的五脏六腑几十年都没好好清理过，所以不是说几付药就能清理干净的。

这病人前后调了十多天，到她最后走时，高兴地说，来任之堂最大的改变就是心情轻松了，身体也轻松了。跟刚来时腿脚沉重，像带上铁链一样相比完全不同了。这个就叫作"六腑浊降一身轻，沉渣排去脚有劲"。

然后老师又交代她要少思虑，多练功，少操女儿的心，多养自己的身子。后来她女儿从浙江过来接她，非常孝顺懂事。老师对她们两人说，老人只要把身子养好了，那就是对子女最大的帮助，最大的关怀。

◎ 汽车超载与电梯升降

肠道郁滞引起心慌、闷塞、冒汗、头晕这些症状是常有的事，这就好比汽车超载爬坡一样，背后冒着黑烟，拼命地往前爬，很沉重。这发动机就是人体的心脏，冒黑烟就像人体出汗。要想让汽车能轻松爬上坡，两个办法，一个是加强心脏动力，换一个强大的发动机，另一个就是减轻汽车载货量，那么爬起坡来就轻松了。

老师形象地比喻说，心是发动机，小肠是承载的货物，小肠有一分阻滞，心脏就有一分负担。心在液为汗，它超负荷承受了，就会通过出汗来泄热，表明它已经过度了。这时我们要接收到信息，给它减减负。这个道理想明白后，就知道了为何很多中老年人肥胖多汗的道理，因为他们吃得肚满肠肥，肠道里郁滞重，这心时时都在受累。从这个角度看，为何长期饮食过度的人爱得心脏病，经常在酒桌上应酬的人容易得冠心病，这都是吃出来的。长期过度饮食是得心脏病的一个罪魁祸首。

有些病人想不明白，吃饱饭和心脏病怎么能挂上钩？你不妨想想，长期车子超载，会不会损伤发动机。所谓饮食自倍，肠胃乃伤，表面上伤肠胃，实际上暗伤心脏。所以有中医整体观的人，治胃肠病总会看到心脏，治心脏病总会考虑到胃肠。

那为何肠道郁滞的病人，还会头晕气短呢？就像这个病人刚来时乏力没劲一样，好像气上不来。原来这个气机的升降，就如同电梯的升降，要能上能下，就像食物到了消化道里充分吸收，能够把精华升上来，补充人体所需。可你如果长期饮食过度，肠胃超载，就好比只能承载十人的电梯，一下子载了十五人，它就上下两难了，浊气想排又排不出来，清气要升也升不上去，肠道形成积滞，人像是背着一个包袱一样累。这时你再给电梯加大电量，它也升不上去。怎么办？让电梯里的人出来一部分，不要超载，它就很快能够上去了。

只要没有肠道积滞，饮食七分饱，不要过度，肠道里的食物精华就能顺利地被吸收消化，然后搬运到二楼胃，三楼心脏，甚至四楼颈椎，五楼头部去，一层一层往上走，走到哪儿，哪儿就舒服。走不到哪儿，哪儿就疼痛不舒服。所以吃得太饱也会头晕、没劲、不想动，这道理全在这里。因为小肠郁滞一分，便使得心脏受累一分。大肠郁滞一分，便使得肺脏受累一分。心主血，肺主气，心肺一受累，气血就不足，气血不足能有劲吗？所以身体要有力气，不在于吃得肠肥腹满，关键是要让肠道通畅，有足够的空间，故而古代养生诀曰："惟虚而能容，饱食非所宜。"

所以老师把脉把到这种肠滞有积的病人，即便他头晕、气短、乏力，医院检查结果是脑供血不足或贫血，老师也常说，你要先把积滞清开，身体才会自动调补。你没腾出空间，补进去只会加重肠道负担，像电梯一样，想要运载多一点，结果超载了，反而卡在那里，上下不得，什么事也干不成。

◎瓜蒌的三大功效

百草园总能给人许多惊喜。这次唐师傅又打电话来说，瓜蒌成熟了，有新鲜的瓜蒌，都送给你们任之堂。大家都很高兴，上次老师到市场上买了一批瓜蒌，一个要一块多钱，这回唐师傅居然把满院子的几百个瓜蒌全都送给了我们，我们都很感谢。唐老师说，说那话就见外了，你们经常来百草园种药，我都没说谢呢！

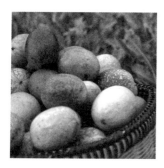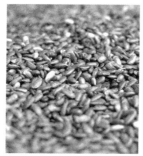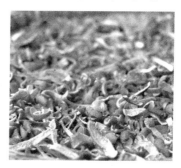

瓜蒌又有什么独到的功效呢？《药性赋》说："瓜蒌子下气润肺喘兮，又且宽中。"瓜蒌的功效有三，一曰清肺化痰，二曰宽胸散结，三曰润肠通便。

采回来的全瓜蒌，要分成瓜蒌子和瓜蒌皮。瓜蒌皮偏于宽胸散结，瓜蒌子偏于润肠通便。老师还叫周师傅把瓜蒌子炒香后打成粉入药，一则节省了药物，可以用少量的药物达到最大的效果；二则打粉后入煎剂，更有利于有效成分的析出。

老师说，瓜蒌化痰的同时，还能降气通肠。痰最容易停留在肺部，所以第一步要把胸膈中的痰饮化开，古人说瓜蒌"最善洗涤胸膈中垢腻"。这瓜蒌子偏降气，化开的痰还能够往下降，由于瓜蒌的子仁比较多，非常润滑，它还可以通导大肠，化开的痰及降下来的痰就能顺利往下行，从肠腑排出去。可见这瓜蒌从上到下把痰导出去，所有通路都考虑到了。故《本草思辨录》曰："瓜蒌实之长，在导痰浊下行，故结胸、胸痹非此不治。然能导之使行，不能逐之使去。盖其性柔，非济之以刚，则下行不力。是故小陷胸汤则有连、夏，瓜蒌薤白等汤则有薤、酒、桂、朴，皆伍以苦辛迅利之品，用其所长，又补其所短也。"

这一段话论述得非常妙，说瓜蒌化痰、导痰下行，其力偏于柔软，所以仲景小陷胸汤或瓜蒌薤白汤等都配有半夏、桂枝、薤白、厚朴这些刚烈之药，痰浊被软化下来，就能被这些刚烈之药涤荡出去，可见古人用方有刚柔并济之妙。

我们看为何桂枝汤里要把桂枝和白芍配，为何真武汤里要用附子配白芍，这里头都有阴阳升降、刚柔并济的道在。刚者行其阳气，柔者济其阴用。如同用兵打仗，刀兵在前，而粮草在后，可以无忧矣。治病亦复如是。浊邪涤荡在前，养真培补在后，邪去正安，其病乃愈。

第 211 天　从恶心看心胃相连

10 月 12 日

◎ 跌阳脉有力，就用胃炎散

当地一个慢性胃炎的老阿婆，说她平时容易恶心嗳气反酸，多吃一点就难受。老师说，老年人脏腑衰弱，消化食物也需要消耗精气神。本来可以拉十吨的车，开到快报废了，爬坡都爬不动了，能拉上两三吨就了不起了。你这胃只能吃到五分饱。

老师叫我们把一下老人的跌阳脉，跌阳脉是候胃气的，我们一把太明显了，老人家跌阳脉亢数有力。老师说，有力无力辨虚实。如果胃炎病人跌阳脉有力，就用胃炎散；如果缓而无力，那就要用黄芪建中汤了。这是《内经》"虚则补之，实则泻之"的思路。我们治疗胃炎虚则用黄芪建中汤养其真，实则用胃炎散顺其性。

这个病人跌阳脉亢盛，中焦瘀堵，胃不降，气不和，可以用胃炎散化开。于是我们就给老人开了一周的胃炎散，100 克，二十块钱。老人喝完胃炎散后效果很好，又介绍了一些相同的病人来。看来中医治病不是靠广告，是靠病人的疗效。我们发现治好了一种病后，会有很多同样的病人过来。比如任之堂经常治疗痤疮、脸上长斑的病人，中药调理效果还是相当不错的，结果这类病人基本上天天都有。还有老年人腰痛、坐骨神经痛的，治好几例后，传得大家都知道任之堂的腰痛药管用得很。

老师说，中医博大得很，不可能面面俱到，门门俱学，你只要把一两种常见病研究透了，那么你在社会上就会有自己的一番天地。所以博而杂，不如纯而精。

老师说，这胃炎散是站在道的角度把胃的生理功能理顺的。胃以降为和，胃

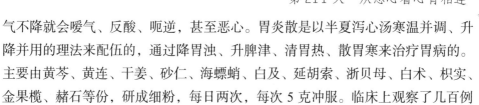

气不降就会嗳气、反酸、呃逆，甚至恶心。胃炎散是以半夏泻心汤寒温并调、升降并用的理法来配伍的，通过降胃浊、升脾津、清胃热、散胃寒来治疗胃病的。主要由黄芩、黄连、干姜、砂仁、海螵蛸、白及、延胡索、浙贝母、白术、枳实、金果榄、赭石等份，研成细粉，每日两次，每次 5 克冲服。临床上观察了几百例慢性胃炎，治疗效果都不错。

◎ 由恶心想到旋覆代赭汤

中午，向辉在琢磨"恶心"这个词。他说，一个人看到肮脏的东西，就有恶心呕吐感，这是正常人都会有的反应。我就在想，古人造字为什么造出"恶心"来，而不是"恶胃"，明明是胃在吐东西，而不是心在吐东西，可实际上病人即使没有吃伤胃，胃很好，他要是看到肮脏之物时，就会有有恶心之感，严重的还会干呕。所以我就在想，究竟是心让它呕，还是胃让它呕？

这个发现太有启发了。因为治疗很多消化道症状，如果只是降胃而不来调心，可能效果还不够理想。中医认为心为君主之官，其他的脏腑皆为臣使之官，主令臣从，心脏发出信号让胃呕吐，胃就呕吐。

向辉又说，恶心的反义词是什么？那就是开心了，所以治疗恶心是不是用药要用一些开心宽胸解郁的，如玫瑰花、郁金呢？一下子大家的思路打开了，在降逆的基础上，再加一些宽胸解郁的花类药，来治疗胃病、消化道症状，以达到心胃同治的效果，这不是很好吗？

接着，我们大家就开始琢磨找一些古代名方，看里面的治疗思路。大家都想到了《伤寒论》的旋覆代赭汤。《伤寒论》曰："伤寒发汗，若吐若下，解后，心下痞硬，噫气不除者，旋覆代赭汤主之。"这旋覆代赭汤治疗胃气虚寒引起的恶心呕吐反胃，以及中焦痞硬。"心下痞硬"这四个字很有意思，为何中焦脾胃仲景要称为心下呢？我们看两个轮子里，心下不正是胃吗？心轮往下旋转就是心火化入胃土的过程，里面蕴含火生土之意。这里头皆是深刻的脏腑相关道理。心胃相连，如果心气不下达，心阳不足了，胃消化食物功能就会减退。而胃气不降，胀在那里，心气不能顺利下降，心就会烦热难受。可见胃的治疗思路必须上升到心胃同治的高度。这就是仲景提到"心下痞硬"的道理。这样治疗时不就告诉我们要把宽心和降胃同时进行吗？宽心多用花类药，因为花就像植物的心脏，含苞待放，有一种开放的趋势，作用到人体就是宽胸解郁；而降胃多用到质重之物，质重的走下焦。

这旋覆代赭汤的两味主药，汤名已经告诉我们了，就是旋覆花和赭石。赭石大家都好理解，就是降胃逆嘛，旋覆花呢？古人云："诸花皆升，惟旋覆独降。"按正常来理解，旋覆花也是降肺胃之气、平肝的啊！

这样来理解旋覆代赭汤，似乎还不够深刻，为何仲景不把它叫作代赭旋覆汤，而叫它旋覆代赭汤呢？我们不要忽略花类药的共同特点，就是能够开放郁闷。

我们再想一想，大凡花类都象征着植物的心脏，对于人体，它有一定的宽胸解郁之功，而这旋覆花本身还能降气平肝，这样一物而两用，在降肝胃逆气的同时，又能宽胸开心解郁，真正减除了恶心呕吐、心下痞硬的病理现象。

这样一想通后，大家不仅豁然开朗，以后治疗恶心呕吐用药时，就不会仅仅想到降胃气、通肠道了，还会考虑到宽胸解郁、开心悦志。

胃肠神经官能症的病人有胃肠消化道症状，一紧张激动就容易腹泻便溏，用健脾胃的办法，不能完全解决，这时不正要考虑到宽胸解郁的道理吗？

第 212 天　掌捂法——温通之道

10 月 13 日

◎ 用自身掌热暖自身鼻寒

今天谈一个不药而愈的病例。

现在秋气渐凉，所谓一场秋雨一场凉，下过几阵雨后，大家明显感到冷了。湖北比起广东来，四季更分明。秋天什么样的病人多呢？感冒、咳嗽、鼻塞的最近比较多。昨天一个病人，鼻塞轻症，晚上睡觉鼻子不通气，比较难受。老师就叫他用手掌按在自己的额头上，五分钟内就通气了。一觉睡醒后，受凉的鼻子就没事了。

这是什么道理呢？很简单，阳气不能充分上达头面，加上寒邪从外面进来，所以鼻子就呈现收缩不通状态，或者通而不畅。人的手心是心包经所过，有劳宫穴在那里，非常暖和，时时都有热气发出，把手心按在额头上，注意要稍微按紧一点，这时就会明显感到从头上到鼻下有股热气灌下来，不通的鼻窍顿时就放松疏通了。这么简单的小动作，就可以解决晚上鼻塞通气不畅的感寒现象。

我们又把这个方法教给其他有需要的病人，结果发现都有不同程度的效果。这正是以自身之热疗自身之寒，使寒热对流，则鼻窍自通矣！

仲景在《金匮要略》中说："若人能养慎，不令邪风干忤经络，适中经络，未流传脏腑，即医治之，四肢才觉重滞，即导引、吐纳、针灸、膏摩，勿令九窍闭塞。"

可见仲景也不是轻易用药的，一般中了风邪寒气，疾病初起，四肢觉得沉重，或鼻塞不通，仲景都是建议人们用些导引吐纳之术，或者用针灸按摩，只要保持九窍通畅，那么病邪很快就会被祛除。老师这种掌捂额头法治疗鼻塞不通或通而不畅，就是一种导引之法，导自身之热气，引到需要的地方去，把寒邪温散化开。

老师说，单这掌捂法就是养生的一大法门，你如果想总结写好它，写个万八千字也写不完。用掌捂法来治病，不是我们的发明，而是从人体的自救动作里悟出来的。你们看，头痛的病人，他常用手捂着头，疼痛还真的会减轻。腰痛的病人呢，双手捂着腰来看病，他就舒服些。牙痛的病人，捂着腮帮子，他会好受些。腹痛的病人，捂着肚子。这一捂上去，本身就是在帮助血脉顺其性，助其温通流畅。

人体其实就是那团气机在转动，我们用药或导引目的都是要把这团气转起来。大凡气机不通处即为有邪。阳气不到之处便易生病。这掌捂法无非就是把阳气引到那里去，流通起来。所以明理的医家便可以发明揉腹法，治腹中病痛，乃至周身痼疾。或发明搓腰法，治疗腰酸背痛，并衍生出如八段锦之类的养生功法。这里头都有可圈可点之处。

老师治病已经远远不在病名和症状上用药了，而是站在更高的道的角度上，针对神志和气机用药。所以很多医嘱都是建议病人要少思虑，多运动，少说话，多静坐。因为中医本身最优势的地方，不在于病名表象，而在于本质气化，在于治法方法。诚如古人所说：静坐然后知平日之气浮，守默然后知平日之言躁，寡欲然后知平日之病多。这大概就是最好的医嘱了，身、口、意三方面都照顾到了，静坐令身不妄动，守默令口不妄言，寡欲令心不妄想。现代的很多病人，按《内经》所说，人会生病都是以妄为常的结果，就是把妄动、妄言、妄想当作正常的生活状态，其实只要往相反方向纠正过来，那就是养生大道了。

亮哥买了今天中午的火车票。老师笑着说，这回你可要到药柜里拿几个路路通了。想不到亮哥还真的拿了几个路路通，结果顺利回到广东中山了。亮哥说，下次再来时，他一定要把老师的书吃透了，再来交流，惊喜就更多了。

◎ 手心的温度

老师为了让大家用简验便廉的小招法，解决日常生活中的一些小病痛，便特别在博客上写了一篇"手心的温度"，就是专讲掌捂法保健养生的。

小时候，每当我们害怕的时候，只要握住大人的手，当手心的温暖传给我们时，恐惧就会消散。当我们吃凉东西，肚子疼的时候，只要大人将温暖的手心捂在肚皮上，疼痛很快就会缓解……手心的温度，总是带着一份温馨，一份神秘。

几年前，我和一位修行的朋友聊天。我一边聊天，一边晃动脖子，因为前天晚上脖子受凉后一直不是很舒服。这位朋友告诉我，只要将手捂在脖子受凉的地方，一会暖和后，就不痛了。我试着捂了半小时左右，脖子果然就好了。这位修行的朋友告诉我，这手心的能量是很强大的啊！

此后我就经常观察病人的举动，看他们在有意无意中利用手心的能量来治病。有些风湿病患者，双膝关节疼痛，发凉，病人坐下来后有一个习惯的动作，就是用双手掌心捂住膝盖。通过这个简单的动作，患者的膝关节疼痛就会很快缓解。外出活动，走路走累了，老年人喜欢坐下来休息时用手捂一捂膝盖，通过这个小小的动作，劳累的膝关节很快又有力量走路了。头痛的患者，喜欢用手掌捂住头痛的部位，将头痛区慢慢捂热，头痛就缓解了，有的甚至就治愈了。当胃受寒后，出现胃痛，病人习惯的姿势就是用手捂住胃部，慢慢地胃痛就得到了缓解，病情轻的甚至就治愈了……手心的温度真的很神奇哦！

观察多了，自然就会琢磨琢磨，为什么就这么普普通通的手掌，捂一捂就能解决很多问题呢？带着疑问，我询问当时教我这一招的长者。他告诉我：手心这个温度不高也不低，是非常温润祥和的，而且它所提供的不仅仅是温度，提供的是一种我们用肉眼看不到的能量，当身体的患处接受这些能量的补充，自然就会得到修复，其抗邪能力也会增强。它比艾火温润些，而且又不会烫伤患处，所提供的能量而且几乎等同于人体内运行的能量。一个很普通的动作，经这么一说，还真神奇起来！

有年冬天，妻子半夜受凉后咳嗽起来，而且还咳得很厉害，弄药吃也不方便，于是我用手掌心贴在她的背部，明显感到背部的皮肤是凉的，就这么捂了不到十分钟，背部就暖和起来，咳嗽也少了，捂了半小时后，背部微微出汗，也没有咳嗽了，我便撤了掌。第二天也未见咳嗽，一次受凉引起的咳嗽就这么治好了，我们笑称这如来神掌还真不赖哦。此后这便成了我治疗咳嗽的一个法宝——掌捂法治疗咳嗽。

临床上遇到咳嗽的小孩，我便常常建议小孩的父母运用此法。当小孩咳嗽时，无论寒热，也不分虚实，只需要父母用手捂住小孩子的背心，暖其背心，微微出汗，就好似给小孩子输送能量一般，这样小孩子的正气足了，抗邪能力就强了，病情自然就好转得快了。

很多女性来月经时小腹发凉，疼痛，我在处方用药的同时，常常建议患者晚上睡觉时用手掌心捂住丹田，每晚只需要捂一小时，小腹就会暖和起来，连续捂上半个月，宫寒就可以治愈，下次来月经也就不痛了……

痛则不通，很多疼痛都是局部气血经脉的不畅通所致，《内经》病机十九条其中一条就是诸痛痒疮皆属于心。而我们手掌心是劳宫穴，心脏的热量正好通过心包经传递到这里，如果使用手掌来治病，还不如说是在用心治病更准确，这也暗合了《内经》之旨。想到这或许会问，身体的疼痛用手这么捂上一捂，就会好吗？身体内的寒，就这么捂一捂，就会散吗？

除了上面提到的这些疾病，欢迎大家努力尝试，用你温暖的手掌，用你心中热量，去治疗自己和家人的疾患，这是一个非常安全，常常会给你带来惊奇疗效的方法。放心地去尝试吧，用心去温暖你身边的亲人！

第213天　取象自然的中医思维

10月14日

◎ 皮肤病要治根

今天有个河南过来的老爷子，身体看起来很强壮，六十多岁。他说他得皮肤病十多年了，反反复复都没有治好。老师说，皮肤病，轻的是病在皮肤，重的是病在血液、脏腑，你不要老盯着皮肤治。他说，那治什么？

老师说，树皮有问题，有的时候不在树皮上，而在树根上。你皮肤病是小事，一脸黑气却是大问题。中医看病首先望色，先要别清浊。你这嘴唇乌青，血瘀得比较厉害，脸色黑是血瘀久了在里面化热，你这皮肤病要好，除非你嘴唇乌青能变成粉红色，也就是血液干净了，它自然会好转过来。老爷子说，那要怎么治？

老师说，你这个年龄了，最好能吃素，吃素对身体好。还要多接触大自然，体内的那些不良信息才能散出去。老年人也不要老待在屋里，待久了屋里的气散不出去，也会生病，多到山里去走走。

皮肤有问题，肌表代表着人体与大自然的沟通，意味着沟通出现了问题。回归自然，过一种自然的生活，对皮肤病的恢复有很重要的作用。孙思邈在《千金方》里记载了这样一个病例。有一个人得了满身的皮肤病，久治不愈，怎么办呢？孙思邈说，往往人得此疾，弃家室财物入山，遂得疾愈而为神仙（自由快乐的人）。今人患者，但离妻妾，无有不瘥（这是说要节房劳，回归自然）。

老爷子又问，那打太极拳可不可以？我经常到公园去打太极拳。老师说，太极拳可以打，但不要把动作打得太标准，只要气到意到就行了，不要勉强蹲太低，太勉强了，你关节受不了。以前也有老爷子过来找我治病，就是练太极练伤了，太极拳本来是养生的，太强调标准动作，超过了自身的承受能力，却反而变成了伤身。

老师就念方子：杏仁 15 克，白豆蔻 10 克，炒薏苡仁 20 克，丹参 20 克，菖蒲 15 克，乳香 10 克，没药 10 克，延胡索 10 克，川楝子 10 克，杜仲 30 克，桑寄生 20 克，川续断 20 克，川牛膝 15 克，赭石 15 克。2 付。

这老爷子一直在任之堂调方子，后来又加了三棱 10 克，莪术 10 克，喝了十多天，皮肤病未再发作。他两肘上的搔抓斑痕，原来有碗口大，现在明显缩小了，如钱币大。很多皮肤病看起来是外科的事，其实跟内脏也是息息相通的，把内脏调理好，它外面就会好得快。到走的时候，老爷子的嘴唇已不再那么乌青。

老师说，这个方子乳香、没药起了很大作用。唇暗，一个是心脉有瘀，一个是脾经上有瘀。因为心主血脉，脾开窍于口。乳香、没药就能帮助心脉化瘀血，而三棱、莪术则偏重于化脾胃的瘀血。气滞血瘀较轻的，可以用香附、郁金、丝瓜络、玫瑰花。严重一些的，就要用到乳香、没药、延胡索、川楝子，或三棱、莪术。

有个学生疑惑地问老师，治疗皮肤病，老师好像很少用皮肤病的专方专药，如白鲜皮、地肤子，反而多用化湿的三仁汤，疏通血脉的丹参、菖蒲、乳香、没药？

老师说，你发现得很好。那些皮肤病泛水湿的，用三仁汤就很好，湿邪通过上焦宣发，中焦芳化，下焦淡渗，使湿浊能流通下行，就是从根源上治皮肤病。加上丹参、菖蒲、乳香、没药，是因为"诸痛痒疮皆属于心"。心脉通畅循环好，皮肤肌表的浊邪就代谢排得快。

老师说，很多皮肤病病人都有共同的感受，就是忍不住要用手去抓去挠，这种自发性的反应，中医叫自救行为。这自救行为里面你们去琢磨就有道。因为血脉不通畅，他要去抓去挠，意在疏通。所以我们用药也要顺其性，用上丹参、菖蒲、乳香、没药，或者延胡索、川楝子、三棱、莪术。把血分中的毒、气分中的热通通都疏散开，不积聚在一处，它就不为痒为痛了。

我们再次恍然大悟，从一个抓痒的动作，再到疏通血脉的这种象，然后再到活血化瘀思路，老师是步步紧凑，取象于实践，用之于实践。

对于老年人，要注意在方中加入杜仲、桑寄生、川续断、川牛膝，是为了要护住下焦腰肾。老师又说，乳香、没药是组药对，它们经常合并出现。三棱、莪术也是药对。乳香、没药，一白一黑，它们是树脂，一个偏走气分，一个偏走血分。三棱、莪术也是这样，三棱偏走左路血分，莪术偏走右路气分。你们要多留心这些联用的药对。我们以前学中药时，只知道乳香、没药是治疗疮疡、跌打的，很少想到用它来治疗内脏气血不调。

老师说，张锡纯常乳香、没药联用，为宣通脏腑、流通经络之要药。凡心胃胁腹、肢体关节、皮肤诸疼痛皆能治之。二药不但流通经络气血，凡脏腑有气血瘀滞，二药皆能流通之。医者但知其善入经络，用之以治疮疡、跌打，而不知用以调脏腑气血。这样乳香、没药的功用便没有全发挥出来。

◎ 治皮如治树

俗话说治啥别治皮，治皮丢脸皮。这是形容皮肤病不好治，容易反复发作。还有皮肤病通常不是单纯皮肤出现问题，五脏六腑失调都会反映在皮肤上，这就大大加深了皮肤病的治疗难度。我们看老师这个方子，治皮肤病是从整体五脏入手的。

首先看左尺部肾阴，这老爷子十几年皮肤病，反复不愈，所谓久病入肾，年纪也大了，肾气先亏，诚如叶天士说，若人向老，下元先亏。加上这老爷子左尺沉细弱，所以老师给他用上腰三味，杜仲、桑寄生、川续断，加上川牛膝，目的是给他培固根本。正如我们看到植物的叶子枯了黄了，第一印象不是去给叶子做美容护肤，有经验的农夫都知道这是缺肥料，得给根部施施肥，根壮则叶茂。人体的叶就是皮肤，根就是肾。肾精充足，肌表就光泽，皮肤好。

我们再看左关部肝，老师放了延胡索、川楝子、乳香、没药，这是深层次行气活血的药。肝主疏泄，老爷子皮肤暗黑，瘀滞得比较厉害，得用强大的行气活血药，让气血循环转动起来。都是老毛病了，就好像洗手盆很长时间没清洗，结了一层厚厚的垢腻，这时用一般的抹布抹不干净，那用什么？得用钢丝刷刷下来，再用水冲走，单纯用水是冲不掉的。再者，肥料从根部吸收，得靠肝去疏泄布送到周身，这两组药也是帮助肝疏泄的。把有用的成分送到需要的地方去，需要肝这位将军之官。而肝在人体，起到连接上下的作用，它能够把下焦肾水肥料输送到上焦心肺、肌表去。因为它是中焦，是连通上下的枢纽，皮肤得不到充分的气血供应，在补肾养其真的时候，还要加入疏肝顺其性的药物，这样补进来的精华，就能够被带到需要的地方去。好比植物根部吸收肥料，要到叶面去，它中间肯定要经过树干树枝，这树干树枝的疏泄作用，就像人体中焦的肝。

第三看左寸部心，老师放了丹参、菖蒲，这是"诸痛痒疮皆属于心"之意。皮肤病久治不愈，多夹痰瘀，丹参能化瘀生新，菖蒲能豁痰开窍，这样痰瘀消弭掉，血脉重归于清净，则痒痛消除。皮肤表面的瘙痒和皮下血脉郁滞的痰瘀是分不开的。皮肤表面的瘀暗反映血脉里堆积的垢腻痰瘀多。好比一个杯子，好久没洗了，杯内壁上污垢很多，我们想要喝水，第一步是先得把杯子洗干净，我们想想是洗杯子的外壁，还是洗杯子的内壁。如果洗杯子的外壁，洗得再干净，杯子还是脏的。这就是为何很多皮肤病的病人用了各种外治软膏，把皮肤都涂了个遍，结果还是不管用。因为你洗的是外面而已，没洗到里面。而丹参、菖蒲能化血脉里的瘀血和痰浊，它就起到了洗杯子内壁的作用。杯子内壁刷洗干净了，整个杯子焕然一新。血脉的痰瘀清理干净后，皮肤表面就更加光泽了。这就是很多皮肤病为何要兼顾用活血化瘀祛痰的道理。不外乎就是洗杯子要从里面洗，美容要从血管、五脏去着手。

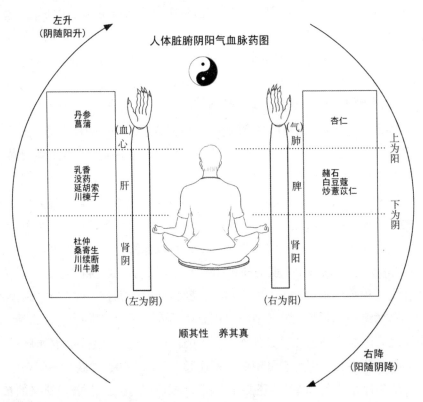

人体脏腑阴阳气血脉药图

左升
（阴随阳升）

丹参
菖蒲

（血）心

乳香
没药
延胡索
川楝子

肝

杜仲
桑寄生
川续断
川牛膝

肾阴

（左为阴）

杏仁

（气）肺

赭石
白豆蔻
炒薏苡仁

脾

肾阳

（右为阳）

上为阳

下为阴

右降
（阳随阴降）

顺其性　养其真

第四看右寸肺与右关脾胃部。老师用三仁汤的三味仁类药，杏仁、白豆蔻、炒薏苡仁，目的是治湿，它把人体多余的湿浊都运化开来，排泄出去。为何要治湿呢？病人舌苔白腻，舌底静脉曲张有瘀血，瘀血我们在左路脉已经治过了，现在有湿浊我们要在右路脉里去治理。对湿浊我们不是赶尽杀绝，要变湿患为湿利，就像变水患为水利一样。为何呢？好比土壤太湿了，农作物的根泡在里面容易腐烂，叶子也长不好。所以善治理树木的人，不仅要考虑到肥料的问题，更要考虑到土壤的问题。土壤水湿太重，植物看起来也是蔫蔫的。在人体而言，脾土湿浊重，土生金，脾土是生肺金的。肺又开窍于皮毛，脾又主肌肉，脾湿浊，肺能不湿吗？这叫母病及子。肌肉水湿重，皮肤能好到哪里去？哲学上说，要透过现象看本质。我们就要透过这皮肤表面的湿疹，看到脾胃中焦、肌肉深层次的湿毒。因为皮肤表面的问题都是从里面发出来的。这样我们用三仁汤的思路，开宣芳化，加上淡渗，从上、中、下三焦的思路来统治脾中湿浊，使水湿流动起来，为我所用。这样湿邪退去，土壤干燥松通，树木自然就长得好。对于人体，皮肤也会恢复得好。

赭石，这是降胃气又降浊的。凡胃气上逆不降，水湿上泛，老师常会加入一两味降逆之药，这些降逆之药质都是偏重的，质重它就偏于往下面走。这样胃气一降，周身之水湿都会往下降。就像你把洗手盆的塞子打开，洗手盆的水就会往下水道排。这胃乃诸经降之门户也，阳明胃经一降，上下左右如众水归海，都往下降。这是从《内经》里悟出来的道理。《内经》说，十二经为川，胃肠为海。十二经在肌肤表面出现水湿泛滥，要通过降胃肠道，使各路江河川流归于大海中，还能纳百川，所有肌表的浊水归到胃肠道里，都能被排泄掉。

通过这例皮肤病的治疗过程，我们就可以从老农治理树木里领悟到医道。这养树就如同养人，治树不就相当于治五脏吗？都要考虑到肥料、土壤、水湿、沟渠，甚至阳光这些思路。我们把大自然的万象纳到这脉药对应图中去分析时，发现学医用药的思维更贴近传统中医，更贴近古人取象天地的道法。

◎师生夜话《内经》

今天晚上，老师提出开始讲读《内经》。我们任之堂学习中医的方式比较自然，一是不按照学院派那样按部就班地学习，二也不按照一般民间中医师带徒那样纯粹地抄方学习，而是以学生的自主性为主，从道悟的角度来学习。

老师说，整部《内经》都在讲道，讲人体生老病死之道，你们背诵后慢慢会有些感觉的，刚开始不要太急于在术上精进。当你有道的指导后就有了大方向，大方向对了，到达目的地就是迟早的事。有这个道的指导，一个非常平常的方剂都有它奇妙的用处。所以《内经》不单是要你们去读去解的，还要你们去行。解行并重，知行合一，才能真正读懂悟懂《内经》。

然后向辉就开始读第一篇"上古天真论"，从此我们时不时晚上会聚在一起读解《内经》。一晚上只读解一篇或半篇，读完后老师也不全讲解，只针对里面一两句话，有独到心得的，乃有感而发。当向辉读到"志闲而少欲，心安而不惧，形劳而不倦"时，老师说，这句话太好了，顺这句话就是健康长寿，逆这句话就是生病短寿。这句话可以写下来，贴在墙上，天天看，百看而不厌，百思而不倦啊！长寿的老人，他们都有个共同的特点，就是少欲无为，身心清静。《内经》这十五个字就是典型高寿老人的写照。故曰：自静其心延寿命，无求于物长精神。

向辉读到"二七而天癸至，任脉通，太冲脉盛，月事以时下，故有子"，老师说，正常女子月经调和就能生子，怎么调和？就这四点，"天癸至，任脉通，太冲脉盛，月事以时下。"一是精血要充足，叫"天癸至"，我们常用五子衍宗丸补充精血。二是要任脉通，血脉要疏通，气血才能周流，我们常用当归、鸡血藤、丹参、川芎这些活血通脉之药。三是要太冲脉盛，也就是说肝要能疏泄，肝气要条达，人不能抑郁，所以香附、郁金、丝瓜络、玫瑰花这些药我们都常用。四是月事以时下，就是每个月的月经要准，量不多不少，时间不长不短，很规律，这样就有利于怀孕，也有利于身体。这几句话把妇人正常的生理讲得很透。中医有句话叫知常达变，按照正常的状态来调身体，就是在治病。这是中医厉害之处，能够以不变应万变，不管你万变的病名是子宫肌瘤、卵巢囊肿，还是输卵管不通，或者盆腔积液，我始终都把握这点不变的东西，就是要让病人"任脉通，太冲脉盛，月事以时下"。

这天癸至就要养其真，真元足自然水到渠成。任脉通要顺其性，顺其性自然经脉疏达如道路通畅无阻。太冲脉盛就要养其真，真元足到一定程度，就像器皿盛满水一样，自然瓜熟蒂落，水满则溢。月事以时下，就要顺其性，在前面水满的基础上，稍微把沟渠导通，月事就顺畅而来。这样又何病之有呢？所谓子宫肌瘤、卵巢囊肿、输卵管不通、盆腔积液，名相虽然不同，实质从不有二，都是身体当排泄时排泄不出来，或已排泄却没排泄干净，正气当升起时升起不了，才导致鸠占鹊巢，瘀留子宫，才有这些形形色色的疾病。

老师常叫我们不要站在三的问题上去思考，要始终紧扣着道，站在一的层面上去考虑问题。当你越是回归到人体正常生理的根源上调身体时，思路便越是简单。

向辉读到"七八，肝气衰，筋不能动"，老师便随机问王蒋，为何肝气衰了，筋不能动？王蒋想了一下说，肝主筋。老师说，不错！所以我们中医治疗老年人手脚弯曲不利，膝关节退行性病变，就是用补肝柔肝法，把肝血养足，筋骨就好用利索些。常用的方剂便是养筋汤。养筋汤，它养的不单是筋，而是整个肝系统。

它养肝，肝主筋，肝开窍于目，它也可以治疗肝血虚引起的目暗不明，没有人规定它只能治肝血不足引起的膝关节不利索。当然，肝其华又在于爪，指甲色白，贫血，容易枯脆，这也反映肝脏缺血，养筋汤一样可以治指甲，因为指甲为筋之余。肝又藏魂、藏血，晚上睡觉时是血归于肝，精藏于肾。当你血液消耗太多肝虚时，便容易有种神不守舍的感觉，睡眠不沉，这是因为魂在肝里藏不住。这时我们通过养筋汤补肝血，就能摄魂，肝血一足，病人睡眠就沉。你们按照这种思维去看其他五脏的方子，用《内经》"阴阳应象大论"的思路，把周身出现的所有问题都归类到五脏上去，这样中医的思路就进一步理顺了。

向辉读到"帝曰：有其年已老而有子者何也？岐伯曰：此其天寿过度，气脉常通，而肾气有余也"，老师说，"气脉常通""肾气有余"这八个字好！可以治疗不孕不育，也可以用来防衰老。可作为我们用药的指导。我们调理不孕不育，最常用的就是调理肝肾，肝主疏泄周身气机，所以气脉要常通，肾受五脏六腑之精而藏之，肾气要有余。所以用疏肝补肾法治疗不孕不育以及抗衰老，这也是一个大法……

最后，老师说，我希望药房里所有的学生和员工都红光满面，精气神十足，气脉常通，只要你们能按《内经》"上古天真论"来做，健康绝对有保障。这一篇你们不要读过后就不反复去看了，这一篇一辈子去做都享用不尽。所以你们要烂熟于心。不是学医的，把这第一篇背会了，对健康也有很强的指导意义。这种意义是长远的，无形的。一时你们可能还体会不到，还感觉不出来，而经典的价值就在这里，当它融入你的生命血脉中去时，你才会真正感受到它的魅力与强大。这里面的一两句话，你们想通后，一辈子行之都受用不尽啊！

第 214 天　活络效灵丹治痹痛

10 月 15 日

◎痰瘀阻络，不通则痛

今天来了一个连云港的阿姨，70 岁了，居然也看老师的书，特别喜欢中医，说这次来希望老师无论如何都要圆她一个梦，带她进山去采采药。

老师原先担心老人身体不适合跋山涉水，但这阿婆根本不把爬山当回事，跟大家入山采药也不掉队，还能照顾小朋友，亲自体验了采药的乐趣。

老阿婆长期为双肩臂痛困扰，老师说，治疗肩臂痛，有专方专药。于是叫阿婆伸出舌头，看到舌底静脉有明显的瘀血。便说，长期熬夜、操心过度的，身体容易有瘀血，这时只要把瘀血症状缓解，周身的病痛都会减轻。这个病可分两个步骤来治，第一步先缓急止痛，活血通脉，把道路打开，以急则治其标为主；第二步再调其脾胃，补充粮草，缓则图其本收功。用张锡纯的活络效灵丹加味，还记得吗？

我们马上把活络效灵丹写了下来，这可是任之堂常用治痹痛的方子，只要病人是瘀血体质，这方子往往一两付就能见效。老师说，腿痛加川牛膝，痹痛加连翘，抽筋可加炒薏苡仁。这病人以肩臂痛为主，可加连翘和扣子七透郁热。左关脉弦硬加白芍、甘草缓急止痛。久病入络，老年病多痰，除了考虑到瘀血外，还要考虑到痰湿阻络，所以再加蜈蚣和天南星，祛经络之痰湿瘀滞。

天南星化顽痰之功独胜，蜈蚣善于搜刮经络血脉中的郁滞，走窜之力最速，内而脏腑，外而经络，凡气血凝滞之处，皆可开之。所谓痹痛标实者，不外乎痰瘀阻络，之所以会痛，就是局部不能疏通，所以我们用药无非就是让它动起来。所以对于顽固瘀阻，老师选用虫类药蜈蚣，这是动物动利胜于植物矣。

方子为：丹参 20 克，当归尾 15 克，乳香 10 克，没药 10 克，连翘 10 克，扣子七 10 克，白芍 20 克，炙甘草 20 克，天南星 15 克，蜈蚣 2 条。2 付。

老阿婆吃了 2 付药，再来复诊时，双肩臂痛大减。老师继续守方，扣子七加到 15 克，加白术 20 克，酸枣仁 20 克。再服 2 付，痹痛就感觉不到了，肩部的活动范围也增加了。老师说，这活络效灵丹还可以打成粉，用温酒送服，治疗肩周炎痹证，效果非常好。有酒来行药势走上臂，见效更快。

后来这老人家回家后，老师又给她开了通小肠的方子，她吃完后高兴地给老师发了邮件说，双肩臂痛已经好了。想不到治疗肩臂痹痛，要通过调血脉和小肠经，这在一般医书上记载甚少啊！老师说，这肩背部痛的地方，如果正是小肠经所过，除了用活血化瘀、通络止痛法局部治疗外，还要通小肠，使瘀滞下行，能够治根。

◎ 由地震救灾想到 "急则治标，缓则治本"

我们看这个脉药对应图。治疗这个双手痹痛，老师偏重于调病人心肝脾脉，为什么呢？因为心肝主血，血脉的流通要靠心肝，肝主疏泄，心主血脉，此二脏疏通不利，局部就会有瘀血，不通则痛，瘀血郁久了会化热，所以老师在用活络效灵丹逐瘀的基础上，加了扣子七、连翘透郁热，白芍能柔肝缓急止痛，蜈蚣加强穿破走动之力。这是调她的左手脉。

我们再看右手脉的脾胃。脾胃为生痰之源，痰浊容易壅堵血脉，不通则痛。我们急则治其标，先要把壅阻的路障清开，选用天南星就是化其顽痰阻络。整个方子，大的病机是痰瘀阻滞，用的理法是活血化瘀、消痰散结、疏通经络。我们可以对这个双肩臂痛的病症取个象。如同地震后道路被破坏，两旁为草木砂石所阻滞，这时车通不了，人也不好走。我们要恢复昔日的通畅，第一步就是要铲除左右两旁的路障，铲除后气机的出入往来才会顺畅。所以第一诊时以通为主，先修复道路再说。

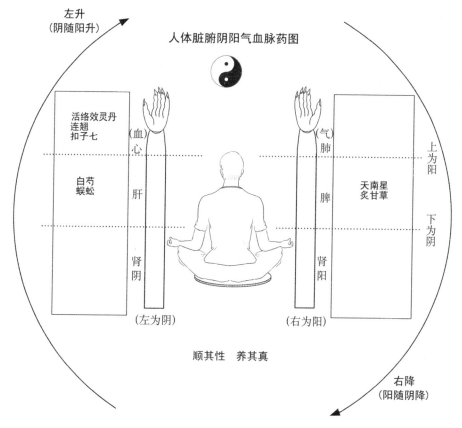

左升（阴随阳升）

人体脏腑阴阳气血脉药图

活络效灵丹 连翘 扣子七

白芍 蜈蚣

（血）心 肝 肾阴

（左为阴）

（气）肺 脾 肾阳

天南星 炙甘草

上为阳 下为阴

（右为阳）

顺其性 养其真

右降（阳随阴降）

二诊时，老师再加入白术、酸枣仁这些补脾养心的药，这就像把地震破坏的道路修复后，便加进补养之药，能够给灾区运送粮草了。身体郁滞之处通开了，才能够更好地吸收各处运送来的救援物资。

从这地震要先恢复交通再送物资的现象里，我们可以想到，治疗痰湿瘀血阻络的痹证，先要把痰湿瘀血这些路障清开后，粮草物资才能正常运送到需要的地方。不然的话，虽然它局部亏虚，但由于道路不通，出现标实的状态，你想补也补不进去。故当本虚标实时，标实急一点，我们就先把标实处理了，再去照顾本虚。这就叫作急则治其标，缓则治其本。

◎ 百合三大功用

下午，唐师傅叫我们去百草园帮忙收药材种子，结果我们见识了不少药材种子。唐老师还送给我们诊所一株大百合，挺漂亮的。老师说，你们想一下，有哪首方子是以百合为君药的。大家一时没想起来，老师再提醒说，秋天常用的，用来治疗肺肾阴虚咳嗽的。我们马上反应过来，是百合固金汤，方歌为：百合固金二地黄，玄参贝母桔草藏，麦冬芍药当归配，喘咳痰血肺家伤。

老师点头说，很好！百合固金汤的脉象是左肾阴不足，右寸脉肺部虚亢，金水不相生，火旺水干。所以用的都是百合、地黄、麦冬、玄参这些养肾阴润肺燥的药。

百合还有一大功用，滋阴安神养心。凡阴虚燥热，烦躁失眠，或热病后遗热不清，神志恍惚，即古人所说的百合病，这百合滋阴之余还能安神。我们看《伤寒论》里就有个百合病，病人如同脏腑干燥一样，想吃不能吃，想睡不能睡，口苦，小便赤，诸药难治，就用百合地黄汤之类治疗。

我们看仲景这个思路，百合色白，养心肺之阴以安神，从上往下润，如天之布雨；地黄色黑，滋阴补肾，从下往上填补。两味药一上一下，滋养阴液，治疗阴虚躁扰，故有殊功。往往它药不效的阴虚躁扰，此方用之，大滋肺肾五脏阴液，阴复热退，百脉因之调和，病可自愈。

百合还能益气调中，这是《神农本草经》里说的。老师治疗一些长期的老胃病，寒热错杂、虚实并见、气滞血瘀皆有的，常选用焦树德老先生的四合汤，其中四合汤里就合并了一个百合汤。百合汤由百合、乌药组成，主治诸气膹郁导致的胃脘痛。百合润肺胃，降泄肺胃之气，并滋润肺胃；乌药理气宣通，温顺胃经逆气，二药共同理顺肺胃逆气，温凉兼顾，既有百合养其真，又有乌药顺其性，使百合之凉性不致于阻碍中焦，乌药之温性能够顺利下达。这样就如《内经》所说的，"气从以顺，各从其欲，皆得所愿。"

◎ 四合汤脉药对应图

我们来看焦老四合汤的脉药对应图，它是由哪四个传统小药方合成的呢，为何对于各脏腑相互纠结不调引起的胃脘痛有良效呢？

痛症无非是不通与不荣。这四合汤总体以温中和胃、行气活血、散瘀化滞为主，同时兼顾不通与不荣两大痛症病机，分为四大脉点进行调理。

我们先看在脾胃这个脉点的良附丸，它由高良姜、香附组成，主治胃部寒凝气滞而痛。高良姜辛热能温散胃寒；香附通利三焦，善解六郁，李东垣称它能治一切气，可消食下气。这两味药，一温一通，最善治寒凝气滞胃痛。胃寒重者，重用高良姜，暖胃散寒；因为生气，胃滞胀痛者，重用香附行气解郁。从这个方子里，我们就可以看出，老胃病的两大机制，一个是寒，一个是郁，寒者温之，郁者达之，就是这良附丸的立方宗旨。

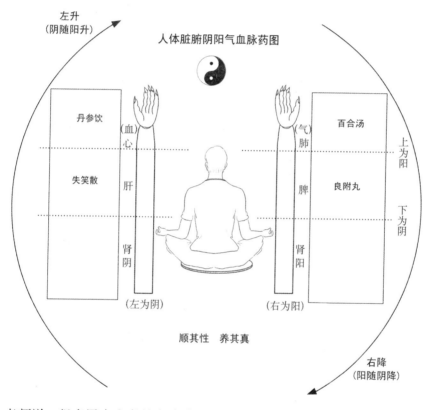

人体脏腑阴阳气血脉药图

老师说，很多胃病患者的右路寸、关二脉都有气机不降的表现，严重者上越到鱼际，这是胃气上逆。我们知道胃这个脉点以降为和，水谷食物要能够迅速通降到下焦去，这才是胃的个性。但如果降不下，就容易出问题。胃气降不下，通常会上逆，冲到肺部，所以这里选用百合汤，专治胃气上逆，冲撞肺部，引起的诸气膹郁不降。这百合善于降泄肺胃郁气，乌药更善于温顺胃经逆气，二药使气能调顺下行，不至于上逆犯肺。再者，百合降肺气、润肺燥之时，就等于降十二经之气，《医门法律》里说，肺气肃降则诸经之气莫不服从而顺行。这也跟老师治疗胃逆上犯肺时常选用枇杷叶、竹茹、苏梗的道理一样。

我们再看左寸部心，这里用丹参饮，丹参、檀香、砂仁三味药组成，它是治疗心胸胃脘疼痛的有效良方。所谓久病多瘀，瘀滞疼痛，选用这三味药作用于心部，是看到心主血脉，心气、心血流通活跃，瘀滞消除。我们从老师两个轮子上可以看出，胃气来源于心气，心火向下能够暖胃土，也就是说心胃功能通常一荣俱荣，一损俱损。老年人胃不好的，一般心脏功能也好不到哪去，心脏功能差的，一般胃也不好。所以说，心病要治胃，胃病要治心，心胃要同治。这里用丹参饮，就是心胃同治。丹参活血化瘀，通经止痛，走血分；檀香辛温理气，宽胸降膈，走气分，二者把心气、心血一疏理，再配上砂仁，能够"引诸药归宿丹田"。这样心胃之气下行，瘀滞化开，则胃部正气渐复，通则不痛。

最后我们看第四首汤方，失笑散，前面三个汤方合起来叫三合汤，配上失笑散则叫作四合汤。失笑散由蒲黄、五灵脂二药组成，专治一切心腹瘀血疼痛，对于胃脘痛，痛处有瘀血，唇舌紫暗，刺痛不已，夜间加重，常会加入失笑散。瘀血化开，胃痛得愈。原本痛楚不安，一脸苦闷状，由于瘀血疼痛豁然消失，使人忍不住喜逐颜开，故称失笑散。虽然只有两味药，却是《太平惠民和剂局方》中的名方，它原本是用于治疗瘀血停滞引起的月经不调、少腹痛、痛经、产后恶露不行等症，有活血化瘀、散结止痛之功。

这四个方合用，既调胃，也调肺、心、肝，既有气药，也有血药，既能祛邪，也兼顾养真。对各种久治不愈的胃脘痛，病情复杂，虚实寒热并见的，通常就用它。

第 215 天　　老慢病调理与添柴

10 月 16 日

◎ 五积散化积滞

老师说，春天逍遥散用得多，夏天黄连温胆汤用得多，那么秋天哪个汤方用得多？王蒋说，是不是百合固金汤，治肺的？老师说，五积散用得多。

为什么呢？老师说，秋天整个大自然阳气都往内收，人体也一样，整个皮肤、血脉往里收，一收缩，身体那些郁热、阳气就结在一块，流通不畅就很容易生病。那些痰啊，湿啊，瘀血啊，积滞啊，在秋收之气的影响下，很容易痹阻经脉。五积散就能把风、寒、瘀、湿、痰这些病理产物疏通化开，让身体恢复气机流转。

　　这个病人是本地人，五十多岁，男，因为国庆中秋的时候，到外面去旅游了一趟，又大吃了一顿月饼，结果糜烂性胃炎发作，胆囊炎也加重了，这十来天一直反反复复，就到任之堂来治。老师把脉后说，像这种脉，浮取易得，两边关部弦硬，这都是风寒、气滞、血瘀堵在一起，用什么方子呢？我们说，五积散。

　　老师说，没错！有是脉，用是方。老师又语重心长地对病人说，每年端午节前后病人多，中秋节前后病人多，春节前后病人也多，为什么？端午节吃粽子，中秋吃月饼，春节什么都吃，本身有胃炎、胆囊炎、心脏病的人，血脉本身就不是很流畅，吃了这些粽子、月饼之类黏糊糊的东西，血脉、肠道就堵得更厉害了。气血流通不畅，胸就闷，就难受，什么老毛病都复发了。所以每逢节日过后，医院病人猛增。对于中老年人来说，节日要淡泊，要七分饱，不要学年轻人"肆无忌惮"。

　　这病人听后，感慨地说，余医生说的是，跟孩子们一起过个生日，一不小心就把身体吃病了。家里也有一些老年人过完生日后就一病不起，真不应该。

　　老师说，是啊！《医林改错》中有个血府逐瘀汤，主治里面有一条叫"交节病作"，就是指节气变化的时候发生的病，通过把血脉疏通，让身体顺应节气变化，我们用五积散也能达到这个效果。五积散有活血的药，有行气的药，有化痰湿的药，有祛风寒的药，更全面。凡外感风寒，内伤饮食，劳伤血脉，这五积散都能用。

　　于是给病人开方为：陈皮 8 克，半夏 15 克，茯苓 20 克，炙甘草 8 克，苍术 10 克，厚朴 10 克，枳壳 10 克，桔梗 10 克，川芎 10 克，当归尾 15 克，白芍 20 克，白芷 10 克，生麻黄 8 克，桂枝 8 克，干姜 8 克。3 付。

　　病人服用后，胃胀、胸闷感就消失了。老师说的话，他也听进去了，毕竟胃病靠的是自己要节制饮食，不能胡吃海塞，忍得三分饥，胜服调脾之剂啊！

◎ 老慢病如何调理

　　这些日子有几个肿瘤患者过来，所以晚上讲课时，老师就给大家讲重病慢病晚期该如何调理。老师说，我们中医还是要取这个象。肿瘤晚期的病人，很多都是中老年人，痰浊上涌，满脸黑气，吃饭吃不进去。从这几点就可以为我们用药打开思路。首先痰浊上涌的，吐痰黏糊糊的，拉成一尺长也吐不干净，我们用药经常会考虑到降气化痰，用龙骨、牡蛎、半夏、胆南星之类。病人满脸黑气，是心衰，肾水上泛，内有瘀血，这时少不了强心通脉，红参、桂枝、银杏叶、丹参这些药都要考虑。病人吃不下饭，脾胃被痰浊瘀血蒙蔽，运化不开，治疗各类肿瘤，健脾胃、祛湿浊最好的药对就是白术和炒薏苡仁。

上面是关于用药的思路，而平时饮食调理，对于老慢病来说至关重要。老师说，老慢病的收尾，常常要从脾胃入手，用药以缓慢调补为主，以少量慢调为上。好比你往灶炉里添柴，要一点一点加，燃烧得彻底了才继续加，如果一下子加多了，反而容易把火扑灭。很多老慢病病人，身体功能消退，消化吸收功能不强，但病人及家属又担心营养跟不上，怕吃少了，于是每顿常常吃到饱胀，这样久而久之，给肠道增加负担一分，就相当让心脏受累一分，肠道壅阻，气机不转，血脉也会为之闭塞。所以很多老年人心脏病发作，一个是直接情绪激动，另外一个就是间接长期吃堵了胃肠道，下管不通，上管必塞，心梗就来。

可见儿女孝敬老人，给老人买大量好吃的东西，希望老人放开胃口吃，却不知道饱食对于心脏功能不强的老慢病患者来说，等于是灭心火的行为啊！肠道一下子进来很多食物，它就需要加快心脏搏动，启动命门之火去消化吸收。如果消化吸收不过来，食物也就没法利用，心阳和命门之火却白白浪费了。可见饱食的危害，不仅是壅阻肠道，深层次的却是暗耗心肾阳气。所以说，无知的爱就等于伤害，缺乏基本常识，好事容易变坏事。人养得一分阳气，便有一分寿元，暗耗一分阳气，便是在折损一分寿元啊！所以老慢病的饮食调理，宁少勿多，宁简单勿复杂，宁熟透勿难消化，宁朴素勿丰富，宁缓慢进食勿快速吞咽。

清朝有个老寿星，快一百岁了，人家见他眼不花耳不聋，行走如常能自理，便问其长寿之法何在？他简单地回答，好吃不多吃，常留点饥饿。这老寿星真是深谙养生之道啊，这是按《内经》里饮食有节的养生观来指导饮食的。老寿星的回答，对于那些总以为吃饱是福、不忌口嘴的人来说，无疑是一种警策之语啊！所以正确的饮食观是七分饱，留个有余不尽最妙。

王留耕的《四留铭》中，就把这种"不尽"之意发挥得淋漓尽致，其曰：留有余不尽之巧以还造化，留有余不尽之禄以还朝廷，留有余不尽之财以还百姓，留有余不尽之福以还子孙。

《内经》的病理归纳为一句话，即"生病起于过用"。《石林燕语》载：元丰末，潞公致仕归洛。时年八十几，神宗见其康强，问：卿摄生亦有道乎？潞公对："无他。臣但能任意自适，不以外物伤和气，不敢做过当事，恰好即止。"说白了，其实就是做人处事，适可而止，不过用身心，不过量饮食，不过用情志。张无尽这样形容这种意味深长的"不可过用"的养生境界，即"四不可尽"：事不可做尽，言不可道尽，势不可倚尽，福不可享尽。凡是不尽处，意味最深长。

第 216 天 一味凤尾七治月子病神效

10月17日

今天老师重点提到凤尾七这味药，凤尾七因其长在地上的部分是棕红色，形如凤尾，故得此名。老师说，凤尾七这味药，生长在海拔三千米以上的岩石缝隙中，产量很少，是非常珍贵的民间草药，神农架上有，太白山上也有。一般用来养肝肾、安心神、消肿结。民间作为强壮药，治疗甲状腺疾病。但凤尾七还有另外一奇效，就是补血调经，治疗月子病。用于妇女虚劳，复感风寒湿，头晕目眩，浑身不适。

月子病就是妇人在生完小孩后，因为筋骨皮毛大开，脏腑虚弱，血脉空虚，又叫"产后百脉空虚"。此时不小心吹了风，受了寒，或生了气，或喝了冷饮、吃了水果这些伤阳气的冰凉之物，结果导致身体功能下降，但医院又查不出器质性病变，可病人却感觉到浑身不适，或酸疼胀，或怕风冷，或不耐久劳，或觉得吹一阵风都有钻进骨头的感觉，或烦躁、失眠多梦，或关节屈伸不利。

月子病的主要治疗原则是培补人体元气，以治其虚，祛除入里的风寒，以逐其邪。如果这些风寒入里日久，会郁久化热，还要加上一些透热的药。民间常说：月子病月子治。就是要趁坐月子期间，筋骨皮毛大开，然后用药"顺其性"把风寒湿邪排出，否则郁久了就会引起五脏失调。

今天刚好有个这样的妇人，生完小孩后，浑身不舒服，发热。老师给她开了凤尾七，一次5克，一日三次，连服两日，用黄酒温热调服。这妇人吃完后就没事了。

这种月子病的妇人还有很多。可老师上次从太白山上采回来的凤尾七只够几个人用，用一点少一点，吃完就没了。药材公司里也没有这味药。老师感慨地说，良药就是利器，医生手中有时会因为没有合手的利器而叹息啊！于是老师动用关系，在太白山那边采购凤尾七，居然采购到了几公斤，马上快递过来，大家高兴极了。

老师说，凤尾七治肝血劳、月子病，还可以引申到男子手淫、房劳过后，吹空调、洗冷水、喝冰饮后，风寒闭在肌肉骨髓里，郁而化热。农村称这种病为"阴病"，极为难治，也可以用凤尾七。

有个病人吃了凤尾七后反映胃口大开，吃饭非常香。这是因为凤尾七本身也有芳香醒脾、消肿散结之功。我们闻了闻凤尾七粉，都觉得这药粉非常香。

然后老师又跟我们谈起怎么做医生。老师说，中医有多个层面，在术的层面上只是治病，在道的层面上却可以修身。行医者不能有傲气，但不能无傲骨。有了傲气会得罪同行和患者，没了傲骨会失去自己，无所适从。打个比喻，拿一张

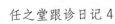

纸，你可以随意把这张纸揉捏成任何形状，甚至可以撕碎燃烧掉，最后灰飞烟灭。可你手中如果是一块金刚石，你就不可能轻易地把它粉碎或改变它。人有傲骨就像有金刚石、金刚心，人无傲骨就像一片碎纸随风飘动，任人折叠。

所以我们医者，针对病人用药，该怎么治还是怎么治，不要因为病人而失去自己的主张，也不能厌烦病人。医生就是要有这颗金刚心，不容易为外界动摇之心。

第 217 天　一堂美容课

10 月 18 日

◎ 什么样的人最漂亮

今天来了个美容师，叫小丽。以前她介绍过几个病人，或长斑或长痘的，在她那边外治效果不明显，在老师这里喝了几付汤药，调理了一下内脏就好了。

为何表面美容无效，用中药调五脏六腑就能恢复脸面的神采？因为有诸内必形于外。就像杯子脏了，我们要喝水，不是只把杯子外面洗干净就行了。你把玻璃杯外面洗得再干净，里面的污垢却不是洗外面能洗掉的。必须去清洗里面的污浊，才能里外光洁，才能用来饮水。人体也一样，皮肤表面的瘀斑，大部分都是脏腑血脉里瘀滞的反映。当明白这个道理后，小丽很想跟老师学中医。

老师说，这样吧，今天晚上，大家就谈一下美容吧。你们说说看，什么样的人最漂亮，是白的漂亮，还是红的漂亮，或者是黑的漂亮，抑或是黄的漂亮。小丽说她们做美容的目的，是让顾客皮肤白里透红，有弹性。老师说，真正的漂亮，不看颜色。黄种人有漂亮的，黑种人、白种人也有漂亮的，标准是什么？是里面的神！神足了，黑白都漂亮。就像干活的小伙子，晒得皮肤黝黑，但却有光泽神采。而一些慢病、长期卧床的老人，营养供得很好，皮肤也很白嫩细腻，但神却是呆滞的，这都不叫漂亮。所以从外面再怎么打粉也粉不出漂亮来，漂亮要从内心里面调神。

小丽说，怎么调神？有些人天生皮肤黝黑的怎么办？是不是遗传的？老师说，相由心生，心能表象。什么主神明？心主神明，不要怪到老祖宗那里去。有慈悲之心的人就有慈悲之相。抑郁寡欢的人就有抑郁寡欢的相。

◎ 强心肺与通肠胃是升清降浊

小丽又问，怎么调心？老师说，心主血脉，心脏管气血和脉道，气血不足，或血脉不通畅，人的神就会不足。所以调面容，要养足心脏气血，保持血脉流通。你们想一下，人的面容跟哪些脏腑关系最密切？小丽说，肺！

老师说，为什么呢？小丽说，肺主皮毛呗，皮毛的问题都归肺主管。

老师点头说，还有呢？王蒋说，心！心其华在面。

老师点头说，没错！人的面部就是心脏开出来的一朵花。治疗头面部疾患，最常调的就是两个脏器，即心、肺，而且心、肺在五脏中同属上焦，离头面最近。心主血，肺主气，心肺气血直上头面。"上焦如雾，熏肤充身泽毛"，跟皮肤肌表关系是最密切的。这心肺蒸腾气血，就像雾露去灌溉润泽毛窍一样。所以明理的医生，见毛窍肌肤，便如同见人之心肺也。你们可以看《内经》"六节藏象论"里的一段话，怎么美容，怎么养神，里面都说到了。"天食人以五气，地食人以五味。五气入鼻，藏于心肺，上使五色修明，音声能彰。五味入口，藏于肠胃，味有所藏，以养五气，气和而生，津液相成，神乃自生。"

老师说，这段话已经告诉了我们，心肺气血足，能使面色透亮，声音彰显。另外肠胃通畅，能够使气机流转，津液相生，以养神志。从这段话里我们就可以提炼出美容的方法，一是强心肺，二是通肠胃。强心肺，我们常选用桂枝汤加红参、银杏叶、黄芪、当归；通肠胃，我们常选用通肠六药。这两个治法一结合起来，就是升清降浊的思路。通过强心肺以升清阳，令头面气血充足；通肠胃以降浊阴，令身体败浊之物有个出路。

正好有个交流的学生，他老师善治妇科杂病，在临床上发现一个规律，就是用一些调心肺、通血脉的药（如桃红四物汤），再加一味红藤重用，常常几付药下来，病人脸上的混浊瘀暗之色居然焕然如洗。那些病人本是来治疗妇科杂病的，却意外收到美容养颜的效果，所以都很高兴。

他老师这个经验就是活血法配上通肠法，使血活肠通，瘀浊下排，自然脸面的浑浊之气就留不住了，浊阴出下窍，一排出去，人体自发性的升降功能便把清阳往头面上升，所以出现浊降清升、容光焕发的效果，这是可以理解的。

老师说，用这个思路，不单治疗美容有效果，通身上下清不升浊不降引起的很多病都有效果。方子就是选用桂枝汤和通肠六药加减变化。这种用方思路都是从《内经》里悟出来的，你们平时读《内经》时还是要多琢磨。

小丽说，原来是这样，心其华在面，加上肺主皮毛，是美容的中医理论基础。

老师说，是的，那些冠心病、风湿性心脏病的，没有哪个气色真正好的，老慢支、哮喘，还有反复感冒的人，气色也好不到哪去。因为里气不足，自然不能向外彰显。脏腑不通调，就难以有光亮的颜面。

中医就是这样用整体观、内外观，形诸于外者，必变动于内。故而我们是用思外揣内的治病观，好比上面的比喻，玻璃杯久不洗，内外皆染上尘垢。在外面每天洗澡洗脸，反复地洗，洗不干净，因为里面的垢积没刷洗到。当你把里面的垢积刷洗掉后，立即焕然一新。所以树皮的枯萎，叶子的暗黄，我们不治表面的树皮、叶子，而要治它的根、土壤。正如《内经》所说："以我知彼，以表知里，以观过与不及之理，见微得过，用之不殆。"我们治病就要透过表面现象，看到里面实质，看到微细的颜面浑浊，而知道脏腑失调。这样治起病来，思路就开阔了。

◎ 枇杷玫瑰饮

小丽又说，有些来做美容的，我一看她满脸油头，毛孔粗大，首先就想到肺主皮毛，肯定是肺出现了问题。我就帮她刮手太阴肺经，加上面部疗法，也有效。

老师说，这不是一个脏腑的问题。像这样的病人，你摸她右手的肺脉，一般都比较亢盛，是宣发太过。再把她左手关脉，呈郁滞状态，是典型的金克木。这样的病人头皮油脂重，叫木热则流脂，肝木郁热就会分泌过多的油脂，加上肺脉亢盛，下敛之力不够，那些油脂出来得更肆无忌惮。

小丽又问，这样的病人该怎么调？老师说，两句话，一句叫肺主肃降，一句叫肝主疏泄。你要加强肺肃降内收的力量，使之克木不那么厉害，要加强肝疏泄条达的力量，把克制的捆缚冲开。一方面助肺肃降，一方面令肝条达，这些油脂湿浊就能从三焦水道胃肠中排出了，而不会往头面上泛。

小丽问，食疗小方有这些效果的吗？老师笑着说，很简单，疏肝降肺就行了，两味药就把这病给管住了。小丽急着问，哪两味药？老师说，肝主疏泄，既能疏泄又可以美容的，玫瑰花非常好。诸花之中，玫瑰花疏肝之力比较强，它带刺具有疏泄开通之性。肺主肃降，一味枇杷叶，不单能降肺气，还能降十二经络之逆气。这两味药熬水喝就有效。

小丽又问，有些病人皮肤过敏是怎么回事？我经常碰到有人皮肤过敏，有些吃了花椒也会过敏，有些发了一场脾气也过敏，更奇怪的是有人搬点东西，稍微用点劲也过敏，难道这叫"抬重物过敏症"？大家哄堂大笑。

老师说，说过敏是给病人的安慰，如果用过敏的思路来治疗，那是肤浅的做法。在我们中医看来，所谓的过敏都只是表面现象，没有从病的根结上来论。从根结上来看，是水液的分布失调，是肺主通调水道、主肃降的功能下降。治疗上要注重降肺气，下要注重通腑浊，记住"肺与大肠相表里"这句话，从上往下肃降气机瘀滞，用来治疗过敏，就能收到较好的效果。

这皮肤过敏，水湿上泛，降肺气很重要。老师常说，你把水湿往毛孔发，怎么发也发不干净，只要肺气一肃降，从三焦膀胱小便里，你多少水湿都能排出去。诚如《医门法律》所说，肺气肃降则诸经之气莫不服从而顺行。老师治肺病喜用枇杷叶，道理便在这里。使浊气能从上往下肃降，这就如《清静经》里说的，"降本流末，而生万物。"人体水湿如同大自然的水湿一样，是从天上来往大海中去，所以我们降本流末，降本便是降肺气，从至高的华盖往下降；流末就是通三焦、利膀胱，使水浊下排，大有浊阴出下窍之妙。这样水湿不再犯上作乱，过敏也就消除了。

◎从"君火以明，相火以位"看桂枝汤加龙牡

小丽又问，不同的脸色是不是有不同的治疗思路？老师说，是的。脸色白的，要注意养肝血，补肺气。脸色黄的要调脾胃。脸色黑的，没什么神采，要通过收肾水加扶心阳。黑脸的病人不好治，病根比较深。相学上叫印堂发黑。有很多原因，比如同房过度、长期熬夜、失眠，导致心肾不交。中医叫"君火以明，相火以位"，心火不足了，下面的肾水就上泛要灭心火。这种病处理不好会得大病的。

上次有个汗蒸美容院的主管，女，40 岁。她就是这种脸色，黄中带黑，自己对汗蒸美容都失去了信心，自己的脸色可是广告啊，是牌子，连自己都治不好，这不是在砸自己的牌子吗？我们给她用了桂枝汤加龙骨、牡蛎，强心阳，收肾水，15 付就好了。像这种病，15 付能好，都算不错了。

汗蒸之法，是以治表发汗为主。如果里气不足，长期虚劳，这汗蒸出去，便是在耗血，随着汗往上蒸，下焦的湿浊也被带上来灭心火，心脏就会不舒服。反复久蒸会耗伤大量心脏阳气，使君火变得不再光明，而下面肾中浊水却往上犯。所以老师给她内服汤药，用桂枝汤令君火以明，用龙骨、牡蛎令相火以位，并引浊水下归。桂枝汤是温里升阳为主，龙骨、牡蛎是降气降浊收引为主，一升一降，这样阳光被制造出来，乌云被拨开收下来，所以心脏恢复生机，脸色重现光泽。

这里顺便提一下汗蒸和泡脚，本来是好的疗法，可过了度，对人体也会造成伤害。像那些汗蒸、泡脚的人，搞得满头大汗，这不是在养生而是在伤身。汗为心之液，流大汗就是在流心血，所以有些人做得心慌心悸，都不敢再去了。晚上泡脚也要掌握火候，微微温热即可，不可令汗如淋漓，否则病必加重。

《内经》告诉了我们运动的火候，那便是"微动四肢，温衣"，就是说运动到

衣服微微温热感，使卫气能够布满肌表，又不至于随大汗往外泄太过。这样身体时时处于阳化气状态，周身血脉流通温润，又不耗气，便得养生矣。练功家有句话说，大动不如小动，小动不如微动，这"微动"二字最妙，可圈可点，如春风拂面，若泉眼漂流，总让人心情愉悦，不急不缓。

小丽又问，饮食上有什么要注意的吗？老师说，这个我们经常跟病人说。心其华在面，心脏就是一团阳气，一团火，一切伤心的做法都是在毁容。比如，运动大汗后，就往胃里灌冰冻饮料，胃收缩闭住，则心气不顺。平时爱吃水果，水果大都寒凉生冷，容易束百脉，令百脉收引，心主血脉，脉络一受寒收缩，心脏便不舒服。还有干完活后用凉水洗手，凉水收缩汗孔，因为心布气于表，表闭则心郁，很多风湿性心脏病就是这样来的。

《金匮要略》里叫作"如水伤心"，很多人想不明白，这水怎么能伤心脏呢？那些老一辈的人虽然不懂什么《金匮要略》，但却知道运动干活或房劳过后，绝不可碰冷水。本来有心脏病或者心阳不振的人，这些水寒之邪一进入体内，心脏功能不强就排不出来。久而久之，心脏便为之受累，胸闷、背痛便随之而来。所以这些看似微不足道的细节，从中医看来却是伤心火、损心脏的行为。

小丽又问，还有其他的保健办法吗？老师说，有两个是大家都知道的，但很多人以为这办法简单易行，而没有引起足够的重视。一个是早上用温开水洗脸搓脸，可以稍微洗的时间长一点，促进头面血液循环。第二个是用手掌按摩脸部，把脸部搓热，这个手法不仅是脸部美容的手法，还关乎周身的健康。孙思邈《卫生歌》里有一句话，"子欲不死修昆仑，双手揩摩常在面。"昆仑就是指人的头面，用双手按摩头面部搓热，是养生长寿的一种功法。我们发现很多长寿老人都有这个习惯。

据说，早上睁开眼时，先别忙着起床，就把这个动作做个 5～10 分钟，对美容抗衰老有帮助，对五脏健康更有帮助。《内经》里有句话，"十二经脉，三百六十五络，其血气皆上于面而走空窍。"

第 218 天　强直性脊柱炎取象论治

10 月 19 日

◎ 强直性脊柱炎的象

今天晚上，老师的一个学生在福建行医，打电话来问老师怎么治疗强直性脊柱炎。而油麻菜采访民间中医高手，最近出的题也是如何治疗强直性脊柱炎。

老师说，既然都提到了，我们今晚就接招吧！于是众学生跟老师围在一起，一边配药一边听老师讲。老师说，强直性脊柱炎，这是西医的病名，这个病在中医属于痹证范畴。既然属于痹证，我们用中药的思路就应该按中医的分析来，但这种痹证不是普通的痹证，王蒋，你来说一下，《内经》里提到的痹证有哪几种？

王蒋想了一下，回答说，有痛痹、行痹、热痹、着痹。老师又说，它们都是什么邪气引起的？王蒋说，痛痹是寒邪引起的，得热轻遇寒重。行痹是风邪引起的，风者善行数变，痛处飘忽不定。热痹是热邪引起的，得热重，遇寒轻。着痹我忘了。

老师又说，向辉，你说！向辉说，着痹是湿邪引起的，湿邪引起的病有五大特点，重、闷、呆、黏、濡。重是沉重，闷是烦闷，呆是纳呆，黏是黏腻，舌苔黏滞，濡是湿病特有的脉象。

老师说，没错！治疗这个病，和中医治疗风湿有相通的道理，所以你们不能被西医的病名框住。中医的优势不在于病名，而在取象与治法。张琳，你去找两张照片来。张琳可是任之堂的第一摄影师，她问老师，什么照片？老师说，一张是在沙漠中干枯死掉的树，一张是在寒冬冰雪里被冻死的树。

我们大家心中都起了个大问号，老师要这两张照片做什么呢？《周易》曰："法象莫大乎天地，变通莫大乎四时。"老师治病都用升降的思路，取象于天地，天升地降，升降的目的是达到四时寒热温凉相互对流，达到平和。老天爷安排了一年四季也是这个道理。这回老师又是提到沙漠中的枯树，又是提到冬天冰雪里的枯树，这里面肯定有道理！

果然，老师说，你们学中医首先要懂得取象，这个象取得好，有助于领悟医道。你们看强直性脊柱炎最明显的表现就是关节僵硬，脊柱屈伸不利，到最后整条脊柱都干瘪无肉，皮骨连成一块，精血枯竭，就像干枯的树枝一样。我们要治疗这个病，就可以取这个枯木的象。那么你们想一想，树木什么时候会枯死？

有的学生回答说，冬天会被冻死。也有的回答说，夏天没浇水，会被晒死。老师点头说，这就对了！强直性脊柱炎的病人后期都会走向干枯，夏天沙漠中的树木被暴晒致缺水会枯死，冬天冰雪里的树有很多也会被冻死干枯掉。治疗强直性脊柱炎，从热毒角度论治只是一种治法，还有另外一种就是寒中三阴，寒入督脉。以前我治疗了几例属于寒湿的，效果还可以。但后来碰到不是单纯的寒湿，效果就没那么好了。用补肾壮骨法对部分病人有效，用清热解毒法也对部分病人有效。所以说，如果想用一种方法通治这种病，也是部分有效，部分无效。治疗还得看这个病的感邪程度及病人正气多少。

◎扣子七与川草乌

向辉问，强直性脊柱炎这种病有没有专病专药啊？就像用土茯苓治梅毒一样，一用一个准的。老师说，专病专药还没发现，但不同病症用不同的特效药却是有的。比如，前期受寒的，这些寒邪进入督脉、膀胱经，会闭阻不通，郁在那里就会发热。对付这些热毒，要用宣透之法，方药可选用清骨散加减。从我的经验来看，要加入一味药扣子七，扣子七完全可以担当重任。

上次跟毛老师、油麻菜上太白山采药时，毛老师的著作《秦岭七药》里提到扣子七功效最奇，善能祛风镇惊，去骨中伏火，解暑养阴，祛邪养正。故能专治骨蒸干血劳及顽孽病。不管是哪种骨节病变，只要骨节中有虚火、郁热，降不下透不出，这扣子七一味药既能穿透通达，又能凉血降热，正合病机。汤剂或研粉冲服，都有效果。只是这味药实在是太稀少了，不容易买到。我们也是省着用。这味扣子七治头风、偏头痛，还有小儿顽固性食积，都是专方专药，比较有效。

谈完热的要用清热透热法治，下面我们来谈第二种纯寒的，得热痛解。我们也有这样的病人，用艾条一烤，就不痛了，很舒服。用药可以选用川草乌来化冰湿、破冰湿，一般用去寒湿的附子还不行，那必须找附子的祖宗川草乌。

◎入督背膀胱经的药引子

还有几点你们要搞清楚，这药引子很重要。强直性脊柱炎，脊柱僵硬病变在背部膀胱经和督脉上，你们说一下有哪些药可以引入督背、膀胱经的？

王蒋说，有金毛狗脊、葛根、穿山甲。老师说，金毛狗脊入的是督脉，葛根入的是膀胱经，穿山甲所有经脉都走，不独走任、督。你们想想，像这种病久病入络，深伏到筋骨里，必须要动用一些动物药、虫类药。这时向辉说，鹿茸或鹿角片。

老师说，为什么？向辉说，鹿角是至阳之物，一般动物药比植物药更有阳气，陆地的比水里的更有阳气，陆地上高山的比平原的更有阳气。鹿奔跑于高山上，它又是高山上动物中最有灵性的一种，古代的道家民俗壁画中，常把鹿作为仙家坐骑。而鹿角又长在鹿的头顶上，与鹿的膀胱经、督脉相通，堪称阳中之至阳，诸阳之会。

老师点头说，还有呢？又有学生说，蜈蚣。我看老师治疗三种病会用到蜈蚣，一种是不孕不育，一种是顽固的头痛，还有一种就是严重的腰背骨节病变。还有用治顽固妇科疾病的妇科洗液，老师也会用到蜈蚣。

老师点头说，这蜈蚣我老家非常多，我从小就经常抓。你只要一次抓不住它，就没有第二次机会了。可见这蜈蚣非常善于逐走，体内有郁滞不通的毒邪、瘀血，都可以借助蜈蚣通行走窜之力消散化开。张锡纯称蜈蚣"内而脏腑，外而经络，凡气血凝聚之处皆能开之"。你们再看那蜈蚣，干品不就像一条脊柱吗？蜈蚣又叫百节虫，每个节间都像脊柱一样。中医取这个象，可以入背脊骨。

还有两味药，是一位草医郎中传给我的，就是土鳖虫和乌梢蛇。这两味药对于脊背的瘀血、风毒都有消散作用。

◎ 久病顽痰如何化

三大病理产物有瘀血、痰浊、食积。瘀血用土鳖虫、乌梢蛇。我们再来看久病有顽痰，这该用什么药？这种顽痰随气升降，可以堵在身体任何一个地方，停在腰背上，腰背剧痛就会加重，所以不能见痛止痛，要化顽痰。怪病多痰，恶病多痰。近来也见过很多重病，到中晚期痰浊都很重，不单局限于强直性脊柱炎。所以化痰之法在疾病中期必须列入考虑。你们说说看，哪味药最善化附着在筋骨上的顽痰？

王蒋说，白芥子化皮里膜外之痰。老师说，天南星！化痰、止痛效果都非常好。像这类病人除了痰阻外，还有剧痛，用天南星时要大剂量，40 克、50 克的用，小剂量效果不明显。如果腰间瘀血和痰浊粘连在一起，有一味药最好，但必须重用，那就是白术。白术能利腰脊间死血，《医学实在易》曰："凡腰痛诸药罔效者，用白术两许，少佐它药，一服如神。"

还有，不管怎么样，用药的时候都要保持周身上下大小经络畅通，这样正气药力则能进，邪浊病气则能出。我们发现凡是升降阻滞的，都会出现经络不通的症状，所以可加入宣风通气的威灵仙，还有透骨节寒热的透骨草。用它们来达到《金匮要略》里说的"五脏元真通畅，人即安和"的效果。

还有一些病人到后来腰都弯不下，那就不是一般经络的问题，大的骨节都僵化了，就要用钟乳石利百节，还有猪下巴骨，又叫猪活骨。为何会用到这味药？这猪下巴骨是猪周身上下关节活动得最灵敏、最频繁的地方。一般外行人只看到猪贪吃，但我们学医的内行人要看出门道来。猪从落地那一刻起，那嘴巴就没怎么停过。中医取这个象，就是要把病人的骨节活动起来。

还有，你们要记得一味药叫穿山龙，这味药有类激素作用，非常好，平和而有效，一般用一百多克都可以。

◎ 马钱子要慎用

最后提到一味药，马钱子。因为马钱子是治疗痹痛最厉害的一味药，是治疗任何风湿痹痛、骨节痹证的王牌药啊！入散剂，马钱子每日的剂量不要超过 1 克！入汤剂我们用到 10 克、8 克的都有，但服用时间不要过长，服用时间过长，会有积累中毒的效应。这味药最佳疗效和轻度中毒量非常接近。我们上次治疗一位老阿婆，大腿控制不住发抖，抖时服用白糖水会缓解，抖完后经络疏通了，就舒服多了。所以张锡纯称马钱子开通经络、透达关节之力远胜于他药。这味药治疗重症肌无力、脊髓病、中风后遗症都能起到不可忽视的作用。

大家听后，思路纷纷大开，今天又满载而归了。特别是老师取象比类用中药，是我们从一般药书里看不到的。但我们经过这一节课后，会更加留心日用生活中一些物象、医象、病象。老师给我们表了法，不单教我们治疗强直性脊柱炎的中药，更教了我们用好中医的这种法象自然万物的思维方式。其实《内经》"阴阳应象大论"就是教我们要善于法象对应自然界中的万事万物，这就是传统中医的应象思维。

知道药物是授人以鱼，知道用药的思路却是授人以渔，老师教的是授渔的思维，因为鱼只能饱餐一顿，而拥有这种捕鱼的思维却可以受用终身。故曰："授人以鱼，只饱一餐；授人以渔，终生受惠。"

书上的知识都可以看到、学到，可这种取象比类的思维方式却不是那么容易学到的。现在任之堂的学生们都开始学习老师这种思维方式。

关于后续的饮食禁忌、练功保健，老师说，艾医生都谈得很详细了，师父的八部金刚也很好。上次有强直性脊柱炎的病人，原来是弯腰舒展很痛的，后来老师给他老道长的八部金刚碟，叫他按碟来练，后来居然可以做到凤凰三点头的系列动作。老师让他在药房当着一大群病人练，其他病人看了都很长信心。

老师又说，上次传你们的筑基功，也很管用，这是帅道长传的，你们要好好练。有病治病，无病防病。这筑基握固功，不是把阳气发出来，而是通过阴阳转化，把身体的瘀血、浊气、痰湿炼化气化掉，变成热量周流全身。那些剧烈运动大出汗的，都不是运动的最佳状态。要达到《内经》"微动四极，温衣"的效果，身体处于温养状态，才是最好的效果。只要能做到这个效果，不需要练什么特别的功法，就是你散步也有用，但贵在坚持。

第 219 天　桃子沟采药

10 月 20 日

◎ 藤类药的药性

有个江苏来的病人，杨某，女，三十多岁，失眠两年多，晚上夜尿频多，小腹经常胀气，鼻塞，耳鸣。今天在老师这里抓了 5 付药，就回江苏了。回去后吃完药就给老师发了邮件：睡眠质量比从前有很大改善，但后半夜噩梦较多，以前醒来后就再也睡不着了，现在醒来后很快就能睡过去了。吃药后最明显的体会，就是吃药好多了。还有左耳耳鸣，小便量增多，以前晚上会有两三次夜尿，现在吃药后也不怎么起夜了，尿频尿急好转。最近吃药后小腹总有气在动而后放屁，胀气好多了；鼻塞有些改善，以前老犯鼻炎，一受风寒就塞得难受，呼吸不畅，头有些昏，现在好些了。

附上上次的方子：龙骨 20 克，牡蛎 30 克，丝瓜络 20 克，香附 15 克，玫瑰花 20 克，乳香 10 克，没药 10 克，葛根 50 克，川芎 10 克，黄芪 30 克，苍耳子 15 克，辛夷 15 克，通草 8 克，白芷 20 克，川牛膝 15 克，鸡矢藤 30 克。5 付。

老师说，这个病人反映的症状虽多，但总不离肝郁气滞，血脉不通，清阳不升。肝郁气滞的人，肝主疏泄功能下降，月经时来时不来，或拖的时间长。同时也会引起小便次数频多，解不干净，这都是肝不疏泄水道、经血。病人头晕，耳鸣，鼻塞，也是由于肝郁，清阳不能上升。所以整体治疗，疏肝解郁活血，加上升清阳的思路。像丝瓜络、香附、玫瑰花、乳香、没药都是疏肝解郁活血的。葛根、川芎、黄芪、苍耳子、辛夷花、通草、白芷都是升清阳的，使清阳上达脑窍、鼻孔，清阳不升引起的头晕、鼻塞，用上这几味药，疗效好得很。

我们又问，还有龙骨、牡蛎、川牛膝、鸡矢藤呢？老师说，龙骨、牡蛎、川牛膝可以于升中求降，这样升发之气就不会过亢。没有龙骨、牡蛎，葛根用到 50 克，病人服久了就容易引起头晕。因为葛根升阳气的同时，把湿浊也升上去了。我们用药要用其所长，避其所短。所以大剂量用葛根时，必加龙骨或牡蛎。这样使清阳升发上去，而使湿浊能肃降下来。

至于鸡矢藤一味，你们别只看到它治疗食积的一面，它是藤类药，还有祛风湿通经络的功效。这鸡矢藤还是风药儒将、止痛妙品，但前提是要大剂量用，治疗痛风、顽固性腰痛，鸡矢藤常用到 80～100 克，止痹痛效果明显。我们来看藤类药的一些特点，有句话叫"藤木通心定祛风"，又叫"软藤横行筋骨中"，这藤类药有个普遍规律，就是善于通心经，因为它就像经络血脉一样，到处游窜。所以风湿痹痛，心血脉不通，它善于祛风湿，通经脉，止痹痛，这基本上是藤类药常用的药性。治疗各类风湿痹证很少不选用藤类药的。

◎金荞麦合剂

下午，药材公司的刘经理又给大家组织了一次采药活动，他联系了丁老师，又联系了我们任之堂，一起进入深山老林桃子沟采药。

丁老师拔起一株草药说，这是金荞麦。国医大师朱良春善于发掘民间秘方，朱老为南通市中医院挖掘了三枝花，一个是季德胜和他的蛇药片，一个是陈照和他的瘰疬拔毒膏，一个是成云龙和他的金荞麦合剂。

老师说，金荞麦这味药是大药，是治疗肺脓肿的特效药，甚至肺癌也会用到它。

这金荞麦原是成云龙的父亲传下来的，其父善用金荞麦治疗肺脓肿吐脓血，疗效显著。成云龙子承父业，亦农亦医。朱良春老先生得知后，亲自登门拜访，并聘请成氏到南通中医院，专治肺脓肿，后来开发成金荞麦片。

金荞麦俗称野荞麦，又叫铁脚将军草，20世纪三四十年代，曾经以道药秘方隐匿于民间，治愈了成千上万例发热、肺脓肿、慢性支气管炎、肠炎、痢疾等。持方人始终恪守道人"此方可救命治病，不可外传"的嘱托，并且凭借该方成为民间有一技之长的著名中医。

老师说，金荞麦这味药，治疗痰热壅肺，效果非常好。它既能泻热解毒，也能排脓祛瘀，这样的病右手肺脉亢盛降不下来，咳吐浓痰，一味金荞麦就管住了。

今天采了几十种药，这金荞麦一味药是最独特的，所以特别记下来，其他的药都写进《任之堂采药记》里去了，这里就不再重复提了。

第220天　中医治病循天地之道

10 月 21 日

◎天人合一是心灵的合一

今天有个脂肪瘤的病人，服药后瘤子明显减小。老师说，你还要配合素食，这样身体恢复得更快。他看到治疗效果后，对老师所说的也深信不疑。

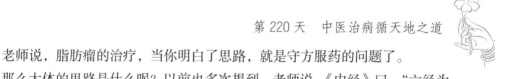

老师说，脂肪瘤的治疗，当你明白了思路，就是守方服药的问题了。

那么大体的思路是什么呢？以前也多次提到。老师说，《内经》曰："六经为川，肠胃为海。"脂肪瘤是痰湿黏在经络周围堵住了，百川归大海，经络里面的痰湿都要导入大海中去。所以病在经络不通，根在肠道不通。

肠道为什么不通呢？心脏的动力不够了，所以强心、通肠、舒经络是治疗脂肪瘤的大法，也是减肥的大法。

中医实在太博大精深了，我们任之堂要走中医文化传承这条路，要在传播中医文化上多下功夫。现在我们任之堂通过跟诊日记，可以让更多的中医爱好者"体解中医，发广大心，深入经典，指导生活"，同时也欢迎业中医者来任之堂交流。任之堂应该是中医文化交流传播的一个平台，我们现在也在维护与打造这个平台。

跟诊日记出来后，每个月都有几批中医爱好者或中医高手来任之堂交流或学习，当然还有一些是学院里的老师或医院里的临床医生，他们是真心地热爱中医。很多身怀绝技的中医高手也都倾囊相授，这让我们接下来的跟诊日记写得更丰满。

老师也秉持着这样的愿心，医术的提高在于交流，医道的长进在于参悟。在道的指导下，术有了方向，更能突飞猛进。

下午，十堰当地的国学经典读书会搞了一次非常有意义的活动，就是到敬老院、孤儿院里去跟老人、小孩子交流，并献上他们的爱心。他们想得很周到，因为后天就是传统的重阳节，重阳节又叫老人节，是一个纪念孝道的节日。

活动的组织者邀请我们任之堂一起过去，老师二话不说就答应了，并交代我们带上白大褂和一些国学书籍，加上老道长的八部金刚养生碟，送给老人们锻炼身体，帮助有需要的老人推拿按摩，并帮他们解解惑。

国学班的小孩子们很有创意，有两个非常有意义的举动，一个就是为老人们朗诵《弟子规》《孝经》，第二个就是孩子们和妈妈一起唱《感恩的心》。

我们听得入神，突然想到中医最核心的理论就叫"天人合一"，这四个字学过中医的人都知道。但怎么合一？我们想到了，天人合一，不是物质的合一，而是心灵的合一。是人按着天地之道去走，天地无私奉献，人也无私奉献。

每个人都应该有一颗感恩的心。缺乏感恩的心，为自己而活的人，非常辛苦，而且缺乏安全感。为家庭、社会而活的人，充满感恩的喜悦，非常充实。就像天地之间的气进入体内，能够通过付出回报而流动循环出去。而只为自己而活的人，天地万物的能量进入体内后，就闭住了，没有很好的付出途径。

老师治病最讲究气机的循环升降出入。老师说，人体的气机要能升也要能降，要能出也要能入。处于名利的高山上，却能像大海一样有包容宽广的胸怀。享受天地间万物的恩赐，也能够回报给天地间更多的东西。

大家一起为老年人做推拿按摩和点穴拍打。点按内关穴，可以帮助老年人缓解胸部郁闷。老师一边为老年人把脉，一边跟我们说哪些老年人需要按摩点穴，哪些需要拍打跺脚。痰湿重的需要手法重些，心脉不足的不能太过用力，这些都在脉象上可以找到依据。

第221天　口腔溃疡是体内有郁热

10月22日

◎ 竹茹与百部

今天有个牙出血的病人，半个多月了，时好时坏，右路寸关二脉明显亢盛。老师重用竹茹一味药，吃完后就不出血了。老师说，竹茹这味药治疗鼻出血、牙出血都有效。只要是右路脉不降的，竹茹这味药既能降肺，也能降胃，非常好，它是竹的筋骨，还能疏通经络。肺开窍于鼻，脾胃开窍于口，所以口鼻出血、肺胃脉亢盛的，竹茹一味药就有效。如果是单纯的肺气上逆，鼻出血，单用桑白皮或桑叶也有效。还有一种出血，右路脉不亢，反而是虚弱的，这是脾不统血，就要用归脾汤。

今天还有一个病人，男，25岁，当地人，下巴长痤疮。吃了3付药后，消了一半。老师说，要彻底治好，可以考虑后期服用丸药。这种比较顽固的痤疮，十堰有个医生重用百部60克治痤疮，把痤疮当成是虫蚀来治，很快就能缓解。一般几剂就好了，但有个问题就是治疗后容易复发。说明他这种思路虽然有效，但属于治标，不能改变脸部的气血循环，清升浊降的圈子还没有建立起来，所以病人反映治好后很容易复发。《药性赋》曰："百部治肺热，咳嗽可止。"百部不但是一味杀虫的药，还能够降肺胃之热，所以针对那种肺脉亢盛肃降不下来的，脸上长痤疮，肺能主皮毛，这种病人用百部，效果就比较好。

老师的《高手过招》中治疗溃疡也提到百部这味药，据说云南一位眼科名医治疗角膜溃疡时，喜欢用百部、鹤虱两味药。他的观点是，凡溃疡者皆可取象比类，考虑到有虫在里面，然后加入杀虫药百部、鹤虱，后来他的学生把这一经验移用于口腔溃疡，发现治疗效果也不错。相信这百部除了杀虫之外，还有降肺热的功效。

老师则认为，口腔溃疡是体内有郁热。有时人会不小心咬破自己的口唇，然后变成溃疡。这也是身体的一种自救行为，是体内有股郁热，不能流通，身体需要一个泻热的途径，然后自己就给自己的身体咬伤一个口，让郁热出来。从这个角度来取象比类的话，口腔溃疡疼痛者，可以加入一味扣子七。扣子七最大的功效就是能疏通郁结，把伏热透出来。

老师常说，我们之所以很少用白花蛇舌草、板蓝根、大青叶这些清热解毒的药，是因为现在很多人的热是郁热，火是伏火。郁热要疏通，要调肝解郁；伏火要流通，要透热外出，要疏肝活血。只要让体内气血寒热能周流起来，身体这种局部的火热现象就很容易消除。就像火山爆发是由于地下热得受不了，它出来往上面走，目的就是想找个地方透热。

第 222 天　重阳塔登高

10 月 23 日

◎ 大德者必得其寿

今天是重阳节，十堰下了点小雨。重阳节没有清明、中秋或端午这么响亮，但它的文化底蕴也相当深厚。中国古代《易经》把九定为阳数之极，那么农历九月初九，两九相重，故名重九、重阳。重阳节这天按风俗习惯是要登山喝菊花酒的，代表久久长长。后来人们出于对老人的推重与尊敬，故又把重阳节叫作老人节。

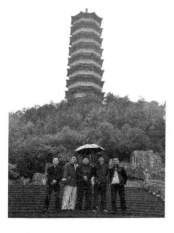

今天老师带我们去十堰的人民公园，里面刚好就有一座九层高的重阳塔。大家雨中登重阳塔，兴致勃勃。进到重阳塔里，发现塔内九层，每一层布局都别开生面，但都是围绕着这个古老而又新鲜的话题——孝道而展开的。

老师说，大家今天逢佳节重阳游重阳塔，不但要玩，而且还要玩得有意义，你们回去每人都要给我交上一首诗，或者一篇文章。

王蒋、张琳、向辉他们都颇有诗才，张琳更是才女，二十分钟不到，四首诗一气呵成，可惜我们迟迟写不出诗来，只能说像这种拍电影式的浓缩精华，确实很难做到。我们擅长的是像拍电视剧那样写长篇文章，这回就围绕孝道写一篇修身养生相关的文章吧。刚好张琳在重阳塔内拍了不少孝道的壁画。老师也说，这些孝道壁画，每一张都值得仔细品读。于是老师叫张琳把它们都拍下来，边拍边看，而我们就选用二十四孝中第一孝——孝感动天，来写一篇文章。

历史上的三皇五帝之治，都是用孝来教化天下的。尤其是虞舜，他被授名为天子，是贫民中的一个大孝子。所以，孔子在《孝经》中说："夫孝，德之本也，教之所由生也。"这可是孔夫子一辈子复兴周礼的精华所聚，同时也是儒家教育的核心。接下来，孔夫子又说："吾志在《春秋》，行在《孝经》。"就是说孔夫子的学问志向在《春秋》之中，但行为标准却在《孝经》里。所以一句"行在《孝经》"就把孔子乃至整个儒家学问的落实之处，开宗明义地点出来了。

夫教者，左孝右文，即传达孝德的文明。所以古代一切圣贤的教育都从这里诞生。这也是《弟子规》开篇曰："圣人训，首孝悌"的道理。孝字，就是教之所由生也。不仅学问之道在这里，养生的道理也全在这里。舜能活到百有十岁，即一百一十岁，他用什么养生，就用一个孝字，而且还是大孝。《四书·中庸》是这样说的："舜其大孝也与！德为圣人，尊为天子，富有四海之内。宗庙飨之，子孙保之。故大德必得其位，必得其禄，必得其名，必得其寿。故天之生物，必因其材而笃焉。故栽者培之，倾者覆之。"

这是儒家四书五经中最重要的养生观，这就是"大德者必得其寿"。儒家的天人合一，是完全通过修养天地有好生之德来实现的。因为上天造化万物，都是依万物的材质而加厚的。如果是万物中重视孝德的，就得到坚固延长，而倾覆孝德的，就受到颠覆败灭，故孝乃天心大德，故曰："大德者必受命。"就是说，类似大舜一样，实行孝德的人，就一定能得到福禄名寿。

大家登上了重阳塔的第九层，极目远眺，意境开阔，周围群山包绕，整个十堰都在朦胧的秋雨之中，天地极其开阔，不由让人想起吕祖所说的，"天地视人如蜉蝣，大道视天地亦如泡影。"

老师笑着说，你们每人都要来一首诗，方才不负此情此景。

从重阳塔回来后，向辉首先做好了诗，《登重阳塔》曰：

祥烟飘渺，磬声缭绕，步步登高叹其妙。静步抬头看，到处是，流芳古圣先贤。风过萧杀，渐谢荣华，衣襟孤薄不堪刮。登山九重塔，看一眼，脚下满是繁华。

随后王蒋也有感而发，最近他常读《弟子规》和《孝经》，心中也很有感慨，于是作《九九师徒游重阳塔记》曰：

九月九日九重塔，秋风秋雨秋菊华。

为求福禄徒擂鼓，自古惟有孝可嘉。

接着，张琳看到向辉和王蒋都写了，很有压力，于是急中生智，一气呵成，不到二十分钟，做了四首打油诗。

《乐重阳一》曰：

重阳日游重阳塔，茱萸未插兴亦浓。负手闲立九层云，乘风欲翔翱九天。

《乐重阳二》曰：

万里浓云万里天，重阳佳节雨绵连。师徒同临九层塔，意趣志游山外山。

《乐重阳三》曰：

重九佳日登重楼，雨打秋菊甚可怜。闲儿小女随师游，无宴无饮亦悠悠。

《乐重阳四》曰：

素酒不尝宴不酣，只为修得酒中仙。凡体泥胎红尘过，口中不离阿弥陀。

第 223 天　强大心脏与通利膀胱大肠

10 月 24 日

◎后期恢复还是我中医

在很多人眼中皮肤病不是什么大病，是因为在他们还没有真正见过严重的皮肤病。一些严重的全身性皮肤病，来势汹汹，人见人畏，不得不马上住进医院。

这里就有一个病人，当地人，男，32 岁。8 月份时因全身起疹，瘙痒 9 天，住进中医院半个月。先是胸腹部长满黄豆粒大小的红斑，后来渐渐蔓延到四肢、颈部，大如硬币，中央可以看见针尖大小黄白色脓头，瘙痒难忍。西医诊断为多形红斑，中医诊断为湿热蕴结的猫眼疮。

出院时全身红疹缓解，但瘙痒没有彻底根治，睡眠不佳。于是 10 月 19 日来任之堂以求中药治疗。舌苔薄白，舌尖红，舌下静脉曲张，双寸脉浮取不到，大小肠明显不通，下焦有水气。故用通肠化湿，活血透热。

方药为：火麻仁 20 克，猪蹄甲 20 克，艾叶 5 克，苦参 5 克，鸡矢藤 30 克，红藤 20 克，白术 20 克，泽泻 15 克，炒薏苡仁 30 克，小茴香 8 克，扣子七 15 克，乳香 8 克，没药 8 克。5 付。

病人吃完 5 付药后，今天来复诊，身上不瘙痒了，睡眠也好了，周身上下的红疹随着大小便通畅而消失。病人还想再吃几付药巩固巩固。老师说，你这个瘙痒不单反映皮肤的问题，还反映心脏的阳气不够，所以后期治疗要加些强心的药。

于是，在原方的基础上，再加入桂枝 15 克，红参 20 克，银杏叶 30 克，瓜蒌仁 20 克，再服 3 付药，病就好了。病人感慨地说，后期恢复还是要找中医啊！医生，我想问一下，为何人一累或者熬夜，我这个皮肤就不好呢？老师笑着说，那就不要让自己太累，不要熬夜呗，你平时太缺乏运动了，情志都有些郁闷。

病人说，我怕动，运动后皮肤有时也不舒服。老师说，你越不动越郁闷，越郁闷，代谢的废物就越不能排泄出来。人体运动的过程，就是把风湿排出体外的过程。你不能因为怕皮肤痒而不运动吧！你老是不动，这就叫养虎为患，是在养病，到时这些风湿不发在皮肤上，就会侵蚀你的内脏，那时就麻烦了。

◎从浊降清升看通肠强心

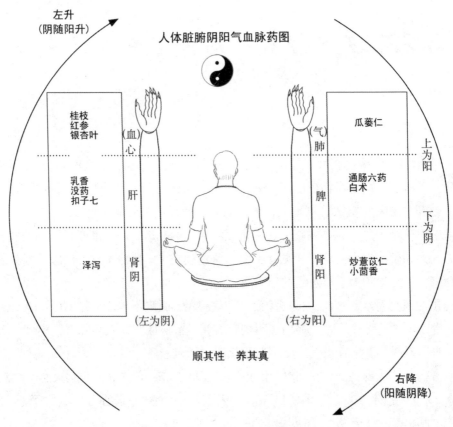

这个病人浑身瘙痒严重，起疹，整个胸腹部长满黄豆粒大小的红斑，还出脓水，后来甚至蔓延到四肢和颈部。整个病象给人的感觉就是水湿瘀浊泛滥，浊阴

不能归下窍，反而往四肢、颈部上冒。这完全是三焦水道，还有膀胱、大肠排浊不利，所以老师把他双寸脉浮取阳绝，大小肠功能蠕动差。

先给他通利膀胱、大肠，正如《内经》所说，小大不利者，当治其标。下面都塞住了，浊阴从下面走不了，它便冒到上面来。就像洗手盆堵住了，水不下去，都纷纷往上面冒，搞得满地都是。这时我们既需要通开下水道，急则治其标，老师选用通肠六药，配上泽泻、炒薏苡仁、小茴香，清利膀胱。适当配些乳香、没药活血之类的药打通脉道。

这样病人服用 5 付药后，身上的红疹便随着膀胱、大小肠下排而慢慢消退，这是因为浊阴能够出下窍。浊阴能够出下窍，它自然不会选择往上面冒，不往上面扰，所以睡眠随着也变好了。睡眠一好，整个人就开始有精神了。

二诊时，老师把脉说，浊阴虽然排出尚利，但心脏阳气还不足，所以要加些强心的药。于是加了桂枝、红参、银杏叶、瓜蒌仁，强心润肺，升清阳。

从这个案例我们可以看出老师先排浊后扶正的思路，碰上浊阴上逆，正气进不去，只有先把湿热浊阴排尽，才可以考虑扶正升清阳。这就是治病的一般先后次序。

◎ 大青叶与板蓝根

下午唐师傅叫我们过去帮忙采收板蓝根。百草园的板蓝根实在太多了，如果都挖完，得有几百斤。我们大家忙活了一个下午，起码采收了上百斤。

刘经理说，我是搞药材生意的，这板蓝根很出名，非典时名声大噪，但也只是只闻其名，未见其实。在我眼中，板蓝根就是颗粒。

老师说，这板蓝根上面的叶子叫大青叶，下面肥厚的根叫板蓝根。这药能清热解毒、利咽，对于纯粹的热毒性咽炎、皮肤病有特效。

板蓝根偏于清利咽喉，大青叶却偏于凉血消斑。现代研究，板蓝根用于外感风热，能抗菌、抗病毒，南方比较常用。这板蓝根制成的中成药用于消炎抗病毒，连老百姓都知道，堪称中成药用量之最。这味药在非典中大展身手，深入人心，你们回去还要好好研究一下这味药。

于是我们百度一下，《江苏验方草药选编》里有这样一个方子，专治流行性感冒，就两味药，板蓝根 50 克，羌活 25 克，煎汤，一日两次分服，连服两至三日。

百度上有非常多关于板蓝根的方子，为何单独这个方子引起我们的重视呢？原来这个方子虽然只有简单两味药，却饱含着升清降浊的道理。羌活是祛风药中佼佼者，其性清扬上行，能沿督脉上达头顶，解除肌肤外表为风湿所困之患。板蓝根乃清热解毒中的佼佼者，它能凉血解毒，降热下行。一个羌活升，疏散风湿，一个板蓝根降，清泻热毒。所以这个方子不仅对风湿热引起的流行性感冒、咽炎有效，其他皮肤病、肝炎也应该有效。

第224天　老慢病脾胃收功

10月25日

◎ 生病要多问为什么

当地一个病人，女，42岁，经常失眠，严重时彻夜难眠，不得不吃催眠药。她来时整个精神都处于兴奋状态。老师把脉后说，左关弦细，右寸不足，右关濡缓，你肝血不足，眼睛花，脾虚，心失血养。舌苔薄白，偏腻，脾湿不化，大便不成形。

她点头说，是啊，最近晚上看电视，觉得眼睛很容易累。老师说，你这身体根本不适合晚上看电视，日落后百鸟归巢，古代叫作"人定"，就是说这时候人要静定下来了，怎么可以兴奋呢？搞得越兴奋，你就越难入睡。你看电视看久了，不但伤眼伤肝，还伤膝关节，上楼梯都费劲。

她说，是啊，我都不愿意多走。老师说，没有欲望运动是心缺血，不能走远是肝筋失血所养，上楼梯都费劲，是脾阳不升，湿浊下陷，故腰脚沉重。

她说，医生，那该怎么办？老师笑着说，不是问医生该怎么办，是要问自己该怎么办。我给你用药调理，你给我做悖功。就好像拔河一样，又好像拉锯一样，大家都在对着干，怎么有用呢？她有些不解。老师耐心地解释，你关注的是眼睛，是失眠，我关注的却是你的肝脏，是你晚上看电视的不良习惯。你的眼睛就像灯一样，肝开窍于目，肝藏血，肝就像灯油一样，你长期看电视，看似在烧灯芯，实则是在烧灯油。灯芯好像没什么事，最后灯油却先出事，然后再波及灯芯。

这下讲得够明白了，她一听就记住了。所以说失眠不要问吃什么药，吃什么药是医生的事，医生会给你考虑，病人应该思考是什么原因导致我失眠，是什么原因引起我眼睛昏花，是什么原因盗用了我的肝血肾精？怎么做能够真正补益到肝血？

于是，老师给她开了参苓白术散，加上酸枣仁和首乌藤两味药。方药为：红参15克，白术15克，茯苓20克，白扁豆20克，陈皮8克，山药20克，炙甘草8克，莲子15克，砂仁8克，炒薏苡仁20克，桔梗10克，大枣5枚，酸枣仁30克，首乌藤50克。3付。

病人吃完后复诊时说，大夫，吃了你的药睡得很好，不用吃催眠药也可以睡了！而且眼睛没有以前那么模糊了。

◎ 四季脾旺不受邪

中老年人没事喜欢在家看电视，这不是一个好习惯，看电视伤眼、伤肝、伤膝关节，所以很多中老年人经常看电视后，眼花，火大，腿脚不利索。长期晚上看电视，导致大脑神经紧张，不能放松，睡眠得不到保证，便加重肝血不足，更不愿意多走路运动。所以老师第一点不是给他开药调理，而是看到这疾病背后真正的罪魁祸首，不良的看电视习惯。先叫病人少看电视，然后再开酸枣仁、夜交藤（首乌藤）养心肝之血、帮助精神放松的药，这样就能收到事半功倍的效果。

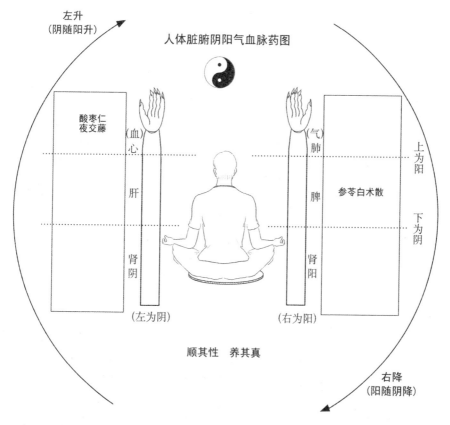

病人是来调理的，右关濡缓，舌苔薄白，偏腻，是脾虚湿重，所以老师给他用参苓白术散健脾除湿，万物生于土，脾土健运，五脏禀赋才足，《内经》叫作"四季脾旺不受邪"。对于老慢病，但凡脾虚湿重，清阳不升的，老师总是要先帮病人

调理脾脏，因为五脏的气血都要靠脾脏化生，脾运化功能好起来后，五脏都随着水涨船高，深受其益，就像土壤肥沃，能够生发万物一样。

纯粹肝血不足，去补肝血是见肝治肝，通过补脾胃，助其气血生化之源，便是治病求本。如果说这眼睛明亮是灯芯，肝脏藏血藏的便是灯油，这脾脏运化水谷便是产生灯油的地方。看到灯芯晦暗，就会想到灯油缺少，看到灯油缺少，就会想到脾运化功能减退。老师说，慢性病，老年病，必须在脾胃上建功，就是这个道理。

第225天　点火上油治心动过缓

10月26日

◎ 强心用桂枝汤加心三药

今天有个河南的老爷子，65岁，是跟他老伴一起过来的。他说他心跳比较慢，容易背凉，心慌，能不能把心跳调得快一点？老师说，中药可以调正常一点，但你年纪大了，太快了也受不了，我们慢慢来吧。老师叫我们拿手表，帮他数一数心率，一分钟只有55次。老师把脉说，这脉象整体偏沉，阳气不够，心火不足，则背凉，容易梦到死人。心血少，血不养心则心慌、失眠。病人点头。

老师说，治疗思路也分两方面，一个是点火，一个是上油。点火用桂枝汤加心三药，上油用酸枣仁、丹参。方药为：桂枝20克，白芍20克，生姜15克，大枣5枚，炙甘草10克，红参20克，银杏叶30克，红景天20克，酸枣仁30克，丹参20克。3付。病人吃完后，二诊时心率提到每分钟60次，还是这个点火上油的思路，守方治疗。三诊、四诊时，心率达到每分钟70次，身体最大的改善就是不怕凉了，也很少心慌了。然后他们就高兴地回老家去了。

临走前，他问老师要注意什么？老师说，这个冬天你要注意足部保暖，《素书》里说，"足寒伤心，民怨伤国。"你整个脉势偏沉，腰以下不要碰凉水，老年人更不要喝冷饮吃凉果，不要为了盲目跟风补充维生素，结果把心火给灭了，得不偿失。

老师用桂枝汤加心三药、酸枣仁、丹参，或首乌藤、合欢皮，或郁金、香附，这个思路起码可以治疗几十种疾病。

老师笑着说，病有千般，其理一也！异病同治，一个好的理法方药，不单可以治几种几十种病，上百种它都可以灵活运用，还可以收到效果。中医的优势在于治法，不在于病名。有些医家，就凭一两个方，比如麻瑞亭老先生用下气汤，就可以写成一本书，活用一辈子。很多老中医干一辈子，就那么几个方加减变化。

◎桂枝汤是五脏方

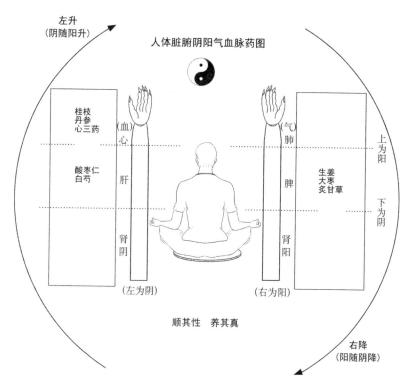

我们看这个桂枝汤加心三药，用的是《内经》的理法，《伤寒论》的方药。《内经》说，心者，君主之官，神明出焉。主明则下安，以此养生则寿；主不明则十二官危，以此养生则夭。这个君主之官心神，能统摄一身上下之精气，不可谓不重。桂枝汤为《伤寒论》群方之首，外证得之解肌和营卫，内证得之化气和阴阳。我们通过桂枝汤加上心三药，强心的思路，不单治疗心慌、背凉，凡心脉不足引起的头晕、掉气、手冷、抑郁、皮肤痛痒、失眠、梦鬼，这一系列相关的病症都可以治疗。

《伤寒论》说，太阳病发汗过多，其人叉手自冒心，心下悸，欲得按者，桂枝甘草汤主之。可见仲景用桂枝汤法时，思路是很灵活的。如果是纯心阳不足，心脉不通，而心悸或心动过缓，桂枝、甘草两味药就管用。桂枝能通阳顺心脏之性，炙甘草能养营补虚，养五脏之真，这样心气得顺，心阳得振，心脉宣通，心阴得养，两味药合用，刚柔并济，善于治疗各类心悸、心动过缓疾病。这两味药别小看，它就是点火上油的思路，桂枝点阳火，炙甘草添阴油，阴阳配伍，故称为治心良方。这两味药代表着至简的大道啊！

老师说，你们关键要把一个方子吃透。一个屠夫，他手中用一把刀，遇到肉可以切肉，遇到皮肤可以刮毛，遇到骨头可以剁骨头，遇到筋可以挑筋，这样一把刀就把皮、肉、筋、骨、脉的问题全解决了，根本不需要再用其他的武器。一个医者也是这样，要善于打造出几样适合自己的刀。

我们看这个汤方的脉药对应图，可以从三个脉点入手分析。这样五脏相关，治病就不容易出现偏颇。首先心脏阳气不够，老师用桂枝、丹参配心三药，直接就给心一股能量。心脏动力足了，血脉通畅。但这心脏气血来源在哪里？老师说，两个地方，一个是左关部肝，肝为木之脏，心为火之脏，木能生火，故肝为心之母。中医有句话叫虚则补其母，就像我们看到花草树叶干枯了，便往根部浇水一样。所以这根就是茎的母，茎就是花叶的母。因为花叶的水分要从茎中运输来，茎中的水分要从根与土壤中来。我们看左路心就像花叶，主表，在最上焦。肝就如同根茎，而肾却是最深层的根。脾胃便是土壤。我们要让心脏吃饱喝足，不至于心慌、心悸、心动过缓。这时除了直接补心外，还要间接补肝、补脾胃。补肝用酸枣仁、白芍，这样肝血足了，就会往心脏供养。补脾胃用生姜、大枣、炙甘草调中焦，就好像土壤养分充足后，这些根茎自然就会吸收转运，往上面供养。所以老师治疗一个心的问题，思考却是五脏的。

这种思路并不是我们自创的，仲景在立法桂枝汤时，就已经昭示这种大法了。治心不能只治心，得治五脏，这桂枝汤就是五脏方。桂枝作用心，白芍作用肝，生姜、大枣、甘草作用脾胃，使中土化源充足，则五脏皆能吃饱饭，受其益。

所以我们学桂枝汤不是学这个方，而是学里面的道法，要学放之四海皆准的东西。老师说，要看到古人立方背后的理法，这理法才是放之四海而皆准，历时千秋不易的。古代人是五脏升降气化相关，现代人同样也是。把这理法搞明白了，就不会受限于偏方单方，而且更能够用好偏方单方。

第 226 天　升降有小大之别

10 月 27 日

◎中医走的是宏观路线、整体路线

有个老人，男，七十多岁，从十堰白浪过来的，咳嗽两个多月，咽喉里面老

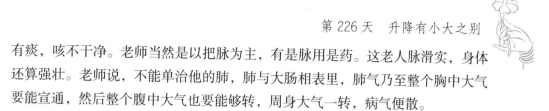

有痰，咳不干净。老师当然是以把脉为主，有是脉用是药。这老人脉滑实，身体还算强壮。老师说，不能单治他的肺，肺与大肠相表里，肺气乃至整个胸中大气要能宣通，然后整个腹中大气也要能够转，周身大气一转，病气便散。

老师念方：紫菀 30 克，百部 15 克，荆芥 8 克，凤凰衣 20 克，炙麻黄 12 克，杏仁 15 克，全瓜蒌 15 克，牛蒡子 8 克，枳壳 10 克，桔梗 15 克，木香 10 克，黄芪 20 克，火麻仁 30 克，猪蹄甲 20 克，艾叶 5 克，苦参 5 克，炙甘草 8 克。3 付。

这是一个大方，近二十味药，方子虽大，但整体的理法很清晰，就是调胸中大气，降腹中浊气，走的是大循环的路子。

老师说，久治不愈的病人，如果用常规的治疗方法，有效的话在当地就已经有效了。所以我们要认识到这个道理，用药的时候要照顾得更广些。当一个肺咳久治不愈时，你不应该只看到肺，要看到整个胸腔。当肠道腑气不通时，你不应该只看到局部的肠道，要看到整个腹部。当上面胸部不适时，你要看到腹部通不通畅，浊气能不能下行。当下面腹部不适时，你要看到上面心脑清阳能不能上升。一步一步往宏观方面看，我们中医走的就是宏观路线、整体路线。

学生问，怎么样执简驭繁，用宏观的方法来治病用药？老师说，爬山时，你在山里只能看到眼前局部的树木，退到山脚下却可以看到整山大片的林木，然后你再退到远处去，整个山势脉络尽收眼底。当你碰到疑难杂病时，就要调这个大的升降，而不是局部小升降，因为小升降要服从大升降。比如肺咳，我们调小升降就用紫菀、百部、炙麻黄、杏仁，这可以管住肺部的宣发肃降。我们调中升降，就用枳壳、桔梗、木香，这可以管住整个胸部，甚至脾胃的升降。我们调大升降就用通肠四药或通肠六药，降肠浊的同时再用黄芪补益胸中大气以升清。这样整个胸腹气机都能上升下达。

◎ 三子养亲汤的整体观

学生们都恍然大悟，原来升降还有"上中下，浅中深，近中远"之分。从肺治咳是以上治上，治浅近，治其枝叶。从胸脾胃治咳，是以中治上，治其本。从腹中大小肠降浊来治咳，是以下治上，治其根源。所以大凡老慢支咳痰多的老年人一定要问他腑气通不通，腑气不通时，当通其腑气为根本。

我们再用老师的思路去看治疗老年人痰喘气滞的三子养亲汤，思路就开阔了，这三子即苏子、白芥子、莱菔子，为什么叫三子养亲汤呢？原来此方是为孝敬高堂双亲而设的。用三种中药的种子来降气化痰。因为老年人脾虚气弱，大多有痰湿壅堵，容易咳喘，胸闷，所以用降气化痰的思路，把胸中痰气理顺，使老人家心开意解，就相当于以药物来孝敬双亲，故名三子养亲汤。

我们看这三子是如何具有上、中、下通治理顺痰气的功用呢？原来苏子降气化痰，它是从肺那里降，使痰不上逆，是从局部肺来调，痰喘都表现在这里。而白芥子能搜刮皮里膜外的痰结，如果说苏子是治疗浅层次的痰气，那白芥子就是治疗深层次一点的痰结。这白芥子就相当于在中间把痰给剔除出来。那什么又能够在下边把痰排出去呢？哪味药既能降气化痰，又能通肠排浊，当然首选莱菔子。莱菔子最善于消食导滞，能够令肺胃之痰从肠道排出，给邪以出路。

这样我们再来看三子养亲汤，它这个结构原来是上中下、浅中深、近中远的。能够从肺里排痰，下降到胃中，使胃气顺降，归入肠中，便令肠道通畅，排出体外，这种自上而下的用药思路，就是中医最常用的整体观。《清静经》说，降本流末，而生万物。我们能够从上面往下降，使浊阴层层出下窍。那么身体的脏腑就不会受痰浊壅阻，自然充满生机。这叫邪去则正安，浊降则清升。所以病人痰喘气逆，单纯用这三子养亲汤效果就不错。我们可别小看这三子养亲汤只有三味药，麻雀虽小，五脏俱全啊！药物虽少，理法兼备。

这个病人开了 3 付药，结果只服了 1 付药就不咳了，很高兴地来找老师。老师说，你这个后期调理还要管住嘴。于是用通肠宣肺加强心安神的药收尾。

第227天 治病用药最关键是什么

10 月 28 日

◎ 寸脉不足反映五个问题

桂林古本《伤寒杂病论》第一篇就是"凭脉法"，问曰：脉何以知气血脏腑之诊也？师曰：脉乃气血先见，气血有盛衰，脏腑有偏盛。这是说脉象能够反映出脏腑气血的盛衰，脏腑气血的强弱。脉是不会说假话的，脉里面蕴含的信息量相当庞大，很多都是我们不能完全解答出来的。

比如，当摸到左寸脉不足时，老师说，最起码可以反映五方面的问题，第一是心的阳气不够；第二小肠经不通；第三病人肩部血脉不流畅，容易患肩周炎、痹痛；第四病人容易患头痛、头晕，肌表为风寒所袭则头痛，阳气上不来则头晕；第五容易有颈椎病，长期血脉不流通，不能向上供养气血，脉道缩小，颈椎便不利索。当然一个左寸脉不足含的信息量还远不止这么多，但这些却是临床上非常常见的病症。所以临床上摸到这种典型的脉象时，就已经告诉我们治法了，一个是要温心阳通心脉，第二个要通小肠，如果肩周有痹痛的就要加入活血破血的药，头痛的要加入风药，头晕或颈椎病的要加入升阳通督的药。

老师说，把心与小肠这个系统掌握好了，临床上就可以治很多病了。比如，今天从上海过来一个病人，女，39岁。老师一摸脉便说，这个是典型的左寸不足脉象。

病人说，我左肩背有一块巴掌大的地方怕冷，平时老觉得那里有紧拘感。老师说，这是心阳不能敷布气于肩背，加上小肠经不通。病人说，平时大便是有些不通畅，有时成形，有时不成形。老师说，你以前受寒了，寒凝血瘀。

病人问，受凉和背部、肠道有什么关系？老师说，寒主收引，寒气客于脉外则血少，客于脉中则气不通，不通则痛，血少失养亦痛。所以你要少吃生冷瓜果，防止肠道受寒。少吹空调，不要洗冷水，防止肌表、血脉受寒。少穿裙子短裤，防止腰背、少腹受寒。腰背、少腹一受寒，子宫就容易有瘀血。

病人点点头说，我月经周期基本正常，但颜色偏黑，有时带点咖啡色。3年前做过子宫肌瘤微创手术，手术后有心理压力，夜间有时会感到心悸、盗汗。

老师说，你反映的这些问题看似很多，但从中医角度来看，主要是两方面，一个是心主血脉，功能下降，血脉不通畅，肩背不适，月经色暗，这都是血脉不通畅。第二个是心与小肠相表里，小肠排浊功能下降，所以大便通而不畅，脸上也容易长痤疮。于是立法：通小肠，通血脉，加健脾胃。

方药为：火麻仁20克，猪蹄甲20克，艾叶5克，苦参5克，鸡矢藤30克，红藤20克，乳香8克，没药8克，当归尾15克，丹参20克，炒薏苡仁20克，芡实15克，山药20克，白术20克，桂枝15克，玫瑰花20克，扣子七10克。7付。

病人带药回上海了，服完药后我们打电话随访，问有哪些症状改善了？病人高兴地说，最大的改善就是肩背脖子周围以前有巴掌大地方不舒适，吃药后那种不适感一下子全消失了。现在晚上睡觉也睡得比较沉，可以睡到8点多才起来。

我们跟她说，这是你以前经常熬夜，身体缺乏睡眠，现在用中药调整过来后，睡眠质量相对提高，睡眠时间会延长。冬天早上晚起床一点，对身体有好处，只要保持这种状态下去，你的身体就会恢复得更好。

她很高兴，又从上海过来，抓了7付药。老师在原方的基础上加了鳖甲软坚散结，还加重了丹参，因为病人在医院检查有一个3厘米左右的血管瘤，还有一个1厘米的甲状腺肿瘤。鳖甲这味药善于软坚散结，对甲状腺肿瘤有帮助。

老师说，像这类病人，中药改善局部的症状还是比较快的，但是如果要把瘤子消掉，还要服较长一段时间的药。病人只要寸脉起来后，心脏功能强大了，身体很多瘀滞都能被带动起来，心主血脉功能也会强大起来，血脉流通更顺畅。心与小肠相表里，小肠经排浊功能也会跟着增强，病邪就会有一个更好的去路。

所以对于一般肩周炎痹痛、盗汗的病人，我们常用这个思路治疗。对于肿瘤的病人，我们也是用这个思路治疗。关键是要保持两点，一是不要伤病人的心阳，寒凉的药要慎用，要远离寒凉的食物、水果。第二个要保持小肠通畅，少荤多素，小肠经是周身肿瘤排出的通道，必须要顺畅而无阻滞。治小病要守住这两点，治疗大病顽积也要坚守这两点。这就是活血脉和通小肠思路的结合。

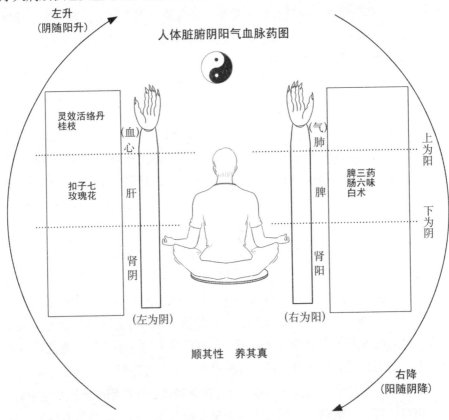

◎谨守病机——升降尖和

《内经》曰："谨守病机，各司其属，有者求之，无者求之，盛者责之，虚者责之，必先五胜，疏其血气，令其条达，乃至和平。"《内经》又说："知其要者，一言而终，不知其要者，流散无穷。"这"一"就是我们要时刻把握的，执于一，万事毕。不管病人有病没病，实病虚病，大病小病，我们始终都要在这一上思考。一是什么？就是我们这个脉药对应图，它代表着左半边的升与右半边的降。这也是老师最常用的思路。通过这个案例，我们看到的不仅是老师治疗背痛、血管瘤的思路，更是老师治疗各类疾病的总体大思路，那便是左升右降。化为具体的法时，可以是强心通肠，如用桂枝汤法合通肠六味，一主温升，一主降浊，左右路升降一开，疾病便好转了。大气一转，郁结便散。也可以是疏肝降胆通肠，如用大柴胡汤，治疗胆结石、头晕，也是左右开弓的思路。还可以是通督通脉，降胆胃，如用通脉饮配合温胆汤的思路，治疗颈椎病、肥胖，也是升清阳于头脑，降浊阴于肠胃。

这些都是具体的用药之法，虽然千变万化，总不离升降出入，我们再回归到这个脉药对应图上来，左升首先是扣子七、玫瑰花打通肝经郁结，助肝疏泄，就像清理路障一样。然后左寸部用活络效灵丹加桂枝，进一步加强心脏动力，增强心主血脉的功能。这是主升发，主动的。然后右手脉关部，以肠六味降浊排邪，配上脾三药加白术，也是加强脾肠的动力。所以整个方子，药味虽然多，但思路用这脉药对应图一分析，便很清晰。所以凡汤方药阵，只要放入这五脏脉药对应图里来，不管是哪种病名，只要谨守住升降失和的大病机，便很容易把思路理顺了。这是治病用药最关键的地方。

◎ 天食人以五气，地食人以五味

下午，老师带我们去爬凌云塔，随行的还有来自瑞士的针灸师冯老师。冯老师在天津读的针灸硕士，后到瑞士传播中医针灸。这次他回国有两个目的，一是完婚，二是到全国各地走走，拜访各路中医高手，完善自己的针灸理论体系。

大家边上山边聊瑞士那边中医的发展。冯老师说，瑞士森林覆盖率95%，长寿的人非常多，他们很相信针灸，这大概跟他们崇尚自然有关吧。可以通过不用服药而激发人体自愈能力，让身体康复，在瑞士人看来，这是非常高明的医疗手段。所以那些瑞士的病人，血压高的你能给他从180降到170、160，虽然还没有完全回归正常，但他们都已经非常感激。

我们问冯老师是怎么知道任之堂的？原来冯老师比我们还先知道任之堂，老师在丁香园当版主时发的文章，他就一直在追着看。这次回国后开心豆爸推荐冯老师做丁香园针灸版的版主，并向他介绍任之堂，于是他便过来了。

大家沿着山间的小路，一步一步往凌云塔方向走去。老师感慨地说，自然界太好了，人不可一日无自然啊！天食人以五气，地食人以五味。人入山林，就像"天高任鸟飞，海阔凭鱼跃"一样。

冯老师点头说，我总是喜欢把人体与自然界联系起来，天上的太阳就像人体的心脏，整个天空云朵就像肺，整个大地土壤相当于脾胃，大地上长的形形色色各类青草树木就相当于肝。地下有水也有岩浆，就相当于肾水与命门之火。人体阳气要足，就要多晒太阳，天气好时多外出活动，少窝在卧室里。肺要好，就要多到大自然中空气新鲜的地方去，人们手上有尘垢后都知道去洗干净，那么肺里有污浊后，能不能想到去空气洁净的公园或山林里去交换洗肺呢？人们住高楼悬空很少接地气，久坐办公室里，经常踩着水泥地、硬地板，脾胃不是很好时，有没有想过要到大自然去，踏着黄土地，踩着山路、绿草呢？人们每天面对的都是城市的色彩，眼花缭乱，视物疲劳，他们的眼睛应该更渴望去欣赏青山绿水，小草树木。现在很多人经常熬夜消耗肾水，或房劳伤命门之火，就像城市大量地抽用地下水，还有无节制地采挖煤矿、石油，造成各类能源缺乏与环境污染……

第 228 天　通督气化治尿频颈僵

10 月 29 日

◎ 阴随阳升与阳随阴降

今天有个广东过来的病人，男，32 岁。他说他最苦恼的是夜尿频多，睡眠不好，白天没劲。老师把脉后说，你这个夜尿频多是清阳不升，你的腰和脖子都不是很好。他说，腰有的时候会酸，脖子很容易累。

老师说，这个病我们就用升督降任的思路。督脉统一身之阳气，任脉统一身之阴气。昨天我们不是谈到"阴随阳升，阳随阴降"吗？正好今天就用上。

什么叫阴随阳升呢？可以这样理解，三阴经肝、脾、肾要往上升，就需要借助整条脊背督脉最大的阳气往上升，也就是说当督脉阳气上升时，会带动三阴经往上升。所以一个病人如果脖子不舒服时，不仅容易感冒，而且肝、脾、肾消化排泄功能都会下降。这样我们通过升督就可带动肝气升发，脾气运化，还有肾水气化，以解除头晕、肠泄，还有夜尿频多的问题。

什么叫阳随阴降呢？可以这样理解，三阳经胆、胃、膀胱要往下降，就需要借助整条胸腹任脉最大的阴气往下降，也就是说当任脉阴气下降时，会带动三阳经往下降。所以一个病人如果有慢性咽炎时，不仅是咽喉不适的问题，而且可以看出胆、胃、膀胱降浊能力都会下降，这样我们可以通过降任脉来带动胆气下降，胃气下降，还有膀胱湿浊下降。

老师说，这个病我们就给她用升督的思路看看吧。开方为：鹿角片 15 克，狗脊 15 克、土鳖虫 10 克、葛根 30 克、白术 20 克、木香 10 克、红参 20 克、银杏叶 30 克、扣子七 15 克、小伸筋草 15 克、赭石 15 克、泽泻 20 克、小茴香 8 克。2 付。

病人服药当天晚上就没有夜尿，这两天睡得都挺好，没有夜尿。看来这个阴随阳升的思路，用来治疗阴浊下泄尿频、颈子僵硬不舒、头脑疲劳，有很好的疗效啊！

◎《望庐山瀑布》里的升降观

我们来看一下这个方子，鹿角片、狗脊都是走督脉的，土鳖虫能打通腰背，这三味药是通督升阳的，我们称之为"督三药"。督升带动周身阳气往上升，而阴又是随阳升的，好比太阳把水气蒸化变为空中白云一样，我们用督三药的目的便是循着足太阳膀胱经，帮助下焦把湿邪气化为津液，升腾到头颈部，为我所用。

老师常跟我们说，那些高明的医家，善于运用和法，和法就是调和寒温、燥湿，调和有余不足，进而达到调和阴阳的目的，运用自身多余的能量去补自身不足的地方，变自身水患湿浊为水利津液。

在这例病人身上，我们怎样让湿浊下注的尿频急，又有清阳不升的颈僵、腰背酸的问题相互调和呢？办法就一个，那便是用气化的思路，使下焦阳化气，蒸腾水液，向上滋润腰背颈乃至头部，这样下焦湿浊少，而上焦又能得到滋润，上下调和就是我们治疗的目的。这个过程就是一个阴随阳升的过程，把下焦的阴水用阳去气化，升到督背腰头。就像大自然的湖水，能升到天空变为云一样，地面水湿不泛滥，天空也蔚蓝，一片美好。这就是健康的大自然运行规律。而放在人体上，切实可行，从这个脉药对应图里，我们看到助阳气化、变湿为宝的理法有三组思路。

一组思路是红参、银杏叶。这是加强心脏功能的，相当于天上太阳。太阳足，心脏动力强，水液气化才快。这也是老师治疗下焦尿频急、前列腺问题，通常会考虑到上焦心脏的道理。我们再来看第二组思路，这气化不可能从下面往天空一步实现，这期间必须经过中焦肝胆脾胃，所以肝胆脾胃要通透，能运化，不能郁滞。故而中焦关部郁滞，一摸到这种郁脉，就反映上下焦的能量传递出了问题。老师在这里用扣子七、小伸筋草，对于左关部，把肝筋打通舒展开，然后用脾湿气化三药，白术、木香、葛根，让中焦脾土的湿浊能往上顺利升发，化湿为气，变废为宝，使郁滞的湿浊能变成流通的津液，上奉头颈，而不至于下陷腰肾。

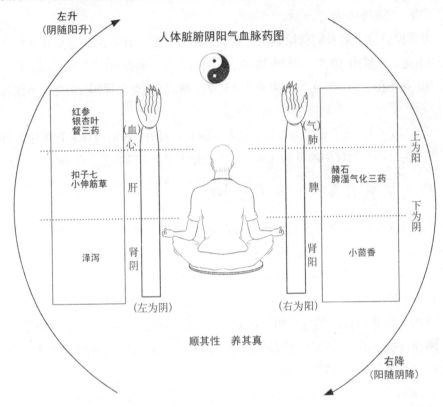

人体脏腑阴阳气血脉药图

左升
（阴随阳升）

红参
银杏叶
督三药

扣子七
小伸筋草

泽泻

（血）
心

肝

肾
阴

（左为阴）

（气）
肺

脾

肾
阳

（右为阳）

赭石
脾湿气化三药

小茴香

上为阳

下为阴

顺其性　养其真

右降
（阳随阴降）

这脾湿气化三药很巧妙，是老师从名方七味白术散里取出来的。七味白术散专治小孩腹泻，口中干渴，是四君子汤加木香、藿香、葛根，目的不是去止泻，因为止了泻，口渴津伤的问题还是解决不了。是通过健脾运化湿浊，变废为宝，使下陷的湿气往上升，成为津液，流通滋养周身，这样下面泄泻止住了，上面口渴津伤的症状也消除了，故而古人称此方为治小儿泄泻口渴之神方。

至于它为何能达到这个效果，很多人都没有深究里头的道理。其实道理很简单，说白了就是"阴随阳升"四个字。我们让下焦的阴湿，这个泄泻的罪魁祸首，一气化开，通过白术、木香健运流通，再用葛根升津疏津，把它从中下焦往上焦提升，这样上下交通对流，泄泻止住了，口干渴也得到滋润，真是一举而两得啊！

那么我们再想一下，这下面的泄泻和尿频，如果同是湿浊下注所致，中医治疗就不局限于不同病名了。这上面的口干渴和头颈部僵硬不舒，缺乏滋润，如果同是津液不能上乘所致，中医的治疗就不再局限于表面症状了。用同样的思路，助阳气化，升腾津液，却能够达到治疗不同疾病的效果，这就是中医的异病同治思想。

最后我们看第三组思路，就是前面提到的督三药。人体整个督背膀胱经要打通，不能有郁滞，那么升降上下就不会有阻碍。古代修炼者称腰背督脉为丹道，这丹道就是精化气、气化神、神还虚往来的道路，这道路越通畅，心阳气化、脾土运化、往上蒸腾水湿、变废为宝的过程就越顺利。所谓要致富先修路，这是老百姓都知道的道理。身体也一样，想要健康长寿，各路经脉要疏通畅达，这样来回搬运气血津液就方便快速，好像高速公路一样，运转就快了。如果道路坑坑洼洼，很狭窄，虽有丰富的物资能源也难于快速运送布散到各处去。这督三药的目的就是让下焦膀胱气化后，能够迅速往上焦头部朝奉津液。

这样三组理法思路，环环相扣，豁然贯通，把人体阳化气、阴随阳升的正常功能大大加强了。接下来我们再看剩下的那些药又是什么道理。病人还有慢性胃炎，不能一味地只升而不降，所以用一味赭石降胃气。胃气为周身气机肃降的枢纽，胃气降则周身之浊气莫敢不降。所以张锡纯称赭石为"救颠扶危之大药也"。凡人体胃以降为和，赭石稍稍与之，便能够平降胃气，使不冲逆。这样在用前面三组思路升阳气化湿浊时，不至于把浊邪也带到头面去，因为有赭石重镇降逆，平肝潜阳。

体内不可能全都是精华，新陈代谢过程中必有浊阴，这时赭石把浊邪肃降下来，但邪降下来，它没排出去，始终还是个危害，所以要给邪以出路。老师通过在下焦布一个场，就是用小茴香配上泽泻，一左一右，按《内经》所说，膀胱者，州都之官，气化则能出矣。就是说膀胱、腹部周围有些浊水，你要直接利出来，有时未必能够一下子全利出来，这时用上小茴香，让腹中气机一转，并且助下焦气化，稍微再加泽泻利水通淋，膀胱乃至周围潴留的积液就很容易排空。排空后尿频急感就消失了。这个就叫作"气化则能出矣"。小茴香管气化，泽泻管膀胱出水。

老师接着总结，以后我们治疗慢性胃炎、咽喉炎、尿频等这些某个部位出现的问题，要用这个总的大升降，督升任降来思考了。它已经高于肝脾升、胆胃降了。就像我们治疗某个郁点，如胃炎，眼睛不要只盯着一个小红肿，一个小糜烂，要看到前后上下整条经络的不通畅，整条肠道的不通畅，通过升降整体来带动局部修复，通过升整条督脉来治疗尿频夜尿，比单纯的温肾阳助气化更高一层。

我们突然想到李白《望庐山瀑布》里的一个景象，诗曰：

日照香炉生紫烟，遥看瀑布挂前川。

飞流直下三千尺，疑是银河落九天。

我们可以从医学升降里来领悟这首诗，发现这意境太美了，跟人体气机升降用药思路居然不谋而合。"日照香炉生紫烟"，太阳往地面上一照，香炉和池潭的水气、烟气冉冉升起，这就像是阴随阳升，这些水气、烟气等阴湿之物，因太阳光照而升腾到天空中去。遥看瀑布挂前川，瀑布从上往下冲，飞流直下三千尺，好像九天上的银河携着阳气降落到地面上，这是一个阳随阴降的过程。

人体就是升降循环，不能够只升而不降，或者只降而不升，所谓的疾病都是整体失调的一种表现，局部问题需要从整体升降来思考，这样治病用药就会有更多更好的思路。老师就是用这个道法自然的思路去调人体升降，所以从这个病案用药思路看来，心二药红参、银杏叶，督三药鹿角片、狗脊、土鳖虫，脾湿气化三药葛根、白术、木香，这些药阵就是在帮人体气化升腾津液，使清阳出上窍，好像"日照香炉生紫烟"一样。而赭石、泽泻这些降气排水之药，把人体下焦多余的浊阴利出去，使浊阴出下窍，好像"飞流直下三千尺"一样。如此升降循环，上面的颈僵与下面的尿频，同时因之而愈。

第229天　通肠降浊法治血糖高

10月30日

这两天王蒋和阿发陆续过了生日。老师说，生日请客吃饭太俗套，买生日蛋糕，又不是小孩子了，也不新鲜。这样吧，你们谁过生日，谁就到当当网上挑一本医书，货到付款，我来买单。王蒋挑中了《中药大辞典》，后来宝松从山东济南带了两本《中药大辞典》，比砖头还厚，于是王蒋又改选了另外的生日礼物。

张琳今天特别用心，给阿发、王蒋做了生日饼，用纸盒包住，并且别出心裁，在纸盒上面放了点中药来装饰，一个是蝉蜕，另一个则是鸡血藤。蝉蜕代表辞旧迎新，代表脱去旧面貌，换来新气象，代表在医路上破土而出，不断飞跃蜕变。而鸡血藤呢？我们琢磨了好久，才琢磨出张琳的意思，这鸡血藤横断面就像车轮一样，非常漂亮，红红火火，一方面代表年轻人学习中医那份热诚之心，另一方面则代表学医途中如乘轮插翅，飞速进步。结果，生日饼才端到药房，一打开就被大家分完了，好像他们两个过生日就是大家过生日那样。

这十多天来，我们一直在关注广西过来的一个病人，男，60岁。他10月中旬就来了，到现在一周多了，刚来时空腹2小时血糖是10点多，服了几次通肠降浊的药后，变为9点多、8点多，最后走之前去测，餐后血糖7点多，空腹血糖是 5 点多，身体也非常舒服。为何通肠降浊法对血糖高也有效果？

老师说，血糖偏高，跟脾、肠的运化吸收功能分不开。血糖如同身体的半成品，就缺那么一股劲，气化不了。好比同样的车辆，一辆是新车，一辆开了十几年的旧车，新车上坡载重不费劲，耗油量少，也不冒乌烟，因为它发动机好，性能好，燃油燃烧彻底。但旧车发动机全面老化，稍微载点重爬坡就直冒黑烟，耗油量也大，燃油燃烧也不彻底，车子动力不足，这就是新旧车辆性能的区别。可见有没有劲，冒不冒黑烟，不看油而看车子内部的性能。冒黑烟是燃油不能被彻底燃烧的表现，而对应到人体，血糖、血脂偏高，这也是身体营养物质不能被彻底气化的表现。所以治疗糖尿病、高血脂，不是去降糖除脂，而是要提高脏腑气化的功能，减少六腑的积滞。就像要把老车维护得好，一个是不能超载爬坡，要减少载重，另外一个开的时候不能盲目加速。所以我们用通肠化积减负之法，减轻肠道积滞的同时，加强脾胃运化功能，这样肠道积滞减轻一分，脏腑功能便恢复一分。脏腑功能恢复得越好，食物被消化吸收转变得就越彻底。为了不再加重大肠的负担，糖尿病、高血脂的中老年人就要节制饮食，按《内经》所说的"食饮有节"去做，七分饱，粗茶淡饭，少荤多素，这样脏腑功能就越来越好。

这老人家在 7 月份查出血糖高后，开始吃了两个月的降糖药。他很苦闷地说，不想终身吃药，于是寻求中药来治根本，便找到任之堂来了。还好他这个是早期发现，老人家的身体还算硬朗，所以喝了半个月的中药，居然有出乎意料的效果。

老人家也特别配合，他们是老伴两人一起过来看病的，叫他们别吃水果，他们立马戒了。叫他们少吃荤多吃素，他们也立刻做到了。叫他们下午多出来晒晒太阳，他们也言听计从。结果不到半个月，不仅不用服西药，而且还把血糖降至正常，身体也很舒服。这让我们想起一句话，一个疾病的治愈，一方面需要找到好的医生，另一方面还要遇到好的病人。治病是双方的，不是医生一个人在单打独斗。

什么是好的医生呢？对病人的心能够日益慈悲，对自己的医术能日益精进。什么是好的病人呢？对医生的医嘱能坚信遵从，对自己的疾病能深刻反思。

我们从这个案例中得到的另外一个体会就是，有病要重视，并且要早期介入治疗。有人说，中医是慢郎中。其实不是中医慢，是很多病被拖得太久了，治疗起来非一日之功。如果能在早期介入治疗，效果往往都是不错的。所以《内经》说："是故圣人不治已病治未病，不治已乱治未乱，此之谓也。夫病已成而后药之，乱已成而后治之，譬犹渴而穿井，斗而铸锥，不亦晚乎！"

第 230 天　高血压也分阴阳

10 月 31 日

◎血压升高或降低只是五脏失调的一个反映

当地一个病人，男，43 岁，因为头晕去量血压，高压 150，低压 90，于是来任之堂想用中药调理，问老师有没有降血压的中药？

老师说，血压升高或降低只是五脏失调的一个反映，我给你开方调的是五脏，如果脏腑能调好，血压就可以保持稳定正常。

老师把脉后说，左手关部弦硬，寸部浮取不到。肝经和肠道都不通畅，这种高血压是不通引起的，主要用打通经络和通肠导滞两种治法。

病人说他这一周以来都睡不着觉，老师再摸他少阴心脉说，你少阴心脉这么亢盛，怎么能睡得好呢？不要想太多事。于是老师便念方子：火麻仁 20 克，猪蹄甲 20 克，艾叶 5 克，苦参 5 克，鸡矢藤 30 克，红藤 20 克，穿破石 40 克，丹参 20 克，红参 20 克，银杏叶 30 克，麦冬 10 克，朱砂 3 克，牡蛎 20 克。3 付。

病人服完药后，再量血压，发现低压是 80，高压是 130。

以前我们治疗高血压，不就是用天麻钩藤饮，还有镇肝熄风汤吗？很多中医师都是这么用。老师说，如果病人大小肠通畅，经脉不郁滞的情况下，用这个就容易见效。如果大小肠不通，肝经不畅，第一步不是给他平肝降压，而是要给他疏通经络肠道，经络肠道顺畅，阻力不大后，血压自会平复下来。好比管道因为有阻滞，压力才大。同样的流量，管腔壁有垢积、狭窄，它压力自然就增大。当你把这些垢积疏通后，管腔恢复宽阔，压力随着缓解。我们可以看出，血脉郁滞会升高血压，这时不是忙着去降压，而是先疏通血脉再说，疏通后血压自然就会平缓。

我们问老师为何要加红参、银杏叶？老师说，这病人虽然没有明显的心脏不适，但我们用了很多打通肠道和肝经的药，如果不放一些补心气的红参、银杏叶的话，病人服完药后，经络、肠道虽然打通了，却容易心慌心悸，疲倦不舒。加上麦冬是养心阴的，劳心过度，手少阴心脉亢盛的，一方面要用朱砂或牡蛎潜镇，另一方面要用麦冬之类养阴药缓解它消耗心阴过度。

原来如此，加红参、银杏叶，就像给打仗的部队配上粮草一样，有充足的粮草，士气更足。没有充足的粮草，可能打了胜仗，自己也饿坏了。故古人云：兵马未动，粮草先行。先让心脏吃饱饭，那它排浊疏通的力道就更强大持久了。

◎鼎三法与车轮之寓

疏肝通肠法，不正是大柴胡汤的思路吗？没错，我们是用仲景法，并不局限于仲景方，共同的目的都是把肝经打通，并通过肠道泻出压力，给邪气一个出路。所以这个高血压治疗的案例，走的是肝肠循环的途径，在中焦有穿破石配丹参和通肠六药，这样两个药阵思路就清晰了。把郁滞打通后，要考虑到病人头晕，寸脉浮取不到，心脏功能不够，而且一周以来失眠，少阴脉亢盛，这时我们就要充分运用鼎法，把他的左寸心脉调好。老师这些药物就体现了鼎法的优势，用红参、银杏叶顺心脏之性，加强它的动力，再以麦冬养心脏之真。牡蛎和朱砂能够镇其少阴脉亢盛之势，所谓重可去怯，可降浊，这两味质重之药，就带有降其浊的特点。浊降清升，如同一杯水，平静下来，浑浊之物沉到杯底，水面就清了。所以中医用这些质重之物如朱砂、牡蛎，既能平其亢逆之势，也能降浊以澄清。

这样三组药，顺其性，养其真，降其浊，正是治疗每个脏腑脉点用药的特色，如鼎之三足，不可缺一，我们常把它称为任之堂的鼎三法。好比每个脏腑能够转动起来都离不开新陈代谢，甚至每个细胞都普遍存在这种现象，它首先要吸纳进营养，就相当于养其真，然后这些营养要能够被利用，运动起来，就相当于顺其性，最后这些营养被利用完后，剩下一些渣滓败浊要排出体外，浊阴必须要出下窍，所以要降其浊。如此三大法，循环往复，人才能够生生不息。

这就好比一个车轮旋转，它的轮轴要能滋润，不能缺乏润滑油，如果少了这些养其真的润滑油，轮轴间的磨损就大，容易坏。这在人体上就表现为劳心过度之人，心烦气躁，咽干舌红，这都是养其真层面出了问题，是身体营养层面不够，所以适当在心部放些麦冬，以润心肺，像是给轮轴上点润滑油一样。

轮轴旋转时，它有一个上升与下降的力。拿自行车来看，只有前踏板踩下去，后踏板升上来，车子才能不断前进。人体也一样，整体上有整体的升清降浊，每个脏腑有每个脏腑的升清降浊。好比这个案例，病人心脉弱，少阴脉亢盛，这代表心脏动力不够，但又处于虚亢状态，思虑过度，本身心脏就吃不饱饭，还长期透支。所以这时我们要干两件事，一个是用红参、银杏叶，给心脏直接补足一股能量，使它升动有力，这叫顺其性。然后要让它长期透支的状态止住，相当于车开得太快了，给它踩踩刹车，这时便用朱砂、牡蛎给它降浊澄清，就是降其浊的思路。这样心脏部真阴得养，动力加强，浊气得降，功能便渐渐恢复过来。就好比骑自行车，上点润滑油，你前面踩下去，后面升起来，车子就轻松地往前走了。

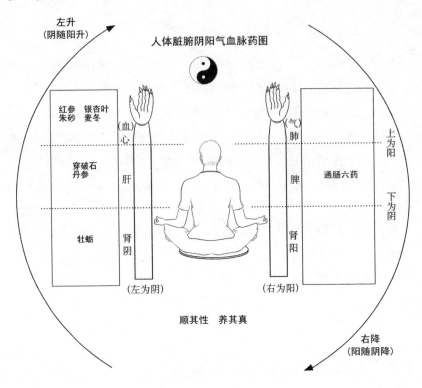

左升
（阴随阳升）

人体脏腑阴阳气血脉药图

红参 银杏叶
朱砂 麦冬

（血）
心

肝

穿破石
丹参

牡蛎

肾
阴

（左为阴）

（气）
肺

脾

肾
阳

（右为阳）

通肠六药

上为阳

下为阴

顺其性　养其真

右降
（阳随阴降）

◎从中医角度看高血压

学生问，从中医角度来看，病人高血压，有的高压高，低压不高，有的高压不高，低压高，这是怎么回事呢？老师说，中医没有高血压这种说法，只有肝阳上亢，或肝脉郁堵。我们可以打个比喻，一根水管，你给它注入水，增大水的流量，那么管壁受的压力必然会增大，这就可以理解为高压高。同样一条水管，因为用了很久，管腔内停聚了很多锈垢，结果管腔变窄，这样即使不增加水流量，管腔压力也会增大，这就可以理解为低压高。还有高压高，可以理解为阳气亢；低压高，可以理解为阴性物质增多，比如痰湿瘀血，这是从阴阳角度来分高低。明白这个思路，我们看到高血压，就不会只看到数据上的高低，而能够透过数据想到更深层次的东西。这个病人究竟是肝阳上亢，经常发脾气引起的高压高，还是长期吃肥甘厚腻，引起血脉被痰湿瘀堵阻住的低压高，或者两者兼而有之，这样就有不同的用药思路。

一般高压高的，我们会在辨证的基础上加入熟地黄、茜草、苦丁茶这组降压合剂。如果低压高的，我们会在辨证方中加入穿破石、丹参、豨莶草这组降压合剂。如果高压、低压都偏高的，那就要用通肠和打通肝经两个理法，再配合些平肝降压的药。这样一分析，高血压治疗的思路就更清晰了。

第231天　抽筋二药有来头

11月1日

◎从《内经》里两句条文看抽筋二药

人上了年纪，很多病痛都随之而来，所以人在年少的时候就要学习一些中医养生知识，这样到老了时起码知道怎么保健，而不会病痛来临就慌了神。

今天有母子两人过来找老师看病，老人六十多岁了，讲着我们听不懂的地方方言，要他儿子帮忙翻译。原来老人半年以来经常抽筋，吃了钙片也缓解不了，这几天抽筋抽得厉害，晚上都没法睡觉。老师笑着说，这个容易解决，于是只给病人开了十味药，淫羊藿30克，小伸筋草15克，炒薏苡仁30克，白芍20克，炙甘草8克，木瓜10克，扣子七15克，薄荷8克，乳香5克，没药5克。3付。

然后老师就吩咐老人多晒太阳，少吃盐。3天后，他们又来复诊。她儿子说，大夫，你的药真好，才吃完第一付，晚上就不抽筋，能好好睡觉了。

老师笑着说，这药吃了如果还抽筋的话，那还得了。淫羊藿和小伸筋草两味药，治疗腿抽筋是屡试屡效的。而芍药、甘草两味药，叫芍药甘草汤，白芍能将下肢的水湿收回来，配上甘草就能缓急止痛，是专治脚部挛急的方子。木瓜能够除湿舒筋，炒薏苡仁能够健脾祛脚部湿气，这两味药对筋脉痉挛也有特效。

老师说，抽筋，首先不要想着缺不缺钙的问题，要想到《内经》说的"诸痉项强，皆属于湿"，湿性趋下，所以凡下肢抽筋，都要考虑到湿邪，用除湿止痉法。这是从祛邪的角度来看小伸筋草。那么站在扶正角度上来看，就知道为何用淫羊藿了。《内经》说："阳气者，精则养神，柔则养筋。"也就是说，阳气足，筋骨就柔和，就像小孩子一样，纯阳之体，柔韧性就好，又像春夏的树木，柔软伸缩性好，这都是阳气足的表现。而抽筋多发于中老年人，常见于夜里发作，这是中老年人阳气减少，夜里阴湿偏重导致的。这抽筋就是一种僵直之象，好像秋冬的枯枝败叶，没有柔和之象。我们要把刚强调柔，一方面扶正以增强阳气用淫羊藿，一方面祛邪以排湿浊，用小伸筋草。这样来看，道理就越发清晰了。

我们从《内经》里这两句条文，就可以看出为何这抽筋二药——淫羊藿、小伸筋草效果那么好，因为它符合升阳除湿的思路，符合人体的正常生理。对于抽筋病人，老师每每加入这两味药，或者单独用这两味药都能应手取效。

学生问，扣子七、薄荷、乳香、没药这四味药呢？老师说，老年人血脉瘀堵，血分有热，睡不好觉，舌下静脉瘀堵明显，用这四味药，既可以化瘀，也可以把血分郁热透出来。我们一方面要把她的腿抽筋治好，另一方面还要帮她理顺血脉，帮她晚上能睡好觉。

◎百草园里种菖蒲

下午唐师傅请大家一起去百草园种菖蒲。唐师傅先让我们去装菖蒲种苗，大概有八百棵左右，放在唐师傅的车上，唐师傅把车开过湖北医药学院的图书馆前面，原来这些菖蒲是做校园绿化的观赏植物。

唐师傅原本以为我们能够把四块地中的两块地种好就不错了，想不到我们战斗力超强，向辉负责在前面铲土，我们和何亮负责在后面种菖蒲，还有其他学生在翻土的时候还挖了不少射干，而张琳和明冠就在周围拍拍照片，结果不到一个下午，四块地全让我们种满了菖蒲。

唐师傅笑着对我们说，看来我严重低估了你们的战斗力啊！看着大家满头大汗的样子，唐老师就问，是读书累，还是劳动累呢？有学生说，读书累。唐老师笑笑。又有学生说，是劳动累。唐师傅也笑笑。还有学生说，读书、劳动都累……

唐师傅说，读书、劳动都不累，读书能健脑，劳动能强身，怎么会累呢？大家恍然大悟，以前古人最合理的安排叫半耕半读生活，很多优秀的家风都是这样的。他们有钱，却让孩子去体会最基层的劳动，或他们虽然贫穷，却省吃俭用都要供孩子读书。最后，这些孩子大多很有出息，这叫作"耕读传家"。

现在很多学子过的是一种半工半读的生活。在大学里，可以看到很多勤工俭学的学生，学习都不错。他们不以为苦，反而能在劳作中体会到学习的乐趣，知道学习来之不易，因而能倍感珍惜。往往这些人反而能够在社会上做出更多的贡献。

诸葛亮说，非宁静无以致远。孟子说，非苦其心志，劳其筋骨，饿其体肤，不足以担当大任。老师常以这两句话教育那些前来看病的年轻人。很多年轻人家庭条件好，喜欢上网玩乐，却厌倦于劳动锻炼，结果搞得周身都是病。老师说，年轻人要身体好很容易，你把上网玩游戏的时间用来跑步、运动、爬山。一方面心不再亢盛，神就不再往上调了，能在劳动中平静下来，另一方面体能又上去了，这样一来一去，上面心火被引到下面腰脚来，寒热对流，身体没有不好的。

第 232 天　四季调神大论

11 月 2 日

◎造一个春天的场——治抑郁

今天晚上，按惯例到任之堂配药，老师就叫一个学生朗诵《内经》，明冠自告奋勇给大家朗诵。明冠先朗读了"四气调神大论"。一读完，老师就说，"冬三月，此谓闭藏""早卧晚起，必待日光。"现在立冬到了，我们任之堂不能像夏天那样 8 点上班，上班时间要往后推半小时，这样才符合养生之道。冬天是养藏之道，要"去寒就温""勿扰乎阳"。过几天，大家一起去劳保店，我给你们每人都加一双防水防寒的皮靴。

冯老师说，堂主考虑得周到，《内经》中一两句话吃透了，都可以用一辈子。

老师点头说，不错，以后晚上，我们不管是讲课，还是配药，都要先读上一小段《内经》。比如这"四气调神大论"，看似是讲一年四季的养生，其实治病的道理都在里面。学生们心中都在想，这《内经》都是讲些医理，以养生为主，很少有什么方药，整部《内经》就十三方而已，跟治病的《伤寒论》一百一十三方比起来少多了，而且这些理论能治病吗？

老师似乎看出学生们的疑惑，便说，抑郁症，你们想一下该咋治？学生就说，大法是疏肝解郁、养心安神或重镇安神。老师说，我们治疗抑郁症，首先要取抑郁症这个象。很多抑郁的病人处于秋冬状态，阳气郁在体内，发不出来。我们要做的无非就是把他的体质改造成春天或夏天状态。

学生问，怎么改造呢？老师说，"四气调神大论"刚才不是说了吗？春三月，就是教你进入春天状态；夏三月，就是教你进入夏天状态。抑郁症的病人，阳气发不出来，我们就要在他身上用药造一个春天的场。"春三月，此谓发陈。"我们用什么药能够造出这样一个场呢？学生说，疏肝理气的药。

老师说，还有呢。学生说，风药？

◎竹笋壳、紧箍圈与汗出不畅

老师说，没错！疏肝理气的药，还有风药，都能够把胸中陈腐之气发越出来。好像我们春天去采竹笋，看到笋苗从土中透出来，还带着笋壳，笋壳一脱掉，笋尖冒上来，陈旧的竹壳降下去，清秀的竹尖升上来，就像一个春天升发之象。古人称之为"笋因落箨方成竹，鱼为奔波始化龙"。这个箨就是一个抑郁的象，就像孙悟空头上的紧箍圈一样，紧紧把他箍住，既是保护他，也是约束他。但如果箍得太死，它就头痛或抑郁，难以忍受。很多白领，平时缺乏运动，坐在办公室里，关着窗户，吹着空调，一方面被冬寒之气紧箍住，一方面被整个金属大楼给圈住。

这样抑郁症的病人，就好像进入秋冬收藏的状态，不善于沟通交流，你叫他大喊自己的名字，他喊不出来，是他的肝气不能够升发，不能够条达。所以茵陈、麦芽、玫瑰花、羌活、独活、柴胡、荆芥、防风等都可以治疗这类抑郁症。用这些风药的目的，便是让病人身体进入春天状态，进入发陈、推陈出新、破土而出的条达疏泄状态。就好像大自然，秋冬收藏过后，要过渡到春天升发一样。

学生们恍然大悟，用疏肝的药物，以这股春生之气来治疗抑郁症。现代为什么这么多抑郁的人，除了像《内经》所说的独闭户而塞牖外，这是指躲在家里关上窗户，不愿到户外活动，这本身就是一个郁闭的场。还有更重要的一点，现代人普遍没有运动健身的观念了，他们严重低估了运动出汗对身体健康的重要意义。

这竹笋壳、紧箍圈就如同人体汗出不畅一样，长期的汗出不畅，就会在身体周围形成一个抑郁的场。很多病人跟老师去爬山，回来后最大的感触是，整个人出了一场臭汗，心情愉悦了，气顺了。

◎解表、汗法、治皮毛与运动

人体每天都有大量代谢之物要排出，如果缺乏运动，这些汗孔里就会瘀积很多脏东西，一天两天没什么，久而久之，它就像孙悟空的紧箍圈，像蚕自己做的茧，这些浊阴物质将自己肌表牢牢闭住，像是屋子里关上窗户不通风一样。这样人也郁闷，心也烦躁，脾气也大，身体也不舒服。在这种情况下，我们就取收藏之象，要来破解它，就必须用春生运动之象，如用风药，用开腠理、解表、疏肝、条达气机的药，使大气旋转，内外沟通，上下对流，病气乃散。同时要配合运动，运动出汗，它也是在开腠理，解抑郁。你看那些抑郁症的人，没有多少是真正喜爱运动的。如果真正喜爱运动，让清阳出上窍，发腠理，抑郁怎么能够在体内存在呢？

古人说诸症当先解表，又说八法之中汗法第一。而《伤寒论》里解表开腠理的药是用得最多的。《内经》里说，善治者治皮毛。这是很高深的道理，它表面字意是说病在初起阶段，要立即介入治疗。这是《内经》先进的有病早治、治未病的思想。但同时还揭示了一个道理，那便是不管什么疾病，都不能让病人表气闭郁，要让毛窍开合顺畅，内外沟通自然，这就是善治者治皮毛的境界。说白了就是要让病人微循环保持通畅的状态。从这里我们就可以看到运动的好处，要微微运动，不要大汗淋漓。每天一次微运动微出汗，就相当于每天一次汗法，每天解表一次，每天治一次皮毛，每天让窗户打开，浊气排出去，清气吸纳进来，这是很简单的道理。

世人都知道，白天要把窗户打开，让屋里的浊气排出去，要在厨房里装排气扇，把油烟抽出去，这样新鲜空气进来，人就舒坦。为什么他们就不知道，或者不重视，让自己最宝贵的身体每天开开汗孔，出出汗，排一排吸进来的废气、吃进来的油垢、代谢出来的浊阴呢？对待房子都这么重视，对待身体怎么就忽略了呢？这运动微微出汗是很值得大家去反求诸己、躬自践行的。

◎ 扶阳解郁上下观

老师又说，抑郁症不止一种，还有一种比较典型的，这人就像冬天一样，草木枯落，没有生机，就像冬眠的动物一样，躲在房子里面，不敢出来见人见物。稍微有一些动静，他就害怕。晚上也容易做各类鬼怪的梦，成天提心吊胆，手足也冰凉。这种抑郁症，是冬天类型的，我们要用药造出一个夏天的季节，或者叫"冬病夏治"，那用什么药呢？学生这回反应过来了，用扶阳的药。

老师说，是扶心阳，还是扶肾阳？一般上焦阳虚，心阳不振，背心凉的，我们用桂枝汤加红参，从上面扶心阳就可以治疗抑郁症，有"离照当空，阴霾自散"的味道。如果是下焦肾阳虚，腰膝酸冷，大便不成形，尿频尿急，我们用附子理中汤从下面扶肾阳，有"锅下火足，锅中水谷自化"的味道，这样治疗都有效果。

这些抑郁症的病人，可遵循"四气调神大论"里夏三月的养生原则，叫"无厌于日"，不要讨厌外面的阳光，要多亲近大自然，少待在狭小的卧室里。还有叫"若所爱在外"，要多做助人为乐的事情，多贡献，多付出，要像夏天那样充满热情，融入社会生活中去，少像冬天那样冷冰冰，自己一个人孤孤寡寡，悲观厌世。

◎ 天清地宁的思路调时代病

学生问，在老师这里，有两种常见的典型脉象，一是郁脉，二是上越脉。这又要用什么治疗思路呢？老师说，凡郁皆出于中焦。抑郁症的病人，中焦关部脉象没有不郁的，把脉时你可以把出肝郁脾滞的脉象来。这时就要用《内经》"春夏养阳"的办法，"疏其血气，令其条达，乃至和平。"上次志宏不是给大家讲了风药的运用吗？养阳不局限于用温药，如姜、桂、附来扶阳，还有用风药羌、独、柴来升阳。

凡上越的脉象，多处于上焦双寸脉。把脉时可以明显把出上鱼际脉，这样的病人心脉很亢盛。和抑郁的病人正好相反，这样的病人烦躁，脸红，失眠，思虑过度，心意识静不下来，整个气血都往上冲，身体处于春夏过度升发状态。所以最明显表现就是心神藏不住收不住，晚上很难入睡，睡着了睡得也不沉。

你们应该知道相应的治法了吧？学生们回答说，那就用秋冬收藏的治疗思路。

老师点头笑着说，没错！比如失眠的病人，不仅左寸脉亢盛，少阴心脉也相当亢盛，静不下来，你和他一接触，就能感受到他整个身体处于烦热的夏天状态。我们就要把这个夏季过渡到秋天去，他身体就会舒服一些。怎么过渡呢？"四气调神大论"里说秋三月是养收之道，要"收敛神气，使秋气平，无外其志，使肺气清。"

所以这时我们用黄连温胆汤治疗心脉上越的失眠烦躁病人，加上枇杷叶、竹茹这些顺降肺气之药，以"使肺气清"。为何用这二味能使肺气清的药？我们看那些上越脉象的病人，常可见心急气躁，眼睛也有些浑浊，或黄暗，或发红，这就如同天空中阴霾灰暗大气污染一样。在自然界里出现阴霾天气，非雨不能晴。在人体出现浊阴上逆，躁扰不安，非肃降肺胃之气不足以使肺气清。这肺对应的就是天空，肃降肺气对应的便是下雨。所以用这思路使上越之脉势往下顺降，暗红黄浊的眼睛便会变清亮一些。我们看那些熬夜吸烟喝酒的人，没有哪个眼睛会很清亮的。因为吸烟如同烟熏火燎，饮酒导致痰浊上扰，熬夜则虚火亢逆，这样他们的颜面双眼就没办法透亮起来。所以老师用竹茹、枇杷叶很频繁，因为得这些时代病的很多。用此药无非就是帮他收敛神气，使肺气清，这样肺经一降，诸经之气莫不顺从，胃气再降，则热躁随即可转为清凉。

如果神还定不住，很狂躁的那种，我们还会加入龙骨、牡蛎、磁石这些重镇安神、助肾纳气封藏的药，以"收敛神气"。龙骨、牡蛎敛正气而不敛邪气，《四圣心源》称此二药能聚精会神，说白了就是收敛神气。它们俩是最佳拍档。如果说浮萍是若飘在水的话，能发汗透疹，那么龙骨、牡蛎、磁石、朱砂之类便是若珠在渊，用来安神定志。

老师用黄连温胆汤加龙骨、牡蛎、枇杷叶、竹茹之类，治疗双寸脉上亢、浊阴上逆、神志不宁、面色不清的病人，用的都是取法《内经》"收敛神气，使肺气清"的治法思路。是在神的层面上去调身体，让天空阴霾能肃降，恢复清平（枇杷叶、竹茹），让地面浊阴不上逆，恢复安宁（龙骨、牡蛎）。

烟酒面浑浊，熬夜神不定，这是时代病，治法宗内经。

四气调神明，天清地要宁，降肺天气清，收敛地自宁。

◎ 瑞雪、拔节与封藏

　　学生纷纷领悟到《内经》之妙，于是问道，这样的病人，在养生方面要注意哪些呢？老师说，秋三月里都讲了，叫"无外其志"。现在很多人真正需要的不多，而想要的太多，什么东西最贵、最费钱、最耗神呢？生活起居吗？现在国家富强，一日三餐温饱已不在话下。房子、车吗？只要在自己岗位上，努力工作，迟早都会有。那什么最费钱、费神？是欲望！欲望最贵！想要的东西所求不遂，双寸脉就会上越。这单靠药物是不能完全降下来的，所以人不能太过急功近利，追求外在的物质欲乐，要多反观内心，意守丹田，清静为补，这就叫"无外其志"。

　　如果说什么大补？清心寡欲就是大补。人在清心寡欲状态下身体修复最快，所以古人说，自静其心延寿命，无求于物长精神。"自静其心"就是使神不耗散，能收敛下来。人心静则神自敛，神自敛则气自平，神能益气也。"无求于物"就是使心不混乱，能静定下来，守一专注，无外其志，肺气自清。

　　学生们再次解惑。又问，近来很多病人都要求开膏方，而且一些病人是老病号了，每年秋冬之际都会来开膏方，冬天吃了手脚不冰凉。看老师开的膏方，很多是以五子衍宗丸为底方加味而成，是不是也有道理在里面？

　　老师说，秋是养收的，冬是养藏的。我们开的膏方，病人可以服用接近一个冬天，慢慢把元气培养起来。为什么选择种子类药物？药物的种子能够直接入肾，助肾封藏，对于那些腰酸腿软、疲倦无力、气色不好，双尺脉又是沉细乏力的，这都是肾精不足，肾不藏精。我们用药就要用"冬三月，此谓闭藏"，只要病人冬天能够藏好精，第二年整年精神面貌都会变好。

　　明冠发挥其书法的天赋说，很多写书法的人，都会写这春联，"瑞雪兆丰年"，为什么叫瑞雪呢？下大雪那么冷，大家还拍手叫好。因为这大雪能助大地进入封藏状态，大雪过后第二年肯定是个丰收年。如果没有大雪，封藏不好，第二年收成就会减少。就比如晚上没睡好觉，第二天精神肯定好不到哪里去。为何瑞雪能兆丰年？因为秋冬收藏得好，到来年春天，冰雪融化成水，能滋养木，就像大自然金生水，水生木，以顺自然生长收藏之性，则万物丰收，人体安康。

　　那么现在冬三月了，又该如何养生呢？肯定要减少熬夜了。一年四季中，熬夜伤人最重的就是冬天了。所以《内经》说，冬三月，不仅要晚起必待日光，而且还要早卧。这是在助肾封藏。这样冬天早睡，不熬夜，这条医嘱对所有病人都适合，都很重要。

一个男病人，五十多岁，血压低，气色不好，医院检查有贫血，平时头晕，指甲上一个月牙都没有。他问有什么可以常服的补药或保健药吗？

老师问他，熬夜打麻将吗？他说，以前天天打，现在没精神打了，偶尔去一下。

老师说，这才是病根，晚上熬夜打麻将，你补多少，它给你漏多少。有熬夜习惯的人，精华都藏不住。为什么这样说？一年有四季，一天同样有四季，早上是春生，中午是夏长，下午是秋收，晚上是冬藏。你晚上熬夜，身体不能进入冬藏状态，养成习惯后，脑子兴奋得很，夜里根本就睡不着觉，加之打麻将又是在消耗精血，一来一去，晚上没封藏好，还要大量地消耗，用不了多久，身体就垮下来了。你看那些熬夜打麻将的人，没有哪个身体好的。

后来老师用桂枝汤加龙骨、牡蛎给他服用，他用过后，气色就渐渐好起来，本来心慌、怕冷、嘴唇白的，也渐渐不怕冷了，嘴唇能看到一些血色，指甲上的月牙也看得见了。老师说，等你这些月牙都长出来时，说明你身体就慢慢恢复了。

病人不解地问，熬夜真的伤人那么厉害吗？老师说，一日不睡，十日补不回。我们看稻田里的禾苗或蔬菜，你白天看不到它怎么生长，但有经验的农民都知道，晚上可以在田里听到禾苗、蔬菜、瓜藤拔节的声音。第二天早上再到田里一瞧，这些植物明显比昨天长高了。这是因为晚上是一个"阴成形"的过程，植物要把白天吸收的阳光能量用来晚上生长。人体也一样，白天吃的水谷精微，运动产生的能量，通通都要透过晚上来封藏化生精血。《内经》称晚上"人卧则血归于肝，精藏于肾"，这时肝解毒、肾排浊功能大大增强，而且肝肾气血更充足。

但如果晚上没进入正常睡眠，反而熬夜，这些水谷精微就不能很好地被封藏利用，就会成为身体的半成品。这样高血脂、高血糖都纷纷来了。因为这些血脂、血糖不能被身体封藏转变为有用的能量，反而危害身体。就像工厂生产机器，流水线上的每个环节都很重要，如果你缺一个环节，这机器就是一个半成品，没法销售，工厂就得倒闭。而人体就是这个过程，白天该运动时要运动，晚上当休息时必须休息，这样你吃进去的水谷精微，才会被彻底制造成精血为我所用，而不是变成半成品，如血糖、血脂，既不能利用，又为祸身心。

病人又问，血脂高是不是要少吃一点？老师说，少吃一点是对的，但关键是要早睡，你看很多瘦人，他吃得也不多，血脂一样高。为什么？熬夜。熬夜后，这些血糖、血脂不能被充分转化利用，通通都是次品、半成品。你越补，身体越堵，越吃补药越上火，越郁滞不通。所以古人说，药补不如食补，食补不如睡补，就是这个道理。熬夜亏虚的不受补，必须恢复规律的睡眠才是大补。

故《养生诀》里说，华山处士若相见，不觅仙方觅睡方。这是说，碰到这些高明的修行养生之人，我们不必向他们寻仙方秘法，只要他们能教我们这睡功，就很受用了。华山的陈抟便是以睡功养生闻名天下。所以修行之人，养生之人，第一要诀便是要睡好觉，休息好。没有晚上睡好觉，封藏好精血，任何养生药术都是枝末。而且你没有休息好，即便是再好的运动，也是在伤身体。故而养生为冬藏为先，古人说冬至一阳生就是从这里开始的。

第 233 天　宣郁通经法治妇人杂症

11 月 3 日

◎ 家传秘法

在广州中医药大学读书期间，认识一位茂名的同学，他家里祖传妇科，在当地很有名气。我们问他有没有跟他老爸学到绝招？他说，也有，也没有。

我们又问，为什么？他说，我老爸专治妇科，诊台边放着《傅青主女科》，没事就常看。以前我也问过他要怎么学好妇科，有什么秘方？他跟我说，当然有秘方了，没秘方我们家祖辈怎么能把妇科干得这么好？然后我就追问，什么时候传我秘方？我老爸便说，不早传给你了吗？我就纳闷，学医这么多年，你什么时候把秘方传给我了？我老爸笑着说，秘方就是《傅青主女科》！

同学笑着说，这说了等于没说。我们却不这样认为，谁都知道的东西，未必谁都能重视。谁都重视的东西，未必谁都能掌握到手。学妇科的人都知道《傅青主女科》，但却很少有人像我同学家那样如此重视此书。这是第一次比较深刻地认识《傅青主女科》，于是心中暗下决心，以后研究妇科疾病，非好好读此书不可。

想不到来任之堂后，老师同样重视《傅青主女科》，而且来任之堂交流的同行们也有对此书赞不绝口的。暑假时，福建的罗老师过来交流，他推荐治疗妇科经前杂症、痛经的一个方子，叫宣郁通经汤，说是出自《傅青主女科》。用这个汤方治疗妇科痛经，以及经前各类杂症，效果非常好。

我们试着用鼎法来分析这宣郁通经汤，居然用的是不折不扣的鼎三法。方中有白芍、当归、生甘草养肝血，是养其真的思路；香附、郁金、柴胡解肝郁，是顺其性的思路；牡丹皮、栀子、黄芩泻肝热，往下肃降，白芥子味道辛锐，能够去顽痰浊垢，这四味药能够降其浊。

《内经》说，木郁达之，火郁发之，热者清之。这方子有舒解木郁的，也有透火热外出的，还有清泻肝热的，再配上养血柔肝之品，所以被称为妇人经前腹痛奇方。从此老师衍生出"宣郁通经法"治疗妇科各类杂症的思路。老师是用其法，而没有全用其方，宣郁通经法就是一个升降法。

"宣郁"就是把肝气往上宣发，把热气往外透，以解除妇人情志抑郁，容易生气动火焦急的病症。这时可以选香附、郁金、柴胡、合欢皮、木香、玫瑰花等。"通经"就是把上逆的经水往下引，以解除妇人痛经、月经量少、经前头痛、咽痛、腰酸诸症。《病机赋》说，女人经水不调皆是气逆。通经就是把气逆上越之势往下顺。这时可以选用牡丹皮、栀子、黄芩、枇杷叶、益母草、川牛膝、苏梗、小茴香、桃仁、红花等。这样"宣郁"和"通经"，一个往上宣，一个往下通，身体就形成一个升清降浊的格局，适当配以在中间滋润的养其真的药，如四物汤、二至丸、制何首乌，这就好比给轮子上点润滑油，旋转起来不会有阻碍。鼎三法的思路一下子就很清晰了，在这个大思路、大格局下，妇科的很多疑难杂症都可以得到很好的治疗。

◎妇人以肝为先天，以血为用

今天有个女的，35 岁，当地人，每次月经来临前必咽痛、腰酸，有时还头痛、痛经。老师上次给她开了方子，就是用宣郁通经法，方选四物汤和小柴胡汤合方的思路，小柴胡汤能宣郁，四物汤能养其真，还加了川牛膝、益母草、苏梗、桃仁、红花，能通经下气，引经血下行。

这次病人过来，高兴地说，大夫，你这药真神，半年以来，我每次经前必咽痛、腰酸，有时还头痛，这次没事了，希望再开几付药调调。

我们刚开始还差点把这女的当成梅核气来治疗了。老师说，梅核气只看到上焦的问题。治妇科咽喉病，要考虑到下焦虚火上冲，经水上逆。所以治咽要用下调经水之法。而男的就不同，男的经常吸烟，慢性咽炎，肺也被烟伤得厉害，这时治疗咽喉病，就要从肺与大肠来治，也是上下并治。

我们恍然大悟，女的要宣郁通经，男的要宣郁通肠，上下并治，升清降浊，这样身体就如拨云见日，心安体泰。老师的一席话很快就理顺了我们治疗妇科杂病的思路，原来也是"升清降浊"四字。该升的要让它升发疏泄，该降的要让它下行无阻。然后又因为妇人以肝为先天，以血为用，所以要适当地补补血，养养真，以四物汤为底。这就叫顺其性，养其真，降其浊。当升的让它升，则抑郁解，叫顺其性；当降的让它降，则经水通，这就叫降其浊；当养阴血的让它养阴血，则血脉滋润，虚者得补，这叫养其真。

所以我们总结出妇科杂病的治疗，大都以四物汤为底方，然后加入宣郁通经或升清降浊的药对。然后再用这个思路去看《傅青主女科》，果然受益匪浅。来任之堂这里，老师就帮我们理顺思路了，这样看起书来更有心得。

第 234 天　六脉无神，调神为先

11 月 4 日

这几天任之堂又热闹了起来，不是病人增多，而是前来学习的学生，还有交流的同行多了起来。有从江西过来的陈医生，广东过来的谈医生，加上之前瑞士过来的冯医生，明冠也过来了，这样老师诊台前就围满了人。

一个早上，除了看病，老师还会挑一两个典型脉象或案例分析分析。比如，这个病人，老师把完脉说，这个脉象，你们好好体会一下，是个典型脉象。

大家纷纷摸过后，一致认为这脉象是沉弱还带涩，有血瘀，也有气滞。所以治疗要补气活血。老师说，从二十八脉来看，这病人左手脉沉涩，寸脉不足很明显，所以有血瘀存在。是什么引起血瘀的呢？气为血之帅，长期劳损，消耗了大量元气，身体血脉就走不动了，这叫气虚血瘀。什么为气之帅呢？神为气之帅。这个脉象是典型的六脉无神，神不够，单纯地补气活血，不能达到理想的效果。这个脉象像田地里蔫了的禾苗一样，委靡不振，疲惫不堪。这反映人很困很累，像长期奔波没好好休息一样。冯老师豁然开朗地说，以前从来没有仔细琢磨过无神脉，现在经余医生这么一点拨，胜读十年书啊！

又有一个学生说，这典型脉象也是我在任之堂最大的收获之一。以前在大学实习时，教材讲归讲，心中也有所意会，但却不会用。在思想上想通，不如落实在手上。在手上摸到了，才能真正会用。这六脉无神，摸起来疲软无力，缺乏生机，像萎缩的葱管一样，有这种脉象的概念，再到临床去用，心中就明了多了。

老师笑着说，六脉无神，调神为先。这样的病人心血严重亏虚，神失所养，晚上很容易做阴梦，梦到过世的亲人或恶鬼。晚上睡眠质量如果都没法保障的话，疾病的康复就遥遥无期。病人点点头说，是啊，大夫，我经常做这样的梦。

老师说，不要怕，喝几付中药后，心神强起来了，它们就不敢碰你了。这种典型的六脉无神，你们说用什么方药呢？心主神明，六脉无神要调心，调心用桂枝汤加红参，这叫"离照当空，阴霾自散"。我们任之堂用这个思路治愈了很多这种夜梦鬼怪的病人，他们心神不定，心失所养。长期的阴梦，严重扰乱了睡眠质量。所以这时候帮助病人恢复睡眠质量，比直接治病还更重要。

第 235 天　通络散

11月5日

◎ 青娥丸

今天晚上，大家一起齐聚药房配药。因为今天早上外地过来的一个女孩子，看了《任之堂跟诊日记 1》后，里面有个青娥丸，知道这药是用于补肾壮腰抗衰老的，看完病后希望老师给她配一料青娥丸。

老师说，你没必要服这药丸，年轻人很少真正肾虚的。她才说，是为了给家里的老人服用，略尽孝心。听到她这么一说，老师便答应帮她配一料青娥丸。

老师说，我们要严格按照古方的制法，于是用盐炒杜仲480克，盐炒补骨脂240克，核桃仁微炒150克，再加上大蒜120克。从下午就已经把大蒜蒸熟烤干，加在杜仲、补骨脂中一起碎成细粉，然后再将核桃仁捣烂，跟这些细粉和匀，加些蜂蜜。今天晚上大家就一起配这料青娥蜜丸。

为何古代把这补肾壮腰、乌须黑发的药丸称为青娥丸呢？原来古代的女子常用青黛画眉，所以青年女子一般称为青娥，当时广州太尉须发早白，腰膝酸痛，久治不愈，得到了这个方子，服用过后，肝肾精血充足，腰痛痊愈，须发乌黑，筋骨强壮。乃作诗赞道：夺得春光来在手，青娥休笑白髭须。

◎ 遍览医药，未尝说及络病

老师边配药，边跟大家讲络病知识，你们想想，通经下乳和通络下乳有什么不同？活血通经和活血通络有什么不同？

一个学生回答说，经应该是比较大条的，络应该是比较细小的。老师说，这个问题我也一直在思考。叶天士也说过，"遍览医药，未尝说及络病。"很多医书都提到经脉不通，但很少单独论络脉不通的，络脉一直都为人们所忽视。但很多病的治疗又离不开从这络脉入手。很多医生用治疗络脉的思路，但却没有把这个络病学上升为一个理论。前几天我听谈医生讲到刺络放血疗法，这疗法也能够解决不少疑难杂病。现在东北有个药厂，就是走络病理论，推广这种络病理念的。

这络可以理解为小溪小流，经可以理解为大江大海。络可以理解为树木的细小枝条，经可以理解为树木的主干。人体最易堵塞的是什么呢？最易堵塞的就是微细的络，而不是粗壮的经。糖尿病末梢神经病变，风湿痹证，总是在手脚远端末梢开始，这些都说明细小的管道容易塞住，人体微循环容易先出现障碍。就像小江小河容易堵，但长江长河却仍然奔流不息。风寒湿邪刚开始侵犯人体，总是在皮表细小的络脉上阻滞住了。病人脸上长斑，色泽变暗，刚开始也是在脸部最微细的络脉上瘀滞住了。病邪还没有传入脏腑之前，往往是络脉先受其邪。

◎ 络脉是人体的微循环

《内经》说，善治者治皮毛。皮毛可以理解为皮肤肌表，也可以理解为微循环络脉。很多亚健康的病人，你去观察他们，大的经脉没什么问题，都是小的络脉，按西医的说法是微循环不好。我们中医要见微知著，以小见大，在疾病的萌芽阶段，就予以治疗。所以在病邪初中络脉，还未流传脏腑时，就重视起来，治络。这也能体现中医治未病的思想。如果能把这些微细的络脉打通，人体的代谢就会更活跃，那么预防疾病、保健养生、抗衰防老、美容美发、延年益寿等，都有不少新的思路。

其实很多病都要理顺他的经络，改善他的微循环，很多老年人感觉渐渐不灵敏，都是从微循环不畅开始的，像手脚麻木、皮肤瘙痒、胸胁胀满这些杂症，可以集中在一个人身上，看起来很复杂，如果从经络角度来看，就是里面的络脉没有理顺。

我们现在就来拟一个通络散的思路，取它是散剂，能够迅速走窜，可以微小剂量服用，药力能够迅速窜达周身细小络脉。用这个通络散的思路，来配合我们升降任督，通这些大经大脉，那么宏观的照顾到了，微观的也考虑到了，这样我们用升降的理论，就更完善了。

◎ 拟方通络散

于是老师就叫大家一起思考，然后就按通络的思路，列出一些可用的药物。老师说，风为百病之长，人体皮毛最容易受风邪侵犯。你们想一下，祛风较好的药物有哪些？可以做成散剂，少量的就可以有大效果的。学生说，荆芥、防风？

老师摇头说，气味还不够雄烈，走的速度还不够快。我们要配成散剂，一次

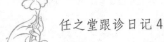

只服 0.5～1 克。就要选那种药效非比寻常的。我认为羌活这味药可以独当一面。羌活味薄气清，辛散宣通，凡周身上下内外，有风寒郁滞之处，它都可以宣通开发毛窍，并且通达周身阳气，流动五脏气血津液，加上它能够上达头脑，外散肌肤，引脾胃清气上行，小剂量用，能起到以通为补的作用。很多方剂中加入羌活这味药，流动五脏元真，都有画龙点睛之妙。

后来果然如老师所说，老师带领大家一起尝了羌活后，大多数人都有一个体会，就是手变暖和了，头脑变清晰了，这便是羌活通络逐寒邪于外，敷布阳气之功。

老师又问，祛寒又能通络的第二个药，这个药选什么？学生说，桂枝、细辛？

老师说，威灵仙挺好的，治疗各种风寒痹痛，关节屈伸不利，它都有奇效。很多络脉病变表现为皮肤瘙痒。《奇效良方》中的"止痒六药"，第一味就是威灵仙，它能通最细小的络脉，还能宣风通气。这味药很好，还能拨动身体阳气，有股仙灵之气。而且威灵仙连五脏的郁滞都可以化开，不局限于肌表络脉的阻滞。

老师又说，风寒是外邪，如果里面有病理产物，气滞血瘀，又该选用什么药？一个学生说，香附为气病之总司，三七乃血伤圣药？

老师点头说，香附行气很好，但行气之中还要能够通络，把微循环搞好。我看用橘络这味药很好。至于三七用来化瘀，这味药是公认的。我们要用最好的药材，最细的工艺，把最好的效果发挥出来。人体除了气血外，还有津液，津液能一气流行，就是精微物质，如果不能一气流行，就会变为水湿。那么疏通三焦上下水湿，又能够通络的有哪味药呢？

学生说，白茅根，车前子？老师说，通利水道可以，但要通细小络脉可以考虑用丝瓜络，丝瓜络能主一身上下的风湿，可以把水湿自上而下顺畅排下来。水湿瘀久不化，会成为痰饮，痰饮阻络作痛，我们就用天南星。不过天南星对咽喉有一定刺激作用，量要少用，但它化痰止痛的功效却非常好。络脉上凝滞的顽痰不化，手足麻木，也可考虑天南星。还有这些外邪以及病理产物，比如风寒、气滞、血瘀，在身体滞留久后都会不同程度地化热，我们还要把扣子七加进去，这味药能够活血，也能够透郁热外出。

老师说，这样五脏六腑、四肢百骸的经络都照顾到了，所有微小之处都能通达到，似乎还缺一味什么药？大家都陷入了沉思。

◎ 升清透发不忘降浊——大黄

老师说，升清降浊，通络走窜的药都以升散为主，以宣通外表为主。我们是不是还缺一味降浊的药？一个学生一拍脑袋说，是的，那可不可以用大黄？一味大黄，既能活血化瘀，也能通肠降浊。

老师说，很好，我们这里有太白山最好的金丝大黄，把它配成散剂后，连药渣都没浪费。大黄这味药很好，小剂量用，能起到以通为补的作用，通过上面那些祛风散寒、行气活血、化湿祛痰、透热的药，把这些病理产物，宣发的宣发，疏通的疏通，化散的化散，最后收拾战场，就靠这味大黄了。大黄乃涤荡六腑污垢之将军，能安和五脏，调中化食，推陈出新。就用它了！

就这八味药，说干就干，老师配上剂量，第二天诊所就打了通络散粉。大家一起先尝药，体会通络散在体内的走势。有学生吃了，不断打嗝放屁，神清气爽。有学生吃了，平时晚上睡觉手脚冰冷的，服完药后手脚发暖，白天也暖洋洋的。有学生吃了，本来排便不太畅的，现在一天排两次……

老师说，别人搞络病学，通过刺络放血，由外而内，给邪气一个出路，令络脉通畅，当场就治好了很多奇难怪病。我们也一样可以用这个通络的思路，配制药散汤方，由内而外，打通络脉，清除病理产物。

◎ 三个案例与轮船漏油

有个学生带了一批通络散回山东老家。他自己鼻塞不通，吃了就通气了。原来他这是风寒湿束表，阳气郁在里面发不出来，正好通络散是宣风通气解郁的思路，所以对他的证。他的父亲腰痛，遇寒则加重，怕风冷，他便给他父亲吃些通络散。他父亲吃完后，腰痛大减。以前他父亲吃其他的药，效果都没那么好。便催他赶紧再到任之堂来学学，这样以后在家乡行医也能行得开。

他的亲人感冒初起，恶寒怕冷，头重痛，他也给用了通络散，发现吃完后诸症解除，比平时吃感冒药还好得快。这使得他对通络散的作用充满了信心。

为何一个散剂对外感风寒、内有瘀血的腰痛管用呢？原来只要是络脉病变，循环不畅，气机在微细的地方受阻，用通络散重新恢复它的循环。不管你是外感病，还是内伤病，只要有这风冷束表、郁滞不畅的病机存在，这通络散都管用。它以通为用，恢复络脉经气的正常循行。

我们思考一下，为何络脉郁滞在肌表容易出现病变，离心脏越远，越容易出问题？就像糖尿病后期，脚部，还有视神经，最容易出问题，这都是离心脏远的末梢，容易为瘀浊所堵。我们可以取象于大海，海中的油轮漏油后，这些油一般在大海中央是留不住的，因为大海中央风大，它会把这些油垢吹到海岸边，所以

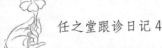

海岸边就成为各种垃圾堆积的地方。在人体，瘀浊在接近心脏的地方比较难留住，都被心脏推动排到末梢肌表去。所以病人生病的时候一般都是先从这些末梢肌表开始，故《内经》说，善治者治皮毛。古德又说，诸症当先解表。这两句话无非就是告诉大家，保持皮毛肌表微循环络脉通畅多么重要，沟通天地灵气，协调内外，全靠它了。

老师总结说，我们临床上会发现这么一个规律，很多重大的疾病，病变之前都是在那些网状的微血管、小络脉、微循环上先出问题，都不是先堵大经，而是堵小络。堵小络有些典型的病症反应，比如手麻、手酸，是手部的小络堵住了；脸上长黑斑，是颜面的小络堵住了；视力减退，鼻嗅不香，舌尝无味，听力障碍，是七窍的小络堵住了；记忆力衰退，时不时还头痛，这是头部的小络堵塞了，或者通而不畅；皮肤瘙痒，挠一挠就舒服一些，是皮肤的小络堵住了，等等。这一系列的小络病变，在医院里很难检查出什么问题。这样我们就可以按照通络的思路，来给病人用药，治理这个微循环，起到一个见微知著、防微杜渐的效果。

第 236 天　微妙无穷鼎三法

11 月 6 日

◎ 升督五药与化瘀四药

东风汽车厂的一个老病号，男，42 岁，前列腺增生多年，夜尿频多，有时一夜一次，有时一夜三五次，来老师这里吃了药就好转了。老师摸他寸脉不足，尺脉郁滑，便说，你这个前列腺增生还没有好彻底，还得再吃药。老师便出方，用升督五药，鹿角片、狗脊、土鳖虫（此三味为升督三药）、乌梢蛇、葛根，然后再加入升麻、柴胡、麦芽，以升肝脾。

老师说，阴随阳升，以前我们治疗尿频急，肝脾不升，导致水湿下盛不化，用的是补中益气升肝脾的思路，但肝脾属于阴经，阴经的升药随着督脉得升，这叫阴随阳升。用补中益气也有效果。但有些顽固的还不能解决问题，所以我们要跳出升肝脾的小思路，融入升督背的大思路。

老师又叫病人伸出舌头，舌质紫暗，舌下血脉瘀滞，于是又加入乳香、没药、蒲黄、五灵脂，这四味药就已经包括两个小方剂，一个叫海浮散，即乳香、没药；一个叫失笑散，即蒲黄、五灵脂，这两个方剂就是专门针对病人瘀血而调理的。

前列腺轻度增生，多有痰湿，这些痰湿堵住经络血脉久了后，就会形成瘀血，故曰"久病必有瘀"。用这四味药，就是取瘀血下化的作用，正如王清任的逐瘀汤中提到"血化下行不作劳"。所以这个病人用两个大思路，一个是升督五药，把阳气往头面上升举，不要陷在下焦，就不会有郁热，配上升麻、柴胡、麦芽以助肝脾条达。另一个就是化瘀四药，把瘀血活化后，通过下焦排出体外。因为本身这失笑散就能够治疗妇人瘀血经痛，血块不下不化。老师引用到治疗男性前列腺增生，下焦尺脉郁滑的病人身上，也取它能逐瘀血下行之意。

有了上升阳气，又有了下化瘀血，这升降的思路就打开了。后来我们把方子递给老师时，老师说，还要加上两味药。我们想了下，没有想出来。

老师笑着说，你们看这头顶的电灯的能量从哪里来的？这是从发电厂来的，发电厂的电又从哪里来的？水力发电，或者风力发电，或者其他形式的发电，但这种种发电形式，最终的能量又从哪里来的呢？我们终于想到了，是从太阳来的。是太阳制造了水的升降，制造了风的流动，制造了各种生物的生、长、化、收、藏。

老师说，加入红参和银杏叶两味药。这病人寸脉弱，除了要帮他升阳气外，还要帮他扶心阳。心阳一振，五脏六腑都会温煦。天不可一日无此大日，人不可一日少此心阳。凡久病难治之病，都要考虑到心阳。《内经》说，心为五脏六腑之大主，主明则下安，主不明则十二官危。所以我们调升降时要重视这核心的心阳。

整个方剂为：鹿角片 15 克，土鳖虫 10 克，狗脊 15 克，乌梢蛇 15 克，葛根 30 克，升麻 10 克，柴胡 10 克，麦芽 20 克，乳香 8 克，没药 8 克，蒲黄 10 克，五灵脂 10 克，红参 20 克，银杏叶 30 克。3 付。

◎鼎三法看脉药对应图

这么复杂的一个方子，放进脉药对应图里，不过就是三个脉点用药而已。此图有执简驭繁、方便分析药方的作用，我们再以鼎三法来理顺，思路将进一步清晰。

这个前列腺增生病例，舌下血脉瘀滞，反映有痰湿、瘀血阻在那里，所以我们欲升先降，想要治好尿频急，先要把这些浊津败血痰湿往下排。所以先用降其浊的思路，就是化瘀四味，乳香、没药、蒲黄、五灵脂，它们能逐瘀血下行。

病人寸脉不足，清阳不升，所以湿陷下焦，尿频急，我们用药无非就是把下焦之气往上升，沿着督脉、肝、脾向上搬运，这样变郁滞的湿浊成为流通的津液，为我所用。这时老师用的便是升督五药，加上升肝脾三药（升麻、柴胡、麦芽）。因为肝脾之性是往上升，督脉之性沿着督背也是往头顶上走，这两组药阵，便是顺其性的思路，顺着阳气升发的特性，使阴随阳升，不至于下落为尿频。

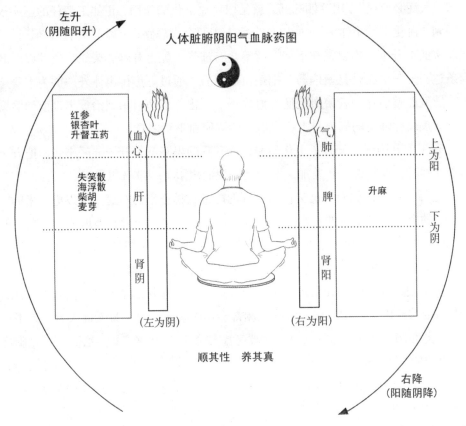

人体脏腑阴阳气血脉药图

左升
（阴随阳升）

红参
银杏叶
升督五药

失笑散
海浮散
柴胡
麦芽

（血）
心

肝

肾
阴

（左为阴）

（气）
肺

脾

肾
阳

（右为阳）

升麻

上为阳

下为阴

顺其性　养其真

右降
（阳随阴降）

最后，老师还特别加入红参、银杏叶两味药，因为考虑到左寸脉不足，心气不足，又是降浊，又是顺性升发，这圈子转动起来是需要耗费一定能量气血的。如果能量气血不足，就带动不起来，好像庞大的机器要运转，必须先要有足够的能源动力。而升督化瘀血，能源动力便来自于心脏，因为督脉主阳，心为太阳，心又主血脉，心动力足，逐瘀血的药物才能够充分发挥它们的功用。

这样我们就可以理解为何老师要特别加进红参、银杏叶这强心二药了。因为你要马儿跑，必须要先让马儿吃饱草。你想要让脏腑升降周流，必须让五脏六腑之大主心脏吃饱饭，动力足。

◎鼎三法看饮食、睡眠与运动

病人看后说，医生，为何你每次给我开的药都有所不同呢？老师笑着说，药名是不一样，但治病的大方向是一样的，就像你来任之堂，有时坐公交车，有时打的，有时走大路，有时走小路，但最终的目的都是往这边来。

病人 3 付药吃完后来复诊，开心地对老师说，吃了这么多次药，就这次效果最好，吃完药后，背脊发热，晚上夜尿很少了。老师问，头还晕吗？

他说，也比以前好多了，我吃这药，还有一个大的感触，以前急躁的时候肝还有点痛，现在也不痛了，还要继续调理吗？老师说，我给你八部金刚碟让你拿回去练，练了没有啊？你平时缺乏运动，运动比吃药还管用。他说，碟我是看了，但还没有练，我也开始反省了。

老师说，看过不如做过，说到不如做到，口诵不如心省。你反省是反省了，但没有付出行动，思而不行则废，你还在原地踏步，回去好好练吧！你向外求不如向里修。你天天吃药，不如回去改改自己脾气，多运动运动。吃药只是一时的外力辅助，运动才是长久的内力自助。一个人要脱贫，不能只靠别人的救济，救济是帮你度过一时的难关，真正脱贫致富要走一条向内修、自强不息的路。这就是一个乞丐乞讨和一个禅者托钵完全不同的道理。

人想要自己身体好并不难，问题是你不能把生活搞复杂了。生活简单了，病就简单。你不能欲无止境，挥霍糟蹋自己的健康，又千方百计想要吃药来调理，这样反复污染、反复治理的思路，不是可持续发展的养生之道。

很多病人，老师帮他们调理到有好转的趋势时，一般就叫病人去锻炼身体，不让病人一直吃药。老师说，人要自强不息，不能老是一生病就想靠外力，靠药物。古德说，善养生者养内，不善养生者养外。养生之道，不过眠食而已。其实很简单，把饭吃好，二便通调就是降其浊；把觉睡好，精神养足，就是养其真；多去山里运动运动，活动筋骨，出出汗，舒张舒张阳气，就是顺其性。做到了这些，很多你以为烦恼的疾病都会自愈。怕就怕该吃饭时不吃饭，该睡觉时又熬夜不睡觉，该出去运动时就躲在屋里看电视、上网聊天。

老师以鼎三法来看养生，养生不外乎就是饮食、睡觉和运动，这就如鼎之三足，缺一不可。《内经》不就告诉了大家年百岁而动作不衰的秘诀吗？那就是这三点，饮食有节，起居有节，不妄作劳。

我们从用药、养生里都看到了鼎三法的微妙之处，这里头还有很多值得我们去挖掘的地方。故曰：

> 微妙无穷鼎三法，百病复杂不离它。
>
> 顺性养真降其浊，思路开阔融一家。
>
> 临床选药不拘泥，千载古方皆可化。

万变不出此宗旨，神机默运归正法。

◎亲尝苎麻根

下午天气特别好，阳光明媚，大家都想出去爬山，虽然这几天老师非常忙碌，但还是经不住大家的恳求，于是再入牛头山。周师傅翻开药柜说，石菖蒲快用完了。老师说，那下午我们就到山里挖些石菖蒲回来。

一入山里，谈医生也很兴奋，因为他干医疗行业近二十年，还没有真正入过山采过药，所以这次老师特别为谈医生介绍了很多常见的药材。

在山脚下，苎麻成片，老师叫我们介绍苎麻。我们边介绍，老师边补充。这苎麻是中国古代重要的纤维作物之一，它的根部甘凉，能清热利尿，凉血止血安胎。老师叫何亮爬到小山坡上，把那株最大的苎麻挖了出来。何亮是爬山采药的能手，几分钟就把巨大的苎麻根挖了出来，一条条苎麻根雪白雪白的，老师拿剪刀把根皮剪开，然后分给每人一小段，让大家尝尝。

老师说，怎么样？谈医生说，黏黏滑滑的，还有点凉。老师说，没错，这苎麻根甘凉，能养阴血，黏滑能润能通，有点凉还能泻热。古方用苎麻根治疗血热引起的胎动不安，取它泻热润通之功还带补。这里介绍三个民间单方，第一，治五淋尿痛，小便不通，苎麻根两条切碎，用水两碗，煎取半碗，频服；第二，治肺热哮喘，用苎麻根三大条，和白砂糖煮烂，时时嚼咽下；第三，治跌打损伤，瘀血化热疼痛，苎麻根三条，捣烂，水、酒各半煎服，尽量饮醉。

我们以前在牛头山没见过鸡矢藤，这次大伙儿多留了一份心，不放过沿途中任何新奇的药草，结果我们在路旁靠近山脚的乱草丛中发现了好多藤状物，走前一看，咦，这不是鸡矢藤吗？大家那股心中的欣喜难以言喻。

于是叫老师上前来鉴别，老师看后说，这是鸡矢藤，没错！你们拿叶子搓碎了，一闻，一辈子都记得这个味道。

大家都纷纷摘了叶子闻，一个学生笑着说，这臭味还真能醒脑开窍。没错，鸡矢藤就是以这臭味来降浊的。《内经》说，清阳出上窍，浊阴出下窍。凡药物辛散清爽的，一入人体，就容易往头面部升发，比如薄荷、荆芥、紫苏、藿香、佩兰。而一尝起来味道重，甚至带些臭浊的，一入人体，就容易往下窍肛门里走，比如猪蹄甲、鸡矢藤、败酱草、鱼腥草。老师说，入山采药，最基本的升降不要搞错，清升浊降，这个道理时时都可以用上。

快要走到采石菖蒲的小溪时，我们遇到了一位老爷子，他背着蛇皮袋，袋子里装了很多拐枣，他拿出一些给大家尝，我们一尝，甜如蜂蜜，太好吃了。老师便问他在哪条山沟采的，他说要到茶场深处，但对面的山上也有，那棵树比较高，山路也比较陡峭，不好走，你们想采可以去看看。于是老师说，趁着拐枣正熟之时，我们不要错过了。菖蒲以后可采，今天我们就去采拐枣吧！

到那里的山路果然特别难走，但老师和川仔手脚并用，却能飞快地走在前面，而谈医生很少爬山，所以走得非常谨慎。大家到了拐枣树下，望着十几米高的拐枣树发愁，这么高的树能采着吗？

这时何亮拍拍胸脯说，包在我身上，说完他便如猿似猴，蹭蹭几下，就爬上了七八米高的树杈，然后老师递给他一条长长的树枝。何亮坐在树杈上，用树枝去打那成熟的拐枣，一条条拐枣，像下雨般纷纷掉落到地面，我们在地下捡得不亦乐乎，边捡边吃，越吃越想吃。

老师说，这拐枣的种子叫枳椇子，是专门解酒的，跟葛花解酒有得一拼。

原来这拐枣不仅是上等的美果，而且还具有药用价值，可以治疗很多疾病。拐枣的果实称为枳椇子，能解酒。拐枣树的枝叶能止呕逆、辟虫毒，拐枣的果梗能活血祛瘀、除风湿。拐枣本身具有很高的营养价值，能止渴除烦、生津益气。

《本草衍义补遗》中记载了一个案例。一男子，三十多岁，因为喝酒周身发热，又房劳亏虚，于是服用补气血的药，加上葛根来解毒发汗，可汗出后身体反而疲倦，酒热如故。这是因为气血亏虚，经不住葛根的发散。于是加入枳椇子，一方面助其解酒毒，另一方面还能补其虚，再服药便好了。

苏东坡《眉山集》中也记载了拐枣解酒治消渴的验案。有个人得了消渴病，每天饮水数升，饭量亦大增，小便频数，吃消渴药多年，疾病加重，以为自己快死了。苏东坡就建议他找四川的名医张公，张公笑着说，你这个病没遇上良药就会耽误了。于是就用麝香加酒滋润，做一些丸子，再用枳椇子煎汤吞服，几次就好了。

苏东坡便问这是什么道理？张公就说，这人得了消渴病，是长期饮酒、吃水果过度导致积热在脾，麝香能够制约酒果花木，枳椇子也能解酒。如果屋外有一颗枳椇子树，屋内酿酒就酿不成。这两味药用来解酒果之毒。酒果之毒解除后，脾胃没有积热了，无积热就不会渴饮无度、饮食倍增了，饮水少了，尿自然就少了。

消渴病就是我们现在说的糖尿病，在古代来说，也不是不治之症。就是要明白这个道理，有些人越渴越想喝水，越喝水小便就越多，越容易饥饿就越要吃饭，饭吃得越多，脾胃的积热就越重。所以归根结底不是要帮他滋阴清热，而是要化掉他脾胃的积热，积才是根源，积不化，热不消，热不消，渴不愈。

第 237 天　疗人之疾不如疗人之心

11 月 7 日

◎临证亦教育，语言乃法宝

今天从武汉过来一个病人，是一家公司的经理，天庭开阔，人看起来挺壮实的，略显肥胖。俗话说，人不可貌相。对于中医的诊断来说，叫四诊合参，不能单凭人的相貌，就把所有诊断定出来。有些人看起来很壮实，可一摸脉却是空虚的，如果单从外相来论，就很容易误诊。这种脉象通常是壮人虚脉，外强中干，老师称之为盈久必亏。就是父母给他一个好身体，但他却自以为身体好，不去珍惜，长期操劳，得不到休息，却硬扛着，这样的人不病则已，一病都不是小病。很多人平时长时间不生病，但每病一次都特别厉害，就是这个道理。所以老师很重视色脉合参，就是望色加上把脉。《内经》称之为"能合脉色，可以完全"。

而问诊呢？在任之堂，老师喜欢在跟病人问诊过程中同时也下医嘱。在诊病时其实已经在治病，用言语医嘱端正病人的不正确的观念去治病，所以说四诊即治病，临证亦教育。这样跟病人交流的时候，一方面可以印证自己心中所想、手下所摸到的脉，另一方面提供一些建议时病人也可以听进去。所以问诊不仅考验到医生的诊断水平，同时也考验到医生下医嘱的水平。因为好的医嘱能够让病人听进去，然后去实行，做到这一点，很多病其实都已经好了一半。

当今社会，心理医生也越来越重要，医生本身就有三大法宝，一是药物，二是针刀，三是语言。很多医生只重视药物或针刀，对语言就不太重视，其实对中医来说，对语言的重视，将大大有益于提高医术、疗效。

◎踩刹车与止学

老师先给这个病人把了脉，然后说，你这个病下虚上实，下面肾脉沉紧，腰有问题。晚上不要熬夜应酬。病人说，我这个腰椎间盘突出也有好几年了。

老师说，你先听我讲完。你不单腰有问题，中医看病首先叫望色、望神，你现在整个脸部油暗，有一团浊气，很明显是肺脉上亢，降不下来，所以你咽喉、食管都有问题，浊不降则清不升，颈椎也不太舒服，脾气也很刚，不服人。

病人又说，我是有慢性咽炎，但我最想治的还是鼻炎，鼻腔不通气，很不舒服，在武汉治了半年多，没见好转。

老师笑着说，中医不论你是咽炎、食管炎，还是鼻炎，只要是痰浊不降，任脉不降的，治疗起来都是一个道理，就是让它降浊。这人呐，心性如果不调整，不要说吃半年药治不好个小小鼻炎，我还见过吃了五六年药都治不了的口苦。这么简单的病，为何治不了？难道这个世上就没有好医生了吗？你脾气不能太刚。

他听后略有所动，便说，那该怎么办？老师说，你现在鼻炎、头痛、颈椎病都有了，现在还脱发。为何以前在基层干的时候，都没这些问题，现在职位高了，就飘了，反而什么病都来了。他说，人在江湖，身不由己。事业做大了，很多事情都不是自己能控制的。

老师说，你是还没到那程度，当你把事业看得比身体还重要时，你就照顾不了身体了。当你把身体看得比事业还重要时，相信很多病痛你自己都能解决。人要少想事，工作要停停。像开长途车一样，不单车要歇一歇，人也要歇一歇。少活动大脑，多活动手脚，这样身体才能进入新的状态。这人的手脚就像基层，大脑如同高层，你要让它们上下级沟通好，不能只知道动脑，不知道动手脚。

他又问，那我这个脱发是不是肝血虚啊？老师说，别想这么多了，中医说，发为血之余，血有余才能长发，不足就没有好的头发。肝藏血，肝血虚没错，可你要想，为什么肝血虚，这根本的问题没解决，表面的病症怎么可能改变呢？很多老中医搞一辈子都没把这些医理病理搞透，这里面太庞杂了，你不是学医的，就不要琢磨这些医理，安心把你的身体交给医生就是了。就像电脑坏了，我就掏几十块钱叫别人去修，自己根本不费这个心。人体比电脑不知要复杂多少倍，你看这本医书像这个病，看那本医书像那个病，本来没病的也怀疑出一身病来，本来没病的一检查就提心吊胆，所以我一般不主张病人随便看医书。你们的智商远比我们高，在社会上都是风风光光的，但有一点就是你们经常只知道踩油门，而不知道踩刹车。本来晚上 10 点就要睡的，你到 12 点、1 点、2 点还在工作，这样能不掉头发吗？所以你需要的是放松，莫把弦绷得太紧了。要止一止，有个大学问叫止学，这里面有大道理，如果学会了一二，对身体、对事业、对家庭都有大帮助。

他又问，这止学是什么？老师说，你上网查查就知道了，说白了就是停一停，放一放，就是给飙车的人刹刹车。就像从山里挑柴一样，走几百米就要歇歇脚，喘口气。文武之道，一张一弛。你是只知道干事，不知道松弛。就像我们上午看病，如果下午再看下去，一星期下来，都会扛不住。所以我们上午看病，下午就去爬山。上午思考都聚在大脑上，下午爬山时手脚并用，把气血引下来。你没看过我们像猴子一样爬上那陡峭的山坡，背了泉水，采了松针，把头脑的热血通通都放松引到手脚上来。这样晚上睡觉就沉得很，香得很。当你专注做一件事时，你的身体气血会进入有序的状态，所以即便我们去运动爬山，也要少说话，少分神。活在当下，你会发现，工作再忙，身体一样好。

◎ 话疗有升降

他又问，我这个膝关节不太好，连上楼梯来都觉得累，爬山就更没劲了。老师笑着说，你是没怎么爬过山，楼梯是越上越累，但爬山却是越爬越有劲。你这个除了要锻炼的问题，还有一些心性问题，不在形上治疗，还要从气上来治理。为什么这么多名医看不好你的病？不就是一个鼻炎、颈腰椎不好、膝关节不利索吗？

他问，这有什么分别？老师说，从形上来治的病，就像那些搬运工得风湿，种菜的老阿婆不小心闪了腰，这样劳作受湿受风得的病，只要壮壮腰肾，祛祛风湿，几付药就好了。如果是在气上得的病，比如你生气了，吃不下饭，这样吃降胃的药能管得住吗？还有别人的意见，你听不进去，这样吃降气的药，又怎能降得下去呢？这个调气要靠自己来调。有些人做领导做到高位就飘了，气就刚了，肩颈腰膝问题都来了。所以有句话说，颈椎的病是曲与不曲的问题，腰椎的病是服与不服的问题，膝关节是弯与不弯的问题。人体说白了，就是那股气在升降。稻穗越是丰满的，它的头就垂得越低，人越谦虚就越大气。我们在临床上发现了很多问题，有些病人只知道升，而不知道降，只有傲慢偏见，而没有谦虚诚恳，所以他们的血压、血糖、血脂都往上窜，整个脉势六脉都往上越，痰浊水湿也都往上泛。这些浊气泛到胃就是胃炎，泛到食管就是食管炎，泛到鼻就鼻炎，泛到心就慌，泛到耳就鸣，泛到脑就梗。长期上泛降不下来，垃圾毒素留滞在体内，久了肿瘤就有了生长的空间。

老师的一番话下来，不单是针对病人而说，更是针对我们学生而言，老师把升降的医理，既融到脉法诊断中去，也融到治病用药中去，更融到帮病人话疗疏导中去，甚至还融到方方面面的教学中去。老师近来常跟我们说，你们看，万事万物都有升降，树有升降，把水分从根部上输到叶，又把天上的阳光热量采纳下来，顺着枝叶主干封藏到根中。水也有升降，从高山上流下来归入大海，然后又通过蒸发到天空去，再降成雨，下到高山上。如果这升降某个环节断了，那么生命就停止了。

《内经》说，升降出入，无器不有。故非升降无以生长壮老已。人如果没有了升降，或只升不降，只降不升，那离疾病、死亡就不远了。所以我们医生不过就是帮助病人调升降而已，用药调只是一个小方面，让病人能够明白升降的道理，而在日常生活中注重去调升降，才是最重要的。没有人规定治病非得用药物，古人云，不服药得中医。用药是不得已而为之的，能够在日常生活之中调整不良行为习惯，从而达到恢复健康的目的，那是真正懂中医、懂养生的人。

这个病人听完后，开怀了不少，说，余医生，你跟我讲这么多，让我明白了以前都想不通的道理，我知道以后要怎么做了。我们听后，也舒心一笑，想不到老师还没有用药，他把良言善语听进去，气质当下为之而变，恢复了不少生机与自信，真是一念之间，祸福相连啊！

《寿世青编》说："惟知疗人之疾，而不知疗人之心，是犹舍本而逐末也。不穷其源而攻其流，欲求疾愈，安可得乎？"可见治病与药攻必须要配合心理疏通，特别是很多内伤情志病、思虑过度病，如果不能让病人心头释怀，看破放下一些东西，这病不容易治。所以开好医嘱，跟病人沟通些良言善语，也是一个医生重要的职责。

这也不是老师独创的，《内经》中就有记载："告之以其败，语之以其善，导之以其所便，开之以其所苦。"这就是传统中医最原始生态的一面。不仅疗人之病，还要疗人之心。所以老师才发心要讲"养生误区"，要把这万病之源找出来，从心理生活习惯上面去纠偏，这往往是药物难以达到的效果。因为有源源不断的误区，才有源源不断的疾病。对于众多慢性疑难杂病来说，纠正了这些误区，往往比辨证论治，吃上十付百付汤药还强。

第238天　经水不调皆是气逆

11月8日

◎ 月经推迟或闭经，桃红四物汤加减

今天有个病人，女，十堰当地人，38岁，会计。她跟老师说，月经推后十天了还没来。老师把脉后说，你这气血都往上走，上大下小，像热气球一样，往上冲，月经怎么来得了？她又说，我月经一推迟，这眼睛就模糊胀得难受。

老师说，你这眼睛问题，不是月经推迟引起的。她问，那是什么原因啊？老师说，你每天要对着电脑多少个小时？她说，起码八个小时。老师说，你要少看电脑，不然的话，眼睛会出问题的，你也会提前绝经，提前衰老的。

老师用桃红四物汤加乳香、没药、川牛膝、三棱、莪术。女人以肝为先天，这些药都是以走肝经为主，肝主疏泄周身气血，肝经上达头顶，中连乳房、胸胁，下络阴器，所以妇人的诸多杂症调理总离不开肝经。

想不到病人只吃完3付药，月经就来了，眼睛也没有那么模糊了。这病人后来复诊时，又问老师以后要注意什么？老师笑着说，女人经水不调皆是气逆，最大的忌讳就是要少怄气。

老师又接着说，女人闭经或者月经推迟，一个是身体血虚来不了。另一个就是子宫寒，寒主收引，子宫处于收缩状态，一收缩血就瘀在那里，堵住了，也不能来。三是病人整个气火都往上亢，气血并走于上，下不来。这几种是最常见的。

所以我们调经以桃红四物汤为底方，既能活血，也能补血，加上乳香、没药、三棱、莪术，就是加强活血化瘀通经的作用。加川牛膝，既能引火下行，也能引血下行，还能引气下行。在治疗月经推迟或闭经的病人中，川牛膝这味药很重要。这样一组合，就把整个上越的病机给考虑到了。

◎ 得力处省力，省力处得力

谈老师在离开任之堂之前，传了我们一个秘法，虽然非常普通，但普通之中却有很多非比寻常之处，就是几招点揉按摩的手法，这几招手法有个窍门，就是要做到"得力处省力，省力处得力"。谈老师就是经常在思考并实践着用最得力、最省力的手法，力争把推拿的效果做到最好。

入门的人大都知道，如果不能掌握推拿按摩的精髓，长期做推拿按摩，很容易会给自己的身体带来损伤。而谈老师做了这么多年推拿按摩，从来没有因为手法动作不当而伤到自己的腰颈。而很多推拿医师，就因为做推拿时有一些细微的动作没能做到中正，一旦养成习惯后，长久做下去就把身体做劳伤了。所谓水滴石穿，更何况是长久做推拿按摩，这里面对身体保持中正的要求是很高的。即使是细微不顺的动作，也经不起几年甚至几十年的折腾。所以谈老师跟我们说，学手法，入门动作一定要端正。不端正每个动作，就没法长久做下去。

第239天 任督二脉大升降

11月9日

立冬刚过了几天，天气又冷了些，阿发和王蒋在网上订了一些保暖内衣给大家，当然还有阿发喜欢的保暖耳罩。十堰这几天小雨绵绵，整个城市一片清凉。吉铃从西藏回来时，给每个人都带了西藏的吉祥结，算是捎给大家的礼物。宝松正式住进了富康小区，也成为了任之堂的一份子，他说，以后我要在任之堂专心读书，至少待上半年，把心沉下来，把老师《医间道》中的两个轮子悟透。

这个病人是当地人，男，30岁，头晕五年多了，也没查出实质性的病变。老师叫他伸舌头，他也舒张不开。老师笑着说，你舌头都不能放开伸出来，你这是放不开啊！你有抑郁。

以前我们只是粗浅地认为，望舌嘛，不就是看个舌质和舌苔。舌质紫暗就是瘀血嘛，舌苔白腻就是痰湿嘛。而今天老师却给我们另外一个重要的启发。老师认为舌为心之苗窍，从病人伸舌头的动作，可以判断他有没有抑郁及抑郁的程度。舌头畏畏缩缩，不太敢伸的，一般是肝气抑郁，阳气升不上来。舌头利索，一伸就到尽头的，这种病人一般心肝火比较旺。

老师说，这个病人头晕这么多年了，疏肝解郁、养心安神都用过。你们可以把一下这个脉，左边明显不足，是督脉升不起来，头为诸阳之会，头晕首先要考虑到督脉和颈的问题。所以我们治疗思路以升阳通督为主，只要督阳能够升得起来，抑郁就缓解了。人抑郁，他有肝气不升、胃气不降这小圈子在里面，以前我们只是着眼调这小圈子，有些轻的病还可以治，一些重的效果就没那么好。现在我们换个思路，调这前后任督二脉大的循环，大的升降。

老师说，用通督升阳，加上利水降浊。方药为：葛根50克，狗脊30克，土鳖虫10克，鹿角片15克，乌梢蛇10克，血竭10克，小伸筋草15克，川芎15克，菖蒲15克，红参30克，银杏叶30克，黄芪30克，白术50克，牡蛎30克，泽泻15克，芡实20克，炒薏苡仁30克。3付。

这病人喝完药后来复诊，老师问他好了几成？他说明显好了一半。老师说，疾病调理收尾的时候，要防止复发，就要医患配合。后期的调理就不是单纯地用药物了，像郁闷的病人，要多去爬山。平时懒动的人，要多运动。心浮气躁的人，要多读书。经常待在电脑旁的人，要多到野外眺望。正所谓：流水之声，可以养耳；青禾绿苗，可以养目；观书悟理，可以养心；盘腿静坐，可以养神；写字绘画，可以养脑；登山远行，可以养足。

没有人规定治病必须要用草药，天地间万物都可以用来调养身心。苏东坡说，惟江上之清风，与山间之明月，耳得之而为声，目遇之而成色，取之无禁，用之不竭，是造物者之无尽藏也。而吾与子之所共适。这也是为何老师治病用药之余，都鼓励病人多进山里。现代人就是与大自然离得越来越远了，所以社会病、时代病越来越多了。老师风趣地说，很多慢性病，改变一下生活环境，到农村去，饮食有节，起居有常，不妄作劳，他身体就会自愈。

第 240 天　年少治经，年老治腑

11月10日

◎升清降浊有不同

教育水平与医疗水平是社会进步的两大指标，它们不是相互独立的，而是相互影响的。有些孩子是因为生病了，身体没调理好，所以读书教育跟不上。有些孩子是因为没教育好，肆意挥霍自己的身体，结果导致疾病缠身。

今天有个当地的初中生，他妈妈听说好多人在任之堂治好了，就带她孩子过来。这孩子右边眉棱骨痛一个多月了，近两周加重，有时只是痛一会儿，有时痛一两个小时，痛得在床上打滚。到医院做 CT 检查，没有发现明显异常。

当他坐在诊台前时，背都弓着。我们发现，现在的很多孩子还没完全发育好就长得老高，而且背还是弯的。这是个很大的问题，后面我们会提到。

老师立即叫他坐正了，并说，年轻人要有年轻人的朝气，怎么就病快快的了，你又不是先天不足，更不是老人那样精力衰竭，有什么问题？还不是生活习惯没调好。你晚上几点钟睡觉？他说，12 点。老师说，为什么那么晚？

这时他母亲回答说，经常上网，我们叫他必须 12 点前睡觉。老师说，为何不上网到通宵呢？可以不用睡觉去上课嘛，搞个几天试试吧。他们母子听了有些不解。

老师又问，早餐吃什么呢？他母亲说，早上起来得晚，一般都不吃早饭。老师说，为何不连午饭也省了，省个十年二十年，还可以买个房子呢，也可以得个胃病。

他们母子俩现在才明白老师说话意有所指。老师说，现在你小小年纪就开始头痛，身体也给你报信了，消耗太厉害了。如果以后心脏痛时，你又该怎么办呢？你这家长也是，不帮他养成正确的生活习惯，还这么放纵他。

老师平时很少严肃地说话，但这回确实碰上了不懂事的孩子，加上不懂事的父母。父母也没有这个正知正见，只知道放纵孩子。他母亲问，孩子身体现在怎么样？老师说，长期消耗过度，肝肾精血亏虚，邪风乘虚而入，伤于头面。

于是老师便念方子：玄参 20 克，牡蛎 20 克，当归 15 克，白芍 20 克，柴胡

10 克，黄芩 15 克，川芎 15 克，白芷 10 克，羌活 10 克，防风 10 克，狗脊 15 克，土鳖虫 10 克，扣子七 10 克，蜈蚣 2 条，黄芪 25 克，小茴香 6 克。3 付。

这小孩子吃完汤药后，头痛大为好转。

老师说，像这种病，我们只能尽力帮到这里。连蜈蚣都给他用上了，一般的头痛哪有拿不下的。《内经》里有种说法，年少治经，壮年治脏，老年治腑。年轻人讲究朝气，如果督脉这条最大的经，阳气都不能往上升，就显得委靡不振，所以我们治疗年轻人的头痛，主要调左路升，像柴胡、川芎、羌活、防风、狗脊等都是升左路，还有土鳖虫、蜈蚣这些打通督脉的。头为诸阳之会，不管你是头额，还是头顶、后脑疼痛，把这股督阳往上升，把这个通道拓宽，这些疼痛症状很快就能缓解。

为何现在很多年轻人头晕头痛，甚至眼花耳鸣，得过敏性鼻炎呢？我们发现一个现象，才十五六岁的中学生，就长得一米七、一米八，人长高是好事，但很多人长得高而不大，长而消瘦，并且背还是弓的。为何现在年轻人没干什么体力活、挑什么重担背会弓呢？在电脑、手机前俯首观看太多了。

这条督背后面的通道很重要，它的重要性就像国家的京九铁路一样，是沟通南北的桥梁。在道家看来，叫作丹道，是人体精气神升降上下的大枢纽。如果这条枢纽既弯曲又歪斜，你想想，这上下运送精气会顺畅吗？

骨要中正，坐卧要挺胸。可现在很多人坐时，坐着软绵绵的沙发，整个人都弯下去，睡着软床垫，整个腰背都随意弯着，这样久而久之，就像虾米一样，脊背一弯成这样，整个胸部就形成一个抑郁之象，身体哪能舒服呢？所以年纪轻轻颈肩腰腿痛的病人不断增多。这条督脉是周身阳气最大的通道，你头脑阳气供给不足，头晕、记忆力减退、颈僵、鼻塞等常见病都来了。但如果对这些疾病表面治疗，却忽视了去强身健体，养成良好的生活习惯，那永远也没有治到疾病的本质。

而老年人的头痛治疗就不同，老年人主降浊，肠道不通畅，头脑就不清爽，不舒服，《内经》说，头痛耳鸣，九窍不利，肠胃之所生也。所以老年人头痛要降腑浊，要降任脉。老年人的养生也要注意这点。老道长常跟我们说，若要长生，肠中常清；若要不死，肠中无滓。所以你们知道这年轻人的头痛，要以升督，升左路肝、心为主，佐以降浊。但也要知道这老年人的头痛，要以降肺、胃、肠，以及右路任脉为主，佐以升清。

还有，在养生保健上，小孩子感冒发热，稍有不适，其实就是经络的一时不通。有经验的父母，只要帮小孩子在督脉上左右交叉捏捏脊，阳气上下通达无碍，这病很快就好了，这就是升清。而老年人不舒服也有个最好的保健，不管是老胃病、心慌、失眠，还是头晕头痛，都可以用这个办法，就是顺着任脉，往下推腹，只要推个几十次来回，放几个屁，气机在腹中一转，人就清爽很多，这就是降浊。

原来在保健养生手法里面，也充满着《内经》所说的智慧，即年少治经，年老治腑，捏脊以升清阳，推腹以降浊阴。捏脊以治经，推腹以治腑。大家听后，大开眼界，老师根据少年和老人的生理特点、养生注意，而提出不同的升清降浊法，我们不禁耳目为之一新。原来老师以前这样用方，只是我们经常抄方却没有意会到，今天老师一道破，才恍然大悟。

不同年龄阶段有不同的生理特性，用顺其性的方法去遣方用药，思路更开阔。老师常说，你们读《内经》不应该仅仅只用嘴巴读，要用心去参悟。愚人口说，智者心行。《内经》的每一句话你们都不要轻易放过，如果你们能从里头一两句挖掘出丰富的内涵，那就等于开辟出一片天地。

◎ 揉腹保健法

我们任之堂善书流通处，有一本彭鑫博士编写的书，名为《仁义礼智信对内脏的影响》。里面有一篇揉腹保健法，介绍这种按摩方法对中老年人养生保健的好处。

揉腹法又叫内壮法，能疏通六腑，排浊气以升清阳。以前有一位姓方的道人，一百来岁了，声如洪钟，高大健壮，人们恳求方道人传授养生之法。方道人说，我的方法高妙之处，不在于吃灵丹妙药，而在于体会天地运行的道理，明白自然界生长收藏的规律。人顺着这些道理规律走，就能延年益寿。治病只是小事而已。又有人虔诚跪求保健养生的具体之法，方道人便把揉腹的方法传了出来。很多体弱多病的人习了揉腹法后，身体都有不同程度的恢复。这方道人就是清朝的养生家方开。他创仙人揉腹法，对保养身心、消除疾病很有好处。

腹部是五脏六腑的功臣，是阴阳气血的发源地。通过揉腹，能够理顺腹中大气，从而使脏腑气血运行通畅。腹中的肠道又是很多积滞喜欢停留的地方。通过揉腹，能够去旧生新，达到泻有余之邪气而补不足之正气的目的。所以年老之人治之在腑。

道家认为，如果想要健康长寿，肠道一定要经常保持清洁的状态。揉腹法也是清肠排浊非常直接的一种办法。揉腹以揉到腹部温热为度，揉完后出现放屁或排便现象，是在排病气。可以长期坚持，以达到自身内气强壮的目的。

第 241 天　小方升降有大道

11 月 11 日

◎ 归脾丸与泡茶方

十堰在道教圣地武当山脚下，我们刚来时，没有特别明显的感觉，可住了这大半年，却越发觉得心里安详多了。今天天气又开始放晴，十堰的天气真是奇妙，晴几天，又会阴几天，但天阴一定不会阴太久，几天后又云开见日，大放光芒，让人觉得老天爷有张有弛，似乎也在有节奏地休息与工作一样。

今天有病人从襄阳开车过来，原来他治好病后，夫妻俩又带亲朋好友来看病，这正应了冯老师所说，中医看病，不看广告看疗效，疗效是中医第一生命力。你把病看好了，病人都会追着你来，你想躲都躲不了。

来老师这里看病的，有的居然是外省一起开车组团过来的，二十多人，实在是稀罕。所以老师常跟我们说，中医的根在民间，只要沉下心来，研究实践好中医，在小乡镇里干，你也有看不完的病人，潜心医道，就可以做出一番中医事业来。

这个病人从襄阳过来的，女，38 岁。上次来是乳腺增生，失眠，头晕得厉害。这次她一来就跟我们说，大夫啊，上次我喝了你的药真好，不失眠了，这两个多月都很少失眠了。以前三天两头就失眠。吃完药后，我还按照你说的用玫瑰花 20 克，苍术 15 克，煎水来送服归脾丸，也服了一个月。以前头晕，现在也不怎么晕了。还有乳腺增生，以前能摸到很大的疙瘩，现在小了一半都不止，也不胀了。

我们问了她上次看病的日期，然后翻开处方，原来上次开的是归脾汤，老师叫她吃完几付归脾汤后，再用玫瑰花加苍术煎水送服归脾丸，就这样把困扰了一年多的头晕、失眠、乳腺增生缓解了，甚至治好了。

◎ 顺性养真法

我们再看一下这个泡茶方，只有玫瑰花、苍术两味药，就这两味药，代表着升清与降浊。苍术一味药，可以升清阳以治头晕，老师称苍术为一妙散。玫瑰花能助肝疏泄，很多妇人常生闷气得了乳腺增生，玫瑰花能把胸中的这团郁气化解于无形。而且玫瑰花口感也不错，能解肝郁，令郁气疏散下行。这两味药升阳治头晕，疏肝治乳房胀痛、乳腺增生，在气机的层面上把肝脾转起来，这叫顺其性。再加上送服归脾丸，治心脾阴血虚引起的失眠，这归脾丸滋补阴血，就是养其真。

所以看似很寻常的两味理气药，再配上药店里可以买到的归脾丸，给病人一服，居然头晕、乳腺增生、失眠这几个病症，都一一解决了。

我们看老师用这个泡茶方配合中成药，其实也是很平常的顺性养真法，用玫瑰花、苍术疏肝脾，顺其性；用归脾丸养心脾，养其真。古人说，天下无神奇之法，只有平淡之法，平淡之极，乃为神奇。这顺性养真法就是取象于自然，极为平淡之法。好比树木水不足了，你给它浇浇水，叶子黄了，肥料不足，你给它施施肥，这就是养其真。但这些树木越长越大，花盆的空间不够了，你把它移到更广阔的大自然去，周围长满了杂草，你把它拔掉，疏通开，给它腾出空间来，这就是顺其性，让它能尽天性，最大限度地生长，不要郁在那里，不久它就能长得蔚为壮观。

很多学生都感慨老师这种悟性思维，将高深的医理融入平常事象中，化繁为简，执简驭繁，令学医者大开眼界，启发悟性，给他们指了一条稳健的医间之道。

其实老师也常这样说，中医要发展，就要恢复它的本色，既不能搞得高深玄奥，也不能搞得浅薄难堪，必须要通俗易懂，让医理在日常生活中发光，从自然界里照样可以领悟医道之神奇。

◎古医案中的话疗

自古以来，医患之间的对话内容通常被忽略，所以古今医案中记录甚少，但这原生态的精彩对答，常常体现医家独到的学术特点。比如《诊余集》《寓意草》《洄溪医案》等医籍里，便记载着这些丰富的医患对话。

我们来看《诊余集》中孟河医家余听鸿的一个医案。有个妇人，她的丈夫有外遇，常不顾及家室，孩子年幼，夫妻间经常吵架，吵久了，妇人一口气堵在胸中，脖子坚硬，经常呕吐，肚子痛，月经三个月没来，家里就怀疑是不是怀上小孩了，便请余听鸿先生诊治。余先生按脉坚硬而涩，发现妇人脸色晦暗不光滑，便知道这不是怀孕的迹象，然后听着这妇人细细述说她的家事，便心中了然。叫她丈夫一起过来，跟他们夫妻说，你妻子的病是因为郁怒伤肝，气郁日久，熬炼津液，不是怀孕。身体没血了，将要变成干血劳，所以月经来不了。再拖下去，恐怕难救了。

这妇人的丈夫脸色一变，有些彷徨不忍，毕竟夫妻多年，如果妻子这一病重不救，乃人生最大痛苦也。便问医生，有何良策？余先生便说，你如果能按我说的做三件事，或许可以挽回，如果不能按照我说的去做，那就请你另请高明。

这余先生可是当时的名医，丈夫怎么还能再另请高明呢？便点头说，尽管说吧，我一定做到。余先生说，第一，你这三个月不要外出，把家里的劳务农活都干了；第二要顺其性，多忍让，不能再吵闹生气，加重病情；第三，要殷勤地服侍汤药，调理饮食寒暖，如果能遵照这样去做，我再给你开方，有可能好过来。

这男人便一一听从去做，余先生给妇人开的就是早上用归脾丸，养其真；晚上服用逍遥丸，顺其性。配合其他食疗之物，补充营养。这样调理了三个月，妇人颈前的硬结肿块消失不见了，月经恢复了正常，气色由原来的灰暗无华变为红润可观。不仅病治好了，夫妻关系和好如初，后来夫妻又到诊所来答谢，余先生给她开了一个膏方收尾。余先生看到这种效果，心中也高兴地说，七情郁证，不顺其性，实难愈一二耳。若能顺其性，便有望一救。

从这个案例里，我们发现，原来古人也用这顺性养真的思路，就是补其不足，条达有余，使虚实互补，寒热对流。这样脖子坚硬、少腹月经不通，皆得治愈，而且家庭关系还得到调和。这就是古代医家医患对话的精彩之处，既有话疗调和家庭关系，也有用药治病，道法自然。

可惜古代医案里留下的这方面瑰宝太少，因为很多师带徒的弟子们在专心听讲，旁观治病，能够心领神会地接受老师的这一套，却很少用文字把这些东西记录下来，供后人继承与学习。所以现在我们做医案，或者跟老中医写心得，不单要记录老中医的学术特色、用药心悟，同时更要注重记录他们的言行发心，以及治病过程中的话疗调解，因为这才是中医的和法之路，才是中医真正的特色。

第 242 天　再上四方山采皂角

11 月 12 日

◎ 鸡毛蒜皮操心事

第 10 个病人，女，33 岁。近两年来，每次例假乳房都胀痛，以前胀痛随着例假过后便减轻，但这几个月以来不减轻反而加重。老师给她开过一次药，这次她来复诊说，上次的药真好，吃完药后，这次例假乳房就没有胀。

老师边把她的右手脉边说，很好，你这胃气降下去，这边肝气也顺了。我们治乳房胀痛，主要是降胃升肝，乳房属胃，乳头属肝。只要肝胃调和，这乳房胀痛、乳腺增生都会好的。如果是乳腺纤维瘤，那就要加一些软坚散结的药。一般的乳房胀痛，只要用这个小柴胡的思路升肝降胃，都比较容易治。

病人问，我这掉头发是怎么回事，要不要专门配治掉头发的药？老师说，中医看病讲五脏，你看到的只是皮毛，只要五脏六腑通调了，这些都会好。不要只见树木，不见森林，只见皮肤，不见脏腑。

病人说，我晚上睡觉也不好。老师说，你这是操心操多了，要学会自制。她说，我没有什么好操心的，就一个儿子老不听我的话。

老师说，你不操心脸上怎么会有斑呢？孩子有孩子的天地，你不能操心太多。

病人又接着说，大夫，医院说我背上长骨刺，要动手术，吃消骨刺的药，是不是啊？老师说，治标是这样，治本就得另当别论。你要想想，人为什么会长骨刺，腰上长骨刺，是因为身体长期坐姿不正确所致。还有你的脉象也反映你平时缺乏运动。刀子不磨都会生锈，人不运动能不长骨刺吗？

她说，那我该怎么办？老师说，回去练功吧，这里有个八部金刚碟送给你。病人说，那药不喝了吗？不是说吃些补药吗？

老师说，你们为什么老想要喝药呢？你这身体气不顺，补药也补不进去，你回去买点玫瑰花泡茶，如果长期喝的话，再加点大枣，喝一两个月。太阳出来的时候，不要老待在家里，多到外面运动。不要把小的问题当成大事情，也不要把大问题放在一边不管。你的小问题就是你的这些掉头发、骨刺、乳腺增生，你的大问题就是你的脾气，还有你的运动，还有你操的心太多了。这病人被说到心坎里了，连连点头称是。

老师跟她说，人长一双眼睛，习惯于往外看，却很少往里观。当你懂得往里观时，多改改自己的脾气行为，你的生活将过得更加有滋味。与其天天吃药，又发脾气耗掉，倒不如改改脾气，又不需要吃药。与其常常感冒，吃发汗解表的药，不如平时多运动，出汗就是解表，改善体质。

◎ 不要以欲竭其精

下午，老师说，这个皂荚化痰太好了。我们再去一趟四方山，把剩下的皂角都采回来。于是老师便联系上刘经理，还有丁老师，下午大家一起上四方山。

有丁老师这个"十堰药草通"带大家入山识药，那真是所向披靡。凡所见青草，皆能入药。在十堰的山上很少有丁老师叫不出名字的草药，丁老师可谓是国宝级的草药师。

这次丁老师还带上了它的"法宝"，即《中草药彩色图谱》，对于一些比较难鉴别的药草，丁老师随手把图谱一翻，就给大家讲解辨识。有了图谱的理论和采药的实践，何亮高兴地说，我这次采药收获最大了，前几次都像走马观花，这次起码记住了十多种药，有密蒙花、凌霄花、干枝梅、一年蓬、牛蒡子等，真是太好了！

大家在路上聊起一个话题，经济高速增长的时代，民众的消费水平也提高了，那什么最贵呢？有人说房子、车，有人说别墅豪宅，有人说权力最贵……老师说，《内经》怎么说？"以欲竭其精"。什么东西再贵，也贵不过人身三宝——精气神。可有一种东西却能够把这精气神给消耗掉，那就叫作欲望。无止境的欲望能枯竭精神，再多的精神都会消耗在这些欲望上，你说这欲望算不算是最贵的啊？

大家听后，都重新审视起这深刻的道理。《内经》就这几个字，养生的道理已经非常丰满了。它叫我们不要以欲竭其精，那就是在养生了。淡泊寡欲，知足常乐。把这个欲给降伏下来，那就意味着自己已经把最贵的东西给搞定了。我们想起一首诗来，名叫《不知足诗》，曰：

> 终日奔波只为饥，方才一饱便思衣。
> 衣食两般皆具足，又想娇容美貌妻。
> 娶得美妻生下子，恨无田地少根基。
> 买到田园多广阔，出入又愁少马骑。
> 槽头拴了骡和马，叹无官职被人欺。
> 县丞主薄嫌官小，又要朝中挂紫衣。
> 若想世人心里足，便是神仙也难及。

原来知足才是最富有的，不知足的话，不管拥有什么，身心都处于疲乏贫瘠状态。大德云：知足之法，即是富乐安隐之法。知足之人，虽卧地上，犹为安乐；不知足者，虽处天堂，亦不称意。不知足者，虽富而贫；知足之人，虽贫而富。不知足者，常为五欲所牵，为知足者所以怜悯。

◎ 蒲辅周老先生的五香丸

老师和丁老师一起在研究药物鉴定学，刚好路旁有龙葵和白英，学生们有一些迷糊，丁老师就翻开草药图谱，给大家看龙葵和白英，然后一一鉴别。丁老师说，这白英能抗癌。龙葵别名叫野茄子，为茄科植物，我们又叫它老鸦酸浆草，可以治疗疮肿、皮肤湿疹。

到了一个山坡下，老师惊喜地说，这么多昏鸡头，这回我们可不缺这药了，都采回去吧。十几米长的斜坡上，起码有上百株昏鸡头。这一带的土壤实在太肥沃了，周围又长了很多大树，在这树荫底下，昏鸡头生长得最茂盛。我们用这个昏鸡头治好了五六例顽固头晕，有的六七年了，都治好了。周师傅说，这一味昏鸡头就相当于天麻钩藤饮啊！上平肝，下利水，还能降血压。最后大家用一个大蛇皮袋，装了满满一袋，丰收而归。

秋冬季是很多种子药物成熟的时候，上次采了枸杞子、决明子、女贞子，这次居然在四方山上发现了牵牛子，老师更高兴了，这么多的牵牛子，可以治多少小儿食积啊！大家拿出袋子来，边采边聊天。我们问何亮，这牵牛子，《药性赋》怎么说？何亮说，你让我想想，应该是"消肿满逐水于牵牛，除毒热杀虫于贯众"。好样的，何亮来任之堂一个多月，就基本上把《药性赋》背熟了，老师说他可以集中精力看《中药学》教材了。

牵牛子又叫黑丑、白丑，种子黑的为黑丑，白的为白丑。古代用黑白丑专门治疗水肿病，能攻积水从二便泻出。药房有个二丑粉，就是专治小儿各类积滞引起的烦躁发热，只要把肠积往下通，发热就能退。

蒲辅周老先生也善用黑白丑，他用的是五香丸，即五灵脂、香附、黑丑、白丑。一半用微火炒熟，一半生用，共研成细末，然后做成萝卜子那么大服用。专治痰积、食积、气滞、痰迷心窍、肿胀、癥瘕积聚、痢疾初起。蒲辅周老先生说："此方能消食消积，消痞消痰，消气消滞，消肿消痛，消血消痢，消蛊消膈，消胀消闷，并治痰迷心窍。我应用于停水、停食、气郁，用之皆效，须久服。"这方有五灵脂治瘀血气滞，有香附为气病总司，古方有独圣散，就一味香附，善治诸气痛。而黑白丑，能够攻积消水，缓泻而出。黑白丑没有甘遂、大戟这些猛药的霸道，却能够缓慢攻邪于无形，可谓是王道用药。

到最后一味药了，那就是皂角。这次有何亮这个爬树能手，不到十几分钟，整株皂角树上的皂角都让何亮给采下来了。皂角树枝上还长有很多刺，叫天丁。

这皂角和蚕沙是一组妙对，在吴鞠通的宣清导浊汤中出现过。而施今墨老先生也非常推崇这两味药，他说，二药参合，升清降浊，上能治头晕，中能消胃胀，下能通大便。蚕沙能化浊中清气，很多动物死后肉体都会腐烂，但蚕食桑叶，肉体僵而不腐烂，它吐的丝是洁白的，可见蚕周身清气非常纯粹，蚕的粪便不臭不变色，得到蚕的纯粹清气，虽然走浊道，但清气却独全。所以蚕沙入腹中后，它能降浊，又能够化湿浊使之归清。吴鞠通称之为"正人之不正也"。而皂角能通上下关窍，凡痰浊蒙蔽孔窍，导致鼻塞，大便不通，皂角上开下达，能够破瘀结，除湿邪，化浊气，一起从大便排解。

第243天　生病起于过用

11月13日

◎ 前额痛用白芷

今天有个病人，女，32 岁，前额头痛已有半年，近两周加重，不得不就医。老师把脉后问，怎么不早些来治，你这病越早治，好得越快。她说，以前治过，不过没有来你这里，我是听别人介绍说，这里看病看得好。

老师说，有病要早治，没病要预防。你这前额痛，如果早点来治，就一味白芷可以治好。她又问，我还有手抖呢？老师说，手抖是血不养筋，你这是肝血不足，只要肝血充足，手抖便会好转。从脉象上来看，左路关脉弦细，寸脉不足，我们用药主要是调她左路。弦脉可主痛，细脉可主血少。寸脉不足，主头面、肩颈部疾病，也主心与小肠。上焦亏虚，容易为虚邪贼风所侵扰。所以她这个头痛、手抖，要从两方面来治，一个是要养血柔筋，另一个是祛风透邪，顺便再照顾一下心脏即可。

然后老师便念方：当归 20 克，白芍 20 克，熟地黄 15 克，川芎 25 克，白芷 30 克，扣子七 10 克，酸枣仁 20 克，巴戟天 15 克，红参 20 克，银杏叶 30 克，炙甘草 8 克。3 付。复诊时，病人说，大夫，这药果然有效，我吃后前额痛就好了，手也不怎么抖了，还要继续吃吗？老师说，可以再吃几付。

在原方的基础上，老师再加入杜仲、桑寄生、川续断，以壮其腰膝，我们称之为腰三药。因为肝血不足，再挖深一点就是水不生木，精不生血，尺不生关。肝藏血，肾藏精。想要肝血足，从中医来看，还是要肾精足。西医也认为，骨髓主造血，血细胞都从骨髓里出来，而中医也通过补肾壮腰以生气血，在这点上，中西医都有一些共通的认识。所以加入腰三药，以巩固疗效，治其本。

◎ 一位老医生的谆谆教诲

老师和我们一起去拜访一位老医生，我们把跟老医生的谈话略作记录。老医生今年 72 岁，他在 20 世纪 70 年代，在武当山、神农架还有周围的群山研习本草近十年，经常睡在山里，用一根针一把药帮当地人解除了无数病痛，很有威望。上个月老医生带领一群病人爬武当山，一直畅游了 3 天，很多年轻人的体力都跟不上，老医生仍然硬朗，走起山路来一点都不逊于后辈。

老师说，我们现在搞了个民间中医研究会，把很多民间中医、草医郎中都聚在一起。我们经常搞活动，很多全国各地的医生也都过来交流经验。老医生有时间的话，也多给我们指导指导。

老医生说，这个民间中医研究会办得好，现在好多年老的身怀绝技，有很多经验，如果没有传下去，就这样带走了，可惜啊！你们能挖掘出来，用到社会上，也是一大功德。我有几次到过你那边，看你太忙了，所以也没找你。我原以为有你这番作为，起码也要有五六十岁，看你这么年轻有为真不容易啊！但看病不要累着了自己的身体，我听说你每天要看好几十号人，这样太累了。

老师说，是啊，去年我们一整天都看病，现在我们只安排上午看病，下午要么去爬爬山，要么去采采药，要么待在家里看看书。

老医生说，很好，医生就是要学会保护自己。很多医生临床疗效不高，结果干不下去。也有一些医生，临床疗效不错，病人太多了，把自己累坏了，也干不长久。脑力劳动和体力劳动是不一样的。我们上山采药，再累再苦，睡上一觉，精力就恢复了。如果还不恢复，再睡一觉就好了。而帮病人看病，用的是心力脑力，心力脑力用得太过了，一时半刻不容易恢复过来，有时一两个月都恢复不了，所以过用脑力对人伤害极大。作为一个医疗工作者，不能把自己消耗得太厉害。

《内经》说，生病起于过用。现在因为不良习惯而过用身体得病的很多。比如，长期待电脑旁，消耗肝血；经常熬夜，劳伤肾精；饮食泛滥，肠胃乃坏；思虑过度，静不下来，心脑乃伤；处在城市中，蜗居在小空间里，吸纳各种污浊的空气，肺脉乃伤。凡此种种，都要有所节制。

同样一个人做正当的事情，比如学习、行医看病，过度了，也是在伤身子。很多大医，不以己身病苦为苦，而以苍生病苦为苦。他们倾尽心血投入，不知不觉，工作过度，也有一身的病苦。但并不是说他们不懂得养生，他们比谁都懂，但他们活出了另一番境界，置生死于度外，干的都是续绝学、救苍生之事，这又是不同的。

◎ 三味药治阳强

老师说，是啊，今年 3 月份我在海南开会时，不少医生都反映，行医过了五十岁后，很多人身体都不行了。所以他们的经验就是，第一步要保命。

上次有个病号，找你看病，是阳强的，好几周都好不了，在你这里抓了几付药，我看你用玄参 90 克，麦冬 90 克，肉桂 3 克，就把他治好了。这里面有道理啊！

老医生回忆一下说，是的，有这么一个病人。阳强，阴茎勃起异常。我就给他用了这三味药。老师说，这三味药，玄参和麦冬用量如此大，一般身体可承受不了。

老医生说，是啊，阳强的病人，主要从滋阴来治。《内经》曰："亢为害，承乃制。"比如倾盆大雨，地面湿了，水都流走了，地下还是干燥的。而绵绵细雨，却能慢慢渗透进去，反而把土壤深层给滋润了。天气太干燥亢奋了，要给它下点雨，滋润滋润。如果雨水太大了要发洪水，病人一腹泻，就滋润不了。为何我给他用玄参 90 克，麦冬 90 克，病人喝后，也没有腹泻，而且很舒服。因为我给他用了 3 克上好的肉桂。如果没有这 3 克肉桂，他身体再强，也承受不了，非腹泻不可。

老师点头说，是的，大量用滋阴药能润肠通便，可如果用得太多，反而会导致脾胃虚寒腹泻。老医生点头说，这麦冬能滋阴润心肺，肺与大肠相表里，心与小肠相表里，小量用麦冬，它能润心肺，用得太多了，就相当于滋润小肠，量再大一些，就腹泻了。何况我还加了一个养阴润下的玄参，为何量这么大，病人吃上 10 付都没有腹泻，反而把阳强给治好了。这里面就是用一味肉桂来温化阳气，抑制了麦冬、玄参润下的功能。不让这些阴液下走肠道，让它们能滋润到肾里去。

我们听后就明白了，老医生用的思路有点像引火汤。古人说水寒不养龙，水浅不养龙。如果水浅了虚火会上亢，如果水缺少了，龙雷之火也会上亢，会表现出一派阳亢上热的症状，有人表现为咽痛，有人表现为牙肿，有人表现为耳鸣目赤，有人表现为失眠烦躁，有人表现为阳强。而老医生化繁为简，只取三味药，用玄参、麦冬，半个增液汤的思路，养肺肾之阴，使金水相生，育阴涵阳。把水给补起来，然后再用一点肉桂鼓动命门之火，令所补的水不偏于寒凉，而能温暖起来。一在天降雨，一在地蒸化，一降一升，用这个思路那可不仅局限于治疗阳强了，只要碰到这种阴不涵阳，导致虚火上亢的各种病症，都可以用老医生这个思路化裁治之。

◎ 十六两中有道

老医生接着说，我 19 岁开始从事医疗工作，一直干到现在，前后经历过好几次大的流行病，也经历过饥荒。这几十年来，我能够看出不同时代有一些独特的疾病。以前多流行病，现在多肿瘤。以前很多病是饿出来的，现在很多病是饱出来的。以前很多病都是干体力劳动，过度劳累所致，一补气健脾就好了。一个补中益气汤，可以打天下。现在很多病是闲出来的，肌肉筋骨缺乏劳动，都板结了。以前很多病是天寒地冻冷坏的，现在很多病是夏天吹空调搞坏的。

所以我们治病的思路要有所调整。中医不传之秘在于剂量，同方同药，不同剂量，用出来效果都不同。为何有人喝了好，有人依葫芦画瓢，按方照搬后就不好了呢？第一个是病情因人而异，没有完全一样的疾病。第二个是药物质量参差不齐，大药房和小药店都不一样。第三个就是医生所用的剂量也会不同。还有一些药房，称药不够剂量，这是非常不应该的。

谈到剂量时，我们就问老医生古代的秤为何是十六两呢？老医生说，十六是最公平的计量单位。我们疑惑了，十不是最圆满的吗？为什么是十六，而不是二十呢？

老医生笑着说，天上有北斗七星，南斗六星，加起来就有十三，再加上天有三光日月星，分别代表着福禄寿。天上的光是亘古不变的，是最平衡的，古人这样照，现在人也这样照。贫穷的人，星星也给你光辉，有钱的人，太阳也给你能量。这是最公平的，谁都可以享受到。所以六加七再加三就等于十六。称药的人，如果称少了一两就缺了福，称少了二两就缺了禄，称少了三两就折了寿。这里面也是有学问的。

◎ 命门如橐龠

老师听了后，问老医生，这肉桂补命门，是如何补的？老医生说，古人说左肾右命门，其实两肾功能是相同的，不分阴阳，那么真正的阳气在哪里呢？阳气在两肾之间，叫玉华穴那里，现代医学是查不出来的，在道学上却可以通过个人体证出来，那个地方叫作"橐龠"，也叫风箱，是呼哧呼哧，鼓动力量的地方。

老师就请教老医生，"橐龠"二字如何写？老医生一笔一画，在本子上写出来，我们一看马上明白，原来这是《道德经》的特有名词，我们脱口背出了这段《道德经》："天地之间其犹橐龠乎，虚而不屈，动而愈出，多言数穷，不如守中。"

我们对"守中"这两个字又明白了不少，以前以为这是中焦脾胃，因为脾胃开窍于口，又是后天之本，现在重新审视一番，觉得其中又有新的含义，就是两肾之中，它既是左右的中点，也在人身上下的中间，是先天的命门元阳活动的地方。

接着老医生说，这橐龠就像大风箱一样，不断地鼓动，来生发肾的阳气，同时也来气化肾阴。我们看电影里那些铸剑炼刀的，他们为何要在炉火的封口处装一个风箱，因为一拉动风箱，就会灌进大量空气，炉火会燃烧得更旺。人体命门这个大风箱动力如果不够的话，周身阳气都没法很好地温运。这也是为何消化系统的吸收消化食物彻不彻底，究到根源去，还要看这命门风箱的动力。命门这息真阳太重要了，《内经》说："阳气者，若天与日，失其所则折寿而不彰。"张景岳说："天之大宝，只此一丸红日。人之大宝，只此一息真阳。"故而命门这息真阳，不管怎么用药都要固护住，真可谓"一息阳气一息命，一息寒气一息病"啊。

肉桂就起到这个作用，你平时用了附子不用干姜，它就不能去上焦寒；用了附子不用肉桂，它就不能散下焦冷。这个药引子很重要，肉桂把附子这团火带到两肾间，干姜把附子这团火留在中上焦。

我们顿有体悟，说，干姜把附子药力上达，肉桂把附子药力下行。老医生点点头说，没错，这个用药配伍很重要。单味用药，不懂得配伍，只能叫草医郎中，真正懂得配伍后，就能称师傅。所以中医用药是一个复方，不是一两味药。

我举个例子，治疗剧烈妊娠呕吐，其他的药都顶不住，这时非用半夏不可，可用半夏对胎儿又有损伤，该怎么办？那就先用白术和砂仁两味安胎，把胎儿保护起来，这样再用半夏来治呕吐，既能治好呕吐，也对胎儿无损。

老医生还给我们讲了一些学医的纲领，比如十二正经是怎么走的，为何带脉能绕腹一圈，把所有的经络都连贯起来，十二经脉都是上下通畅的，为何带脉是左右横着环绕一圈，治疗妇科下焦的病变要调带脉。

◎ 七冲门

老医生又给我们讲到七冲门。这七冲门是整条消化道从上至下重要的关口，《难经》四十四难记载曰："七冲门何在？唇为飞门，齿为户门，会厌为吸门，胃为贲门，太仓下口为幽门，大肠小肠会为阑门，下极为魄门，故曰七冲门。"

这样整条消化道的思路都理顺了，现代人普遍饮食过度，病从口入，所以很多疾病都发生在这七冲门上，而降浊排毒，也要在这七冲门下功夫。这七冲门里面已经包括了很多常见疾病。比如口唇的口腔溃疡；牙齿的牙龈肿痛；咽喉部的扁桃体炎、慢性咽炎、声音嘶哑，还有打呼噜；胃的贲门，反酸，呃逆；胃下口最常见的慢性胃炎、糜烂性胃炎、胃溃疡；大小肠容易长息肉，还有各类食积都容易积在这里，阑尾炎也发生在这里；最下面的肛门，又叫魄门，就是排出糟粕的出口，痔疮、肛裂、便秘，都会在这里出现。这样，我们再回想老师用的通肠四药、六药、八药，思路再次理顺，这通肠药通过降浊的思路，不单局限于治疗肠道疾病，它上至头面九窍，下至腰膝脚跟，凡浊气不降的，都要归到这六腑肠道中来排泄。这样一联想，老师升降的思路又开阔了很多。

接着老医生还给我们讲了皮、肉、筋、骨、脉的作用。老医生说，不要只看到皮肤是皮肤，要看到五体的关系。皮是保护作用，能主开合，肌肉能成形，筋能够屈伸，骨有支架作用，脉能够流通上下内外。还谈到五脏六腑的一些基本功能，这些《中医基础理论》里都有，我们这里就不多赘述了。

◎ 说文解医

后来老医生又给我们讲到解字。老医生说，学好中医必须要懂得古典文学，学中医下至乡野村夫，上至状元之才。如果你看得懂古老医书，那你可从中挖掘到很多宝贝。如果看不懂的话，就只有望洋兴叹了，很多宝藏都挖不到。然后老医生给我们解说文字，他写了一个古字"毉（醫）"，老医生说，古代的医是和道相合的，学医是在修道，也在用道。医分为三方面，从这个古医字就可以看出来。

第一方面就是左上角这个"医"字。古代要求学医的人，要有框架，方方正正，规规矩矩，无规矩不成方圆。学医成的是大方圆，大器材，更要注重这个规矩，但为何这个框架不封口呢？古代治疗疾病会用到一些利器，医里面的"矢"字就是一种利器，一种兵器，可以是刀，可以是剑，可以是针，我们学医的人要在规矩框架的指导下，用利器把病邪取出来。现在很多医生把外面的框架都去掉了，只剩下手中的刀，就背离了道。

第二方面就是这个"殳"字。这是古医字的右上角，音书，说明我们医生治疗一个病，要详细记载这个病的前因后果，要书写医案，把这治疗过程及一些经验教训记录下来。既方便查阅，也方便传世。这个"殳"字还有另外一层含义，就是代表手，医生要用手去把脉，检查病情，也要用手去按摩，可以治疗疾病。

那么第三方面，下面这个"巫"字又是什么道理？这个"巫"是用来治小人的，两个小人被框起来，所以这个"巫"字，就是祝由术，用来治疗心理精神，甚至灵魂层面上的东西。可见古人造字就反映出医道宗旨，不仅要帮人治身上的病，还要疗人心灵精神上的问题。后来巫、医渐渐分离，就变成一个"酒"字了，为什么用酒呢？因为酒走得快，可以把很多药劲发挥出来，可以用来治病。

而酒字后来就把"氵"去掉了，古医字下面就成为一个"酉"字了。酉在十二地支中，属于鸡。古人很聪明，鸡是常见的家禽之一，古代很多病其实都是虚劳所致，到疾病后期慢慢康复过程中，只要搞点鸡汤补补，在缺衣少食的年代，能吃饱穿暖，并且吃到有营养的食物，这就是最好的药物了。

现在的"医"字，简化成只剩下左上角了，变成只动用刀术为主，很少涉及其他层面上的东西，道、医也慢慢分离了，疾病后期的康复调理也渐渐不被重视了。所以这文字演化之中，我们也可以看出中医的历史演变。

老医生喝完一杯茶，叹了一口气说，年岁不饶人啊！我的体会是 25 岁以前，看的书是往脑子里刻，到老了都还印象深刻。25 岁到 35 岁，看的书就像往脑子里写，到老再要记起来不容易。40 岁以后看的书，如果不用于临床，很快就忘了。所以你们学中医，年轻的时候，要多把好东西往大脑里刻。少年功夫，那可是能够用一辈子的啊。到了中年的时候，学的知识一定要及时实践于临床，不然很快也会淡忘了。中医是一门理论和实践联系得很严密的学科。

任之堂游学之旅（邹桥）

毕业典礼结束后，我跟院长请了一个月的假，准备开始我的游学之旅。我坐车到了我此行的目的地——十堰。十堰，是一个山城，当地居民大都靠山而居。白天虽然闷热，但是因为山城的关系，晚上凉风不断。

第二天，我到了任之堂，见到了培杰、王蒋、陈墨、阿发……他们对中医的那股热诚，让我惭愧。他们背着我不太熟悉的经典，《药性赋》《病因赋》《病机赋》等，相对他们，我感觉自己浮躁了许多。虽然也重视经典，但不至于这般切切诚心。我更加了解到了自己的不足。

余老师和照片上一样，亲和力十足。一眼就觉得是可信任之人。看老师被那么多患者围着，我说，老师，我给您抄方吧。余老师说，你刚来，先熟悉两天再说。我就在旁边一边登记患者名字，一边看余老师的诊疗思路。余老师每逢患者，都会让他们清淡饮食，少思虑。余老师说很多病都是生活习惯和饮食习惯的问题，提倡他们"食饮有节，起居有常，不妄作劳"，深合"治病必求于本"的宗旨，一代上工的风范一览无余。

余老师一上午看了近六十个患者，不曾见他起身活动或稍作歇息。对患者，皆如至亲，对那些病情有特殊之处的患者，处方用药更是仔细又慎重，细详察，审谛覃思，这种大医精诚的精神让我感动。而且，余老师的方药极其价廉，一付药多不过数十块，少不过几块钱，一次二三付药，一般很少开五付。传统熬药一付药仅一块钱。余老师的药有一个特点，药真，效好，很多还是野生的。看那红参片，都是贡品极的。看到这些，我似乎能明白余老师为什么会有如此精湛的医术了。

我知道医堂晚上有座谈会的习惯，当天晚上我也赶上了。余老师问了我的个人情况，我是长春中医药大学针灸毕业生，并在我们附属医院的传统诊疗中心做住院医生，我们科大多都是针药并用。我觉得百病皆生于气，针刺之法大多调气，而且拯救之法妙用者针，要论取效之捷莫妙于针刺。自幼接触针灸的我，对针灸有近乎偏执的热爱。我们科里大多不是常规针灸科的病，像颈痹、中风、痹病等，而是从感冒到复杂的内科病，都离不了针灸。对于内科的患者，我都调升降，天三针、人四针、地六针并用。所以这次过来就想跟余老师理一理升降的思路，还有就是想学脉法。余老师听了我的情况后，当场给我升华了升降的思路，并给我制订了这段时间的学习计划。

余老师总说，看病要从大的角度去看，把人放到天地去看。看病，不同层面能看到不同的东西，道生一，一生二，二生三，三生万物。从一的层面，看的是道；从二的层面，看的是阴阳，是升降；从三的方面，是五脏六腑；从万物的层面，看的是病症。和爬山一样，从山底到山顶，看的是微观；从山外来看，看的是山势，是宏观上把握，大道若简。所以，看病要从山里出来，去看势，去看宏观，从大处着眼。这样看病变得简单，治疗方向也很清晰。比如，一个患者从上到下有高血压、颈椎病、冠心病、脂肪肝、风湿病，如果从这个层面看，开出来的药方会很大，很难面面俱到。如果从山下分析病机，可能是心的问题，肝的问题。再到远处去看，可能就是升降的问题。治疗处方用药就简单得多。这样看病也不累，还容易把握到病的根源，直指本质。

每到上午，我们或学习，或背书，或熬药，或针灸，因为这么多学员中，我是惟一一个针灸出身的，所以，每天都会扎上几例，也算是让我学习一下。不知道为什么，我在余老师这里针灸效果比我在医院的时候好上不少，每每数针，皆能取得不错的效果。让我不得不感叹，这里的气场真好。

余老师用药的特点，就是顺其性、养其真，把握每一味药的特性用药。其中，取象比类让余老师用得出神入化，如猪蹄甲这味药，就是猪的蹄甲，猪用它来刨地，所以这味药具有穿透之性，能通，加上这味药长期接触猪粪而不化，所以它能降浊。猪蹄甲刚刚取下来的时候很臭，炒后有芳香味，香能醒脾，故能健脾升清。所以猪蹄甲对大肠积滞，大便干、稀的效果都很好。

又是一个炎热的下午，余老师带我们去爬山认药、采药，随行的还有常常在这里吃中药的患者，三两成群，一共近二十人。这次是去牛头山，处于浥湖公园的深处，是一个大型天然药库。清热利湿五爪龙，又名葎草；麻骨梢根治牙痛，清热祛火；商陆有毒慎用，根消肿散结；黄荆条疗脚气，子平肝潜阳；花椒椒目，皆能温中行气，治腹胀腹水；樟脑樟枝，均能祛秽杀虫，除风寒湿痹；又闻两面针散风消肿，清热解毒；路边藤挂花名凌霄，功善疏肝解郁，又能美容……

一个下午下来，我们认了四五十味中药，每样药都采了做标本，有的还亲自口尝。一路大家其乐融融，赤脚踩在沙土上，感觉置身于世外桃源，尘世的喧嚣，城市的浮躁皆离我们而去，在山风、翠色、溪水中忘却了好多好多，留下的只有那份少时才有的真。

余老师说，要多读经典，经典的文字有圣贤赋予的那种意境，就像你认真读《内经》，专心读，会发现你读得一点也不累，精神状态反而更好。如果能长时间把心沉浸在里面，会给你种种感悟。所以，多读经，是一种增强医者悟性的法门，最好做到滚瓜烂熟。

脉法是我最感兴趣的，也是我此行的重要目的。我在抄方的时候，就感觉余老师的摸脉也是自成一派。余老师常常说，要从大处着眼。余老师的脉法不是《濒湖脉学》里面的二十八脉，也不是五脏六腑，余老师摸的是势，体现人体气血运行变化的势，寸口脉象，势占七成，无论太过与不及皆为病脉。势体现的是阴阳，是升降，是聚散，是寒热，是虚实。这样整体把握，遣方用药自然如虎添翼。余老师曾言，初学脉的时候，脑子里要空，要至意深心，不能去猜病人的症状，不要给患者引导暗示的语言，要通过病人口述的症状去印证指下所得，要把这种脉体现的象存于脑海，这样时间长了，脉感自然有了。

在医堂，抄方，抓药，熬药，形成一道流水的风景线，有条不紊。药房无小事，老师药房里的每一张方都是按这三步，按最传统的方法去做的，核对——核对——再核对，可谓纤毫勿失，体现的是一种医生对病人的态度，视患者皆如至亲。

总之，余老师是我辈学习的典范。

后记 传承医道

在广东，我们很少看到梧桐树，可在十堰我们看到很多梧桐树。梧桐叶落而知秋，那泛黄的梧桐叶子，犹如秋天的信使一样，纷纷飘落。

我们跟老王走在河边，老王指着落在地上的大片大片的叶子说，看！这就是梧桐叶。梧桐叶最先感到秋凉的气息而凋落。昔日，叶天士用梧桐叶为药引，治疗妇人难产，落叶催生，出奇制胜，遂成医林佳话。

我们问老王，啥时回东北老家？老王说，这次出来，在余老师这里学了一个多月，大开眼界。计划过几天再到渭南孙曼之老师那里学一个月，已经跟孙老师联系好了。我们感慨老王行医十多年，在当地小有名气，不仅不恃技自傲，反而越发谦虚。老王说，没啥谦不谦虚的，人活着就是要学习。我那边三伏天整个长夏，人们都不怎么爱吃中药，我到外面学习也是偷这个闲呗。以后每年我都会尽量安排一两个月到全国各地访良医。

我们说，老王啊，我们还年轻，到各地走走无所谓，你都快到不惑之年了，这样一个人单枪匹马，不辛苦吗？老王笑着说，不惑之年就是为了要解惑，才到处走。至于辛不辛苦倒无所谓，天下只有享不了的福，没有遭不了的罪。

我们拍手称妙，人生没有足够的沉淀，说不出这样的话。很多话听后，就随风而逝，可老王这句话听在心里，却能让人时刻回味。

老王，名志才，我们对老王说，这个名字取得太好了，志在才华，而不是志在钱财。中医图的不是钱财，中医的传承是才华的传承。上次老师从西安万寿宫请回一本韩湘子的书，里面有湘子庙财神殿的一首对联，我们把他送给老王，对联曰：

无财有才天下财可取只须汝取之有道

有财无才世上财难留皆为尔留之无方

中医的传承靠的是看病的疗效，治病的才华，而不是生意的效益，经营的钱财。

少年易老学难成，一寸光阴不可轻。

未觉池塘春草绿，阶前梧叶已秋声。

回想我们二月份刚来任之堂，那时二月春风似剪刀，跟老师上山，还穿着棉衣，滟湖公园的绿草还埋在枯黄的落叶下，刚刚抽出点嫩芽尖来。想不到一晃就半年过去了，萧瑟的秋风，扫着落叶漫天飘。

当时二月份采药的情景历历在目，老师还说，你们别忙着走，再待一个月，山上的草药满地都是，那才是真的药海遨游啊！没想到我们一留居然留了半年，有不少外地来的病人都很惊讶，来复诊好几次，看到我们居然还在这里，他们纷纷说，看你们跟诊日记没更新了，还以为走了呢！我们都急着看你们的跟诊日记，像追小说一样看，还觉得不够过瘾。甚至有些中医爱好者还做了满满的笔记，他们是真用了心。

我们还是那句老话，只要在任之堂一天，跟诊日记一天都不断！日子可以一天一天地过，但我们不能白过。老师给我们跟诊的机会，我们就要把握好。光阴似箭，是老生常谈的话题，日月如梭，却是亘古恒新的主旋律。从春华到秋实，半年刹那，刹那半年。我们不禁想起：

是日已过，命亦随减；如少水鱼，斯有何乐！

当勤精进，如救头燃；但念无常，慎勿放逸！

这半年来，不仅我们没有一天闲过，老师更没有一天闲过。早上背书，上午看病，下午采药写总结，晚上配药讲课，深夜还复习温故。日复一日，月复一月，天天重复着这种生活。刚开始是觉得有些枯燥，可沉下心来，却发现枯燥单一的生活中有无穷的乐趣。

这期间老师多次外出访师采药，与同行交流，我们也想趁此机会到武当山或终南山去游览。老师却说，你们的心能够一竿子插到井底里去，那时就可以出去了，要不然你们一出去，心放野了，就很难收回。这也是半年来我们一心固定在任之堂的原因所在。老师总是在我们分心的时候加以提点，让我们保持修学的顺承性。

在中医的学习中，最重要的就是师承。可该如何跟诊呢？我们也没有请教过别人，可翻着这半年来三本厚厚的跟诊日记，恍然大悟，无他，勤动笔尔！

老师给我们大家买了一本《名老中医之路》，我们看了后，对曹炳章老师的中医治学感触最深：先生在研读中，每有心得必随手录之；即便在卧间餐时，偶有所悟必认真摘记。涓涓细流可汇成千里大江，磊磊泥沙能积为万仞高山。其间寓意之深长，很能启发后学。先生阅读前人名著和同人撰述时，一有所得，每必顺手载入笔记或录成卡片。并告诫我们别小看这只字片言，一旦用时方知字字值千金。因此，先生总把平时摘录的笔记、卡片，不论其内容如何，文字多寡，一概珍视，并分类收藏。毕生持之以恒，及至暮年，虽几经战乱，所藏卡片仍不下数万则。

偶有所得，必有所录，不因琐小而不为。如果说我们这半年跟诊，有什么可以拿出来谈的，不外乎就是这句话。这半年能够一直精进，也是因为这句话。

任之堂这里一拨一拨的学生来，他们都希望我们给他们讲讲课。他们年龄虽比我们还要大，但比我们更谦虚。我们说，在任之堂学习半年，看似时间长，其实很短。我们的所学还不足以为人师，我们更愿意在全国中医界开创这种跟诊风气，"但开风气不为师"。如果全国的老中医，还有民间伏藏的各路中医高手，身边都能有学生以跟诊日记的形式，把他们的学术思想，还有言行处世，点滴记录下来，那么中医的传承将更加令人期待！看似我们在记录文书，其实是在书写一种传承。在老师这里，个人学到的中医秘方，理顺的中医思路，都是极有限的。可全国的中医学子都能够这样做的话，那力量却是无穷的。

老师有个巨大心愿，就是要把中医推进一百年。人就这么小，可事业却这么大，我们都觉得太不容易了。老师却笑着说，一人力量虽小，但众人拾柴火焰高啊！我们只要安心于看病，安心于教学，安心于著书。看似力量微薄，可当你把火烧旺的时候，就会有人发现这里有亮光，然后大家都会过来添柴，把火烧旺。我们现在做的工作就是点火，点亮中医的信心之火，让看到的人都能对中医树立信心。

在老师这里半年来，见到最多的就是来自全国各地求医问药的病人，他们迷茫，是仅仅在求治病吗？还有来自全国各地的中医学子，他们很多还在读大学，有的专门请假，有的利用五一、暑假，他们迷茫，是仅仅在求学吗？还有来自各地乡村的铁杆中医们，他们很多已经行医多年了，专门放开手头诊务，他们迷茫，是仅仅来求取一技之长吗？欧洲、澳大利亚、美国等地，都有中医爱好者过来，还有马来西亚的中医学子来中国留学，给老师递上拜师帖，他们迷茫，是仅仅来求教的吗？还有痴迷中医，怀疑中医的，热爱传统文化，质疑传统文化的，有病的，没病的，形形色色，各类人等，他们迷茫，是仅仅过来跟老师沟通、合影、签名、辩论、求证的吗？不是的！我们在老师这里学习半年了，到今天写总结时，才猛然惊醒，来任之堂这里的数百数千人，乃至将来更多，他们共同都在走这样一条路——传承之道！

为何不少人专门请假，甚至辞职，到外面看病求学，寻求解惑？他们也不知道自己肩负着什么样的历史使命，可自觉不自觉间都走上了这条传承之道，他们像点滴的溪水一样，不知道将归于何处，却共同地注入江河湖海的洪流中，这条洪流就是中华传统文化命脉的传承。

老师对学生是有考验与点拨的。老师常对一些迷茫的学生说，你们学中医还没有进入状态，进入状态后，那不得了。这种状态是什么样的一种状态？如江水之注下也，把个人的命运汇入中医的洪流中，汇入到中国传统文化的洪流中，共同地传承与延续！

中国历来重孝道，《孝经》里有句话，大家都耳熟能详，可并不是每一个人都能深解其义，这句话就叫作"不孝有三，无后为大"。为家族传宗接代，延续血脉，只是小孝。为传统医道，中华文化的传承延续，注入力量，使之不断，乃是大孝！

我们按老师的说法，做的工作很朴素平常，我们做的仅仅只是川续断、骨碎补这些接筋续骨、延续血脉的工作。从过去、未来看现在，这种传承，让文化一气贯通，无所阻滞，升降周流，生生不息，乃大事因缘也！